新冠肺炎综合防控诊治丛书

SERIES IN COMPREHENSIVE PREVENTION, CONTROL, DIAGNOSIS, AND TREATMENT OF COVID-19

重症救治

分册

新冠肺炎重型和危重型救治案例解析

河南省卫生健康委员会
河南省人民医院 编写

河南科学技术出版社
·郑州·

图书在版编目（CIP）数据

新冠肺炎综合防控诊治丛书. 重症救治分册：新冠肺炎重型和危重型救治案例解析 / 河南省卫生健康委员会，河南省人民医院编写. —郑州：河南科学技术出版社，2020.6

ISBN 978-7-5349-9970-3

Ⅰ. ①新… Ⅱ. ①河… ②河… Ⅲ. ①日冕形病毒—病毒病—肺炎—险症—诊疗 Ⅳ. ①R563.1

中国版本图书馆CIP数据核字（2020）第079343号

出版发行：河南科学技术出版社
地址：郑州市郑东新区祥盛街27号　　邮编：450016
电话：（0371）65788858　　65788628
网址：www.hnstp.cn
策划编辑：马艳茹
责任编辑：任燕利
责任校对：崔春娟　王晓红
封面设计：张　伟
责任印制：张艳芳
印　　刷：河南新华印刷集团有限公司
经　　销：全国新华书店
开　　本：787 mm×1 092 mm　1/16　　印张：22　　字数：392千字
版　　次：2020年6月第1版　　2020年6月第1次印刷
定　　价：70.00元

丛书编委会

本书编委会

主　审　邵凤民

主　编　秦秉玉　程兆云　张加强

副主编　邵换璋　孟树萍　代荣钦　张慧峰　赵　亮　朱文亮

编　委　（按姓氏笔画排序）

丁明月　王　旭　王开武　王文杰　王帅安　王存真
王明强　王海波　王燕平　牛京京　叶　岭　史　源
代荣钦　冯胜男　冯凌霄　朱文亮　朱世超　朱国松
任志强　刘卫青　刘丙宸　刘前进　孙　静　孙伟涛
孙铭阳　孙锦明　李　敏　李云鹏　李传威　李兆桢
李名航　李建朝　李建强　杨　泳　杨　斌　杨巧芳
杨建旭　杨修义　邱　实　宋安然　张　帆　张　霞
张文筱　张加强　张廷源　张爱兰　张萌萌　张雪艳
张慧峰　陈　超　陈方圆　陈会娟　邵凤民　邵换璋
林洪启　林鹏辉　孟凡伟　孟树萍　赵　亮　赵　健
赵子瑜　赵志刚　赵恩芳　胡春华　秦秉玉　贾文青
贾建超　钱晓亮　候远坡　郭　波　郭志松　郭孜琦
陶　渊　黄晓佩　崔明珠　梁　凯　隗　强　董　鑫
程文凤　程兆云　樊清波

主编简介

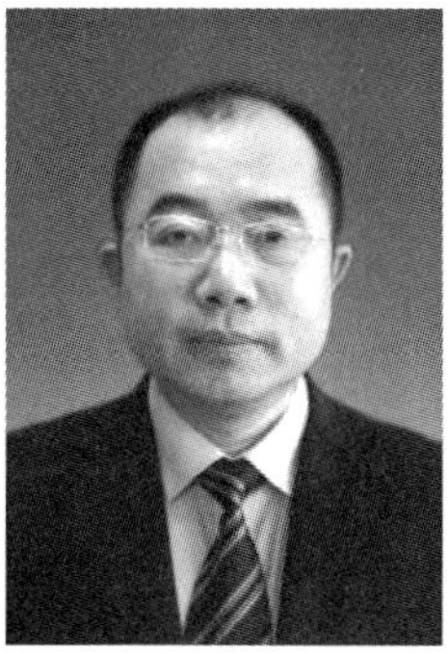

秦秉玉 主任医师、硕士生导师、河南省人民医院急危重症医学部主任、河南省重症医学医疗质量控制中心主任、享受国务院政府特殊津贴专家、河南省政府特殊津贴专家、河南省卫健委新冠肺炎救治省级专家组副组长。兼任中华医学会重症医学分会常务委员、中国医师协会重症医学医师分会常务委员、河南省医学会重症医学分会主任委员、河南省医师协会重症医学医师分会副会长、河南省医院协会重症医学分会主任委员、河南省生命关怀协会体外生命支持专业委员会副主任委员、中国医师协会重症医学医师分会心脏重症专家委员会常务委员、中国医师协会创伤外科医师分会重症医师专业委员会副主任委员、中国医师协会重症医学医师分会神经重症专家委员会委员、中国病理生理学会危重病医学专业委员会委员、中国研究型医院学会危重医学专业委员会常务委员、中国老年医学学会重症医学分会常务委员、中国医学装备协会应急救治装备分会常务委员。在重度颅脑损伤、重症感染、多器官功能障碍综合征、脓毒症等临床急危重症救治以及肺移植围术期管理方面具有丰富的临床经验。

2000年5月至2001年6月及2004年3月至6月两次被公派至法国卡昂大学医学中心（CHU de CAEN）研修；2017年及2019年，两次赴美国哈佛大学医学院参加重症医学高级研修班。

主持多项河南省科技厅、卫生厅课题；获得河南省科学技术进步二等奖，河南省卫生厅科技成果一等奖、二等奖多项。发表本专业论文50余篇，SCI 7篇。

出版专著《重症医学年鉴2016》（执行主编）、《心肺脑复苏》（副主编）、《ICU速查手册》（副主编）、《急诊ICU手册》（副主编）；参编《重症医学年鉴2010—2020》、《中国重症医学专科资质培训教材》、全国高等学校医学专业研究生国家级规划教材《危重症医学》（第3版）、《重症肺超声》。担任《Critical Care Medicine》（中文版）常务编委，《Critical Care》（中译本）编委，《中华危重病急救医学》、《中华重症医学杂志》（电子版）、《中华实用诊断与治疗杂志》、《中国感染控制杂志》、《实用休克杂志》编委。

荣获第十届“中国医师奖”、第七届“河南优秀医师奖”“全省卫生健康系统先进工作者”等荣誉称号。

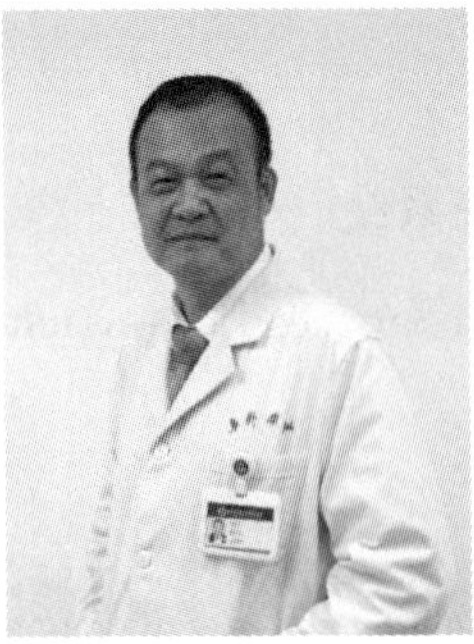

程兆云 国家二级教授，主任医师，博士，华中阜外医院副院长，河南省卫生科技领军人才，享受国务院政府特殊津贴专家。现为河南省医学会心脏大血管外科分会主任委员、河南省医师协会心血管外科医师分会会长、中华医学会胸心血管外科学分会全国委员、中国医师协会心血管外科分会常务委员、中国医师协会冠心病学术委员会全国副主任委员、国际微创心胸外科协会（ISMICS）委员、亚洲心血管与胸外科学会（ASCVTS）委员。兼任《中华医学杂志》（英文版）审稿人，《中华胸心血管外科杂志》特邀审稿人，《心血管疾病诊治与介入技术》副主编。

1988 年毕业于华西医科大学六年制（全英班），2000 年澳大利亚学习归国后开展河南省首例完全依靠自身力量的冠状动脉搭桥术，先后填补该领域 9 项空白。获澳大利亚皇家外科医师学院颁发的"国际外科医师奖"（中国唯一），中国心血管外科医师"金刀奖"，健康中国"金柳叶刀奖"，河南省高层次人才"中原千人计划 – 中原名医"，河南优秀医师奖。2013 年起，心血管外科年手术量位居全国前十，质量控制水平居全国领先；连续荣膺中国名医百强榜冠脉外科专家 TOP10 称号。

作为主要负责人，先后主持或参与国家级科研项目 5 项，卫生部科研项目 2 项，省级科研项目 11 项，厅级科研项目 8 项。荣获河南省医学科技进步一等奖 3 项、二等奖 2 项、三等奖 1 项；河南省科技进步二等奖 5 项。近 5 年以第一作者或通讯作者发表 SCI 文章 13 篇（其中 2018 年以共同作者身份在 JAMA 发文 1 篇，影响因子 51 分），中华系列文章 26 篇。

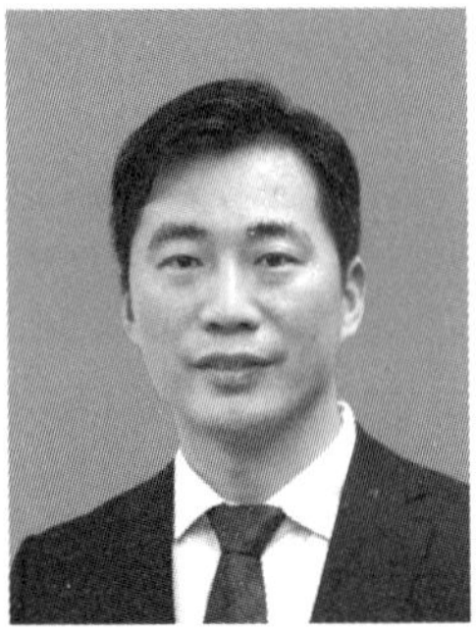

张加强 博士，主任医师，教授，博士生导师，河南省人民医院麻醉与围术期医学科主任。中华医学会麻醉学分会全国委员，中华医学会麻醉学分会气道管理学组副组长，中国神经科学学会麻醉与脑功能分会青年委员会主任委员，中国医师协会麻醉学医师分会全国委员，河南省医学会麻醉学分会副主任委员，河南省麻醉质控中心主任，河南省医院协会麻醉与围术期管理分会主任委员，河南省医学会疼痛专科分会副主任委员，河南省医师协会麻醉医师分会副会长，中国心胸血管麻醉学会血液管理分会常务委员，中国研究型医院协会麻醉专业委员会委员，《中华麻醉学杂志》常务编委，《Anathesia and Analgesia》中文版、《国际麻醉学与复苏杂志》、《麻醉・眼界》杂志、《麻醉安全与质控》杂志编委。曾在德国汉堡大学进修 3 个月、美国佛罗里达大学做研究学者一年。承担国家自然科学基金 3 项，河南省科技攻关项目 3 项。以第一作者或通讯作者发表学术论文 100 余篇。

序

整合：构建新冠肺炎健康服务生态系统。

Integration: Building COVID-19 Health Services Eco-system.

人类发展史是一部人类与传染病的斗争史。在历史上，危害过人类的传染病有鼠疫、天花、霍乱、麻风、白喉、流行性感冒、梅毒、斑疹伤寒、疟疾、狂犬病、肺结核等数十种之多，其中以鼠疫、天花、流行性感冒影响最大。进入21世纪以来，SARS（严重急性呼吸综合征）、禽流感、埃博拉出血热、中东呼吸综合征等疫情频发，近期新型冠状病毒肺炎（简称新冠肺炎，COVID-19）肆虐，人类与传染病斗争的形势依然严峻。

医院作为重大传染病预警研判、医疗救治、临床研究、宣教培训的综合载体，在疫情防控中的地位举足轻重。但在新冠肺炎疫情暴发初期，也暴露了一些共性短板，如信息传递和反馈滞后、形势误判、决策不当、措施不力、反应迟缓、协调不畅、物资储备不足等。这说明，传统经验式的医院医疗健康服务供给模式，已经无法胜任传播速度快、感染范围广、防控难度大的疫情防控重任。

河南省人民医院是河南省省级新冠肺炎定点救治医院，疫情暴发初期就坚持以生态论、系统论、协同论、制度论、信息论、资源论等方法论为指导，积极整合院内、院外优质资源，构建医院主导、社区支持、社会参与的“三位一体”的新冠肺炎防控健康服务生态系统，取得了“确诊病例全部治愈、医务人员零感染”的成效。

作为奋战在新冠肺炎疫情防控一线的医务工作者，我们不仅有义务提供优质高效的医疗健康服务，更有责任从学术角度寻求在新冠肺炎大流行背景下实施有效干预和优化服务供给的一般规律，以期从临床、护理、社区干预、应急管理、线上服务等多维视角，提供新冠肺炎综合防治示范方案，为巩固我国新冠肺炎疫情防控成果、降低社会经济健康总体代价做出贡献。

基于这种思考，我们着手编写了"新冠肺炎综合防控诊治丛书"。本丛书采用理论分析结合案例报道的形式展开写作，全面总结了新冠肺炎防控健康服务生态系统所涵盖的八个学科在疫情防控中的做法和经验，编著形成九个分册：《应急管理分册》《互联智慧分级诊疗分册》《河南省人民医院公共卫生医学中心分册》《全科与社区分册》《临床诊治分册》《重症救治分册》《护理案例解析及管理分册》和《影像学诊断分册》及其英文版*Image Atlas of COVID-19*。

《应急管理分册》旨在全面总结河南省人民医院构建新冠肺炎疫情期间应急管理体系的做法和经验，涵盖应急管理概述、灾害脆弱性分析、应急管理系统设计、线下服务应急管理、线上服务应急管理、质量安全应急管理、人力资源应急管理、科技创新应急管理、支持保障系统应急管理、信息传播宣传应急管理和境外输入性病例应急管理十一个方面的内容。

《河南省人民医院公共卫生医学中心分册》旨在呈现河南省人民医院公共卫生医学中心尤其是新冠楼的建设成果，真实反映其在疫情防控救治中发挥的重要作用。全书从医防融合、新冠时刻两方面介绍了其建设理念，从区域相对独立、流向合理顺畅、设计标准规范、配套智能高端、防护安全可靠、人性关怀服务六个方面介绍了其特色亮点，从科学规划方面介绍了其支撑保障。

《互联智慧分级诊疗分册》旨在介绍河南省人民医院新冠肺炎线上服务供给，涵盖线上服务系统总论、互联网诊疗、远程医疗服务、96195综合服务及相关制度五个方面的内容。

《全科与社区分册》以医院–社区联防联控为出发点，涵盖疫情下全科与社区的功能定位、新冠肺炎认识、医务人员个人防护、全科及社区工作、信息管理、社区护理、慢性病管理七个方面的内容。

《临床诊治分册》旨在解决新冠肺炎临床诊疗面临的困惑，涵盖新冠肺炎的概述，新冠肺炎临床病例解析，新冠肺炎诊疗热点、难点问题解析，规范化新型冠状病毒临床实验室检测四个方面的内容。

《重症救治分册》重点关注新冠肺炎合并基础性疾病的危重型患者的救治和围术期管理，涵盖新冠肺炎重型及危重型患者在重症监护病房的诊疗及救治，新冠肺炎合并心血管疾病急重症手术及围术期管理四个方面的内容。

《护理案例解析及管理分册》旨在为各级医疗机构新冠肺炎疫情防控护理组织管理提供策略，为护理人员临床护理工作提供切实可行的指导，涵盖新冠肺炎护理案例解析与护理应急管理两方面内容。

《影像学诊断分册》收集了61例典型病例的CT、DR、PET/CT、PET/MR检查，每一张图片都有解释，部分病例还有出院后影像学检查，旨在通过汇编成功救治病例的影像资料，支持临床治疗方案完善。此外，编写委员会还编写了英文版的影像学诊断分册（*Image Atlas of COVID-19*）。

本丛书理论与案例深度融合，图文并茂，可为新冠肺炎临床诊治、社区防控，以及应急管理的日常工作和专项研究提供有益参考，同时也可为政策制定者、高等院校师生及其他有兴趣的社会大众提供借鉴。

本丛书在内容编写上引用了大量文献，皆附书末，在此对原文作者表示感谢。本丛书是在河南科学技术出版社的大力支持下，由河南省卫生健康委员会和河南省人民医院科研与学科建设部、互联智慧健康服务院、全科医学科、公共卫生医学中心、重症医学中心、护理部、影像科共同努力编撰完成，在此一并致谢。

新冠肺炎是新发疾病，研究进展不断更新，加之该病资料有限、编写时间紧迫，本丛书可能存在疏漏和不足之处，恳请各位同仁批评指正。

生命至上，谨以本丛书缅怀每一位因新冠肺炎逝去者，致敬奋战在新冠肺炎疫情防控一线的广大医务工作者！

丛书编写委员会

2020年5月27日

前 言

自 2019 年 12 月开始，我国湖北省武汉市陆续出现多例新型冠状病毒感染肺炎病例，简称新冠肺炎（Coronavirus Disease 2019，COVID-19）。该病主要表现为发热、干咳及乏力等症状，重症患者多在发病一周后出现呼吸困难和/或低氧血症，严重者进展为急性呼吸窘迫综合征、脓毒症休克、难以纠正的代谢性酸中毒、凝血功能障碍和多器官功能衰竭等。随着疫情进展，逐渐扩散至全国，呈暴发趋势。2020 年 1 月 20 日习近平主席对新型冠状病毒感染的肺炎疫情作出重要指示：要把人民生命安全和身体健康放在第一位，坚决遏制疫情蔓延势头。我国政府高度重视新冠疫情，将新型冠状病毒感染的肺炎纳入法定传染病乙类管理，采取甲类传染病的预防、控制措施，同时纳入国境卫生检疫传染病管理；国家卫生健康委员会建立应对新冠肺炎疫情联防联控工作机制，启动影响全国的防疫封锁和严防严控。全国各地数百支医疗队，数万名医务人员驰援湖北。自 2020 年 3 月以来，国内疫情逐渐得到控制，但在全球仍呈持续蔓延扩散的趋势。随着全球疫情升级，正在暴发期的国家成为疫情扩散的重要节点。3 月初世界卫生组织已发布指南，供各国按照八个关键领域制定国家行动计划及技术指导。各国也已采取相应应对措施。

我们根据新冠肺炎患者的诊疗情况所编纂的这套丛书，旨在从不同的学科角度探讨新冠病毒感染患者的诊断和治疗情况，分享我们在新冠肺炎患者救治过程中的得失与经验，以期在后期的诊疗中为广大医务和疾控工作者提供借鉴和帮助。

本册分上下两篇，上篇为新冠肺炎重型和危重型患者临床救治，我们希望从新冠肺炎的流行病学、疾病特征、检验检查、病理生理、鉴别诊断、疾病治疗等多个方面着手，秉持危重症患者个体化、精细化、多学科综合治疗的基本原则，结合新冠患者自身的疾病和管理特点，从一般治疗、呼吸治疗、挽救性治疗、容量管理、营养治疗、康复治疗等多个角度去剖析重型患者的疾病特点和我们救治过程中的经验与体会。

本册下篇为合并 COVID-19 的心血管疾病急重症手术及围术期管理。心脏是 COVID-19 最易累及的器官之一。新冠肺炎重型及危重型患者中部分患者合并有心血管急重症如主动脉夹层、急性心肌梗死等，可能需要急诊手术。外科手术治疗的目标是积极挽救这类患者的生命，且力求围术期呼吸循环稳定，同时最大可能避免医院感染及播散和医务人员感染。心血管疾病患者合并新型冠状病毒感染时病情特殊，易因肺炎而转为危重症。这类患者的外科手术除了需要整个团队的精细操作和周到护理之外，更需要做好规范的传染病防护操作。希望通过本篇章的内容，能够在重症患者，尤其是合并心脏疾病的危重症患者在救治和围术期管理上为大家提供参考与借鉴。

本书编委会

2020 年 3 月 15 日

目　录

上篇

新冠肺炎重型和危重型患者临床救治

第一章

新型冠状病毒流行病学特征

新型冠状病毒（SARS-CoV-2）属于套式病毒目、冠状病毒科、冠状病毒属、β属的冠状病毒，是目前已知的第7种感染人的冠状病毒。该病毒有包膜，颗粒呈圆形或椭圆形，常为多形性，直径60～140 nm，其基因特征与SARSr-CoV和MERSr-CoV有明显区别（图1-1-1）。SARS-CoV-2对紫外线和热敏感，56℃ 30分钟、乙醚、75%乙醇、含氯消毒剂、过氧乙酸和氯仿等脂溶剂均可有效使其灭活，氯己定不能有效灭活该病毒。

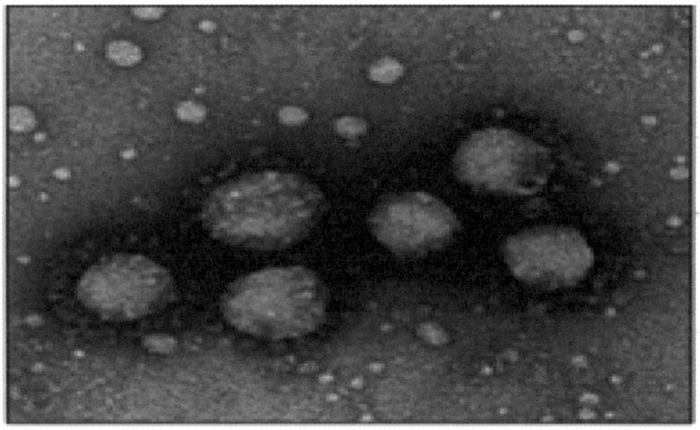

图1-1-1　SARS-CoV-2电镜标本

一、传染源

1. 动物宿主

研究显示新型冠状病毒与中华菊头蝠SARS样冠状病毒（bat-SL-CoVZC45）核苷酸同源性达到84%，与SARS病毒的核苷酸同源性达到78%，与MERS病毒的同源性达到约50%。根据蝙蝠的居住环境，考虑可能存在中间宿主；近期从穿山甲中分离的β冠状病毒与目前感染人的毒株序列相似度高达99%。以上证据表明，携带SARS样冠状病毒的蝙蝠可能为源头，穿山甲可能为潜在的中间宿主。

2. 新型冠状病毒肺炎患者

新型冠状病毒肺炎（COVID-19，简称新冠肺炎）患者是新型冠状病毒的主要传播者，亦是家族性聚集性发病的典型传染源。有报道发现潜伏期的新冠肺炎患者有一定的传染性，目前案例较少，暂无定论。恢复期核酸复阳的患者也有传染的可能，目前尚需进一步研究验证。

二、传播途径

1. 呼吸道飞沫传播

在患者的咽拭子、痰标本中可检测到病毒，表明呼吸道飞沫传播是新型冠状病毒传播的主要方式，患者通过咳嗽、打喷嚏、面对面聊天等方式，致使周围人群吸入含病毒飞沫，从而患病。

2. 接触传播

接触传播是指接触含有或者覆盖有带病毒的飞沫、口水的物品，并将污染的手及物品接触眼部、口鼻等致使患病。目前有报道，确诊患者居住环境的门把手、手机等物品表面检测到了新型冠状病毒。

3. 气溶胶传播

新冠肺炎患者呼吸道飞沫在空气中悬浮的过程中失去水分，形成含有病毒的飞沫核，可在一定条件下形成气溶胶，发生远距离传播。在相对密闭的环境中有气溶胶传播可能。

4. 粪—口传播

粪—口传播途径尚待明确，有研究发现，新冠肺炎患者大便病毒核酸检测阳性，但传染性及致病性尚未可知，能否通过肠道进入人体致病，目前仍缺少证据。

5. 垂直传播

垂直传播也称母婴传播或围生期传播，是指在围生期病原体通过胎盘、产道或哺乳由亲代传播给子代的方式。有研究发现，新冠肺炎患者的新生儿出现病毒核酸检测阳性，提示垂直传播可能。

三、易感人群

人群对新型冠状病毒普遍易感，高危人群为新冠肺炎患者及隐性感染者的密切接触者。医护人员和患者家属在治疗、护理、陪护、探望患者时，同患者近距离接触次数多，感染风险高。一些研究表明，输注恢复期的患者血浆对于该病有效，但病理生理机制目前暂未明确，推测恢复期患者再次患病可能性较低，是否会出现二次感染，尚需进一步研究。

四、变异

国内研究团队进行了迄今为止规模最大的包含 103 株新冠病毒的全基因组分子进化分析，发现 101 株病毒的单核苷酸多态性（single nucleotide polymorphism，SNP）在“8，782”和“28，144”位点显示出完全连锁，72 株（70%）表现出“CT”单倍型，因“T28，144”位于亮氨酸的密码子中，定义为 L 型；29 株（30%）在上述位点表现出“TC”单倍型，因“C28，144”位于丝氨酸的密码子中，定义为 S 型。研究组基于全基因组序列重建了 103 株 SARS-CoV-2 病毒的进化树，显示出了 S 型与 L 型病毒类型的分离（图 1-1-2）。进一步对比其他高度相关病毒的基因组时发现，S 型新冠病毒与蝙蝠来源的冠状病毒在进化树上更接近，因此推测 S 型新冠病毒是最初的病毒形态，L 型是通过初始 S 型演变而来的。

研究组对病毒的突变负荷分析显示：L 型积累的衍生突变数量明显高于 S 型。随后根据病毒分离出的位置和日期对病毒进行分层，发现从武汉分离出的 27 种病毒中，有 26 种（96.3%）为 L 型，只有 1 种（3.7%）为 S 型；武汉以外地区分离出的 73 种病毒中，L 型为 45 种（61.6%），S 型为 28 种（38.4%）。显然 L 型在武汉比其他地方更多，推测 L 型传播或复制速度更快。巴西、澳大利亚及韩国也有病毒产生变异的相关报道，但目前需要更多的病毒样本进行验证。

目前已知的冠状病毒对照见表 1-1-1。

表1-1-1　目前已知的冠状病毒对照

病病名称	种属	传染源	传播途径	易感人群
SARS-CoV-2	套式病毒目，冠状病毒科，冠状病毒属，β属	动物：可能为中华菊头蝠、穿山甲 人类：患病者，隐性感染者（可能）	动物—人：蝙蝠、穿山甲—人（可能）； 人—人：呼吸道飞沫传播、接触传播，可能有气溶胶传播、粪—口传播、垂直传播	人群普遍易感
MERS-CoV	套式病毒目，冠状病毒科，冠状病毒属，β属 C亚群	动物：可能为蝙蝠、单峰骆驼等 人类：患病者	动物—人：单峰骆驼—人（可能） 人—人：接触传播；可能有呼吸道飞沫传播、粪-口传播	人群普遍易感
SARS-CoV	套式病毒目，冠状病毒科，冠状病毒属，β属 C亚群	动物:可能为蝙蝠、果子狸等 人类:患病者、隐性感染者、存在“超级传播者”	动物—人：可能为蝙蝠—人或果子狸—人 人—人：呼吸道飞沫传播、接触传播；可能有粪—口传播	人群普遍易感

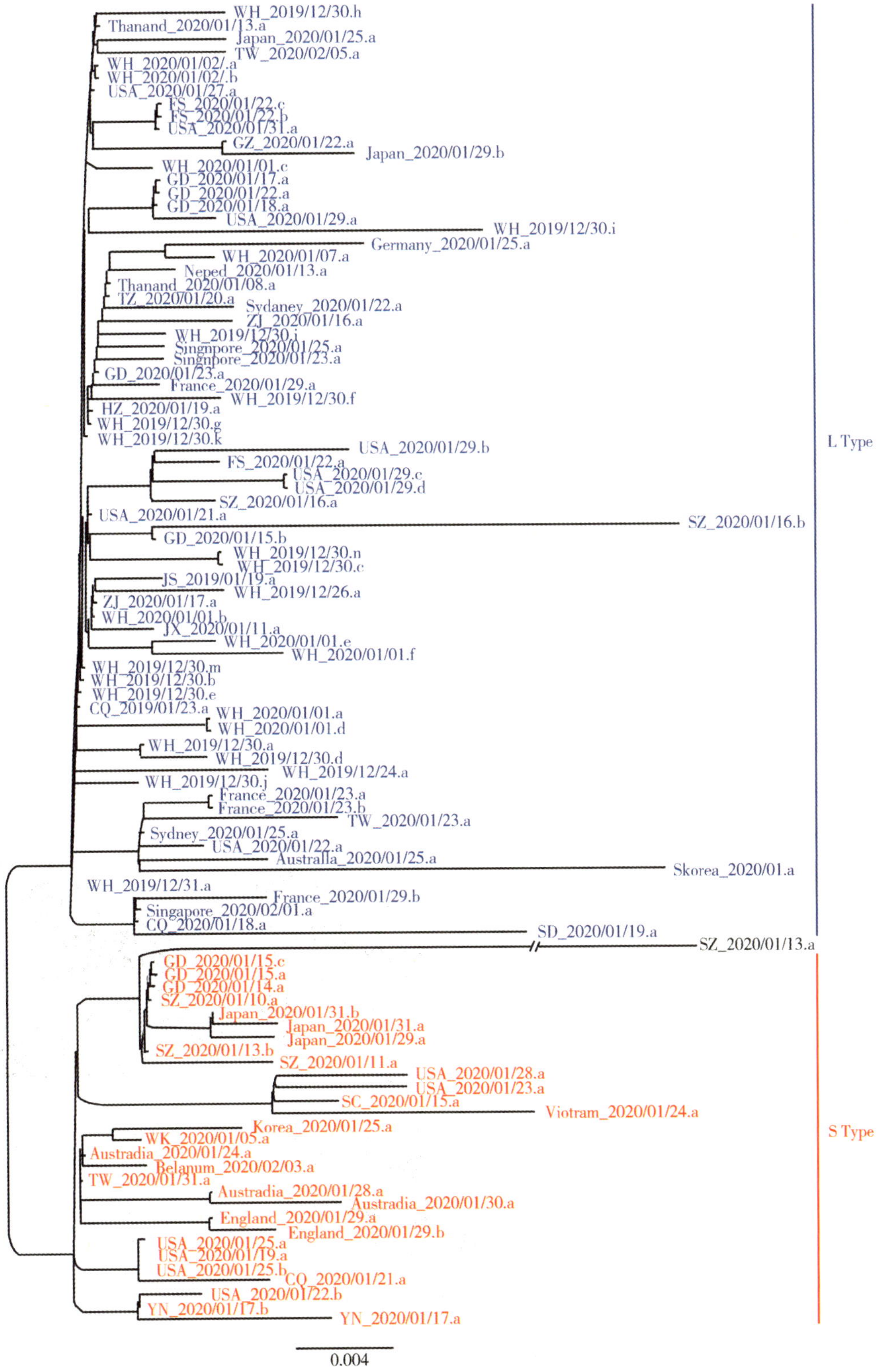

图1-1-2 103株新型冠状病毒进化树

第二章

新冠肺炎病理与病理生理变化

第一节　新冠肺炎的病理变化

新型冠状病毒（SARS-CoV-2）是至今发现的第 7 种可感染人类的冠状病毒，通过血管紧张素转换酶Ⅱ（ACE Ⅱ）感染人类，与 SARS 及 MERS 冠状病毒类似，可引起非典型肺炎。ACE Ⅱ在肺泡上皮细胞、动脉内皮细胞、小肠上皮细胞、免疫组织等均有不同程度表达，感染 SARS-CoV-2 后全身各系统均会受累，出现多器官功能障碍。

一、肺脏的变化

SARS-CoV-2 感染患者尸体解剖大体观：肺脏呈不同程度的实变，组织密度增高、重量增加；灶性出血、坏死；充血、淤血，以边缘带为重，切开见黏稠液体溢出，并可见纤维条索，支气管腔内见果冻样黏液。动物实验研究显示 SARS-CoV-2 感染的 hACE Ⅱ小鼠，肺部解剖显示右肺中叶背部局灶性病变，可见多灶性轻度或中度病变（图 1-2-1）。

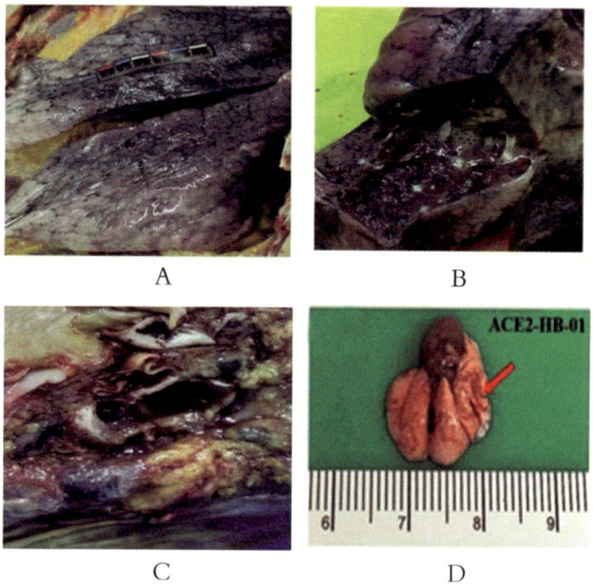

图 1-2-1 SARS-CoV-2 感染肺部大体观

A~C. SARS-CoV-2感染患者肺部大体观；D. 动物实验 SARS-CoV-2感染小鼠肺部大体观

SARS-CoV-2 感染患者组织病理见双肺弥漫性肺泡损伤，肺泡腔内见浆液、纤维蛋白性渗出物及透明膜形成；肺间质见单个细胞浸润，以淋巴细胞为主。肺泡隔血管充血、水肿，可见单核细胞和淋巴细胞浸润及血管内透明血栓形成。Ⅱ型肺泡上皮细胞和巨噬细胞内可见包涵体。动物实验研究显示 SARS-CoV-2 感染的 hACE Ⅱ小鼠，肺部组织病理显示细支气管及血管周围明显炎性细胞浸润，肺泡间质大量炎性细胞浸润，肺泡腔内有纤维素与白细胞混合物（图 1-2-2）。

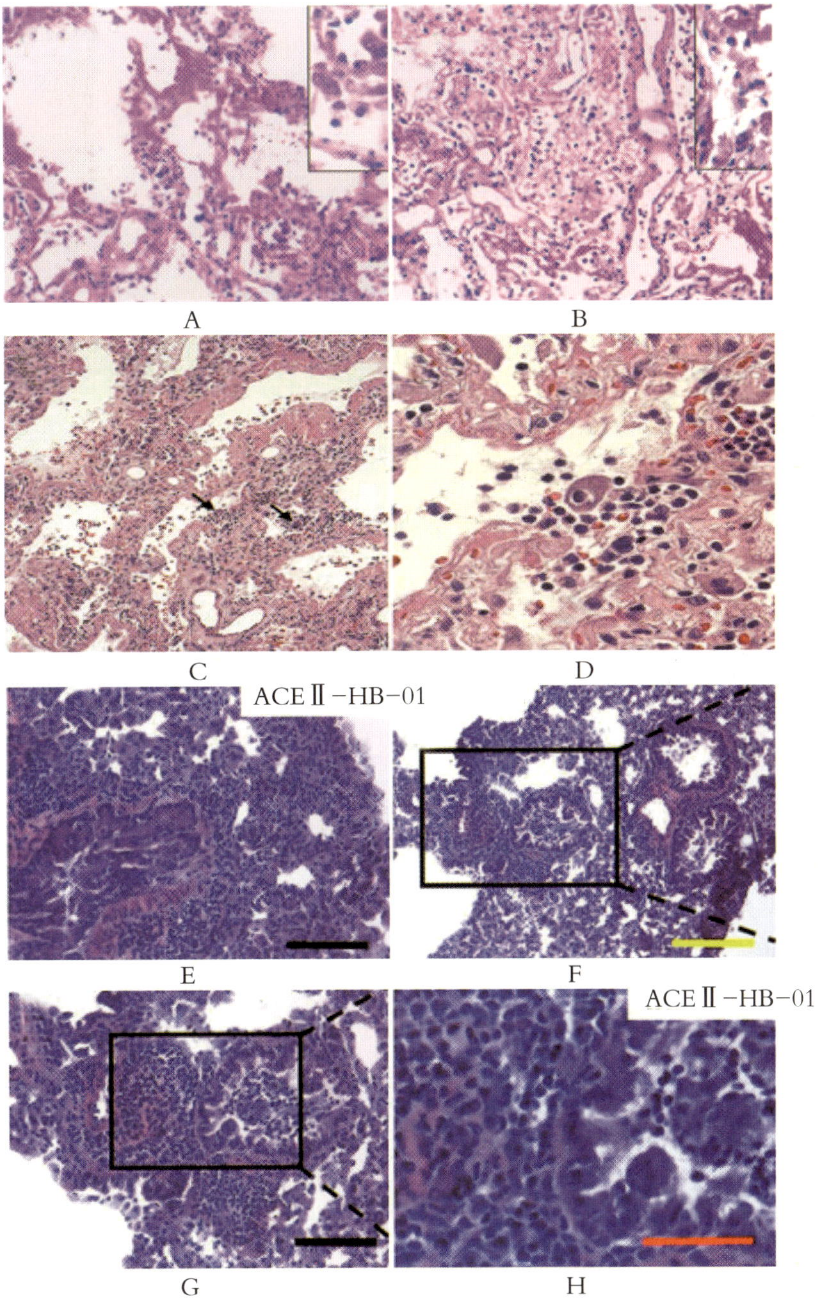

图 1-2-2　SARS-CoV-2 感染肺部病理变化

A、B.肺泡弥漫性损伤、透明膜形成；C、D.炎症细胞浸润、细胞内包涵体（动物实验）
E.细支气管及血管周围见炎症细胞浸润；F～H.支气管上皮细胞肿胀、变性甚至坏死

二、脾脏、肺门淋巴结和骨髓的变化

病毒可感染循环系统、脾脏、淋巴结及淋巴样组织中的免疫细胞，循环中大量淋巴细胞含有病毒。脾脏和淋巴结明显缩小、萎缩，灶性出血和坏死，淋巴细胞数量明显减少。脾脏内巨噬细胞增生并可见吞噬现象。免疫组化染色显示脾脏和淋巴结内 $CD4^+$ T 和 $CD8^+$ T 细胞均减少。外周血 $CD4^+$ T 和 $CD8^+$ T 细胞均减少，且被过度激活，$CD4^+$ T 细胞中高促炎性 $CCR4^+$ $CCR6^+$ Th17 浓度升高，$CD8^+$ T 细胞中具有高浓度的细胞毒性颗粒。

三、心脏和血管的变化

心脏大体观：切面灰红色、无光泽。心肌细胞可见变性、坏死，间质内可见少数单核细胞、淋巴细胞和（或）中性粒细胞浸润。部分血管内皮脱落，可见内膜受损、炎症及血管内广泛微血栓形成（图 1-2-3）。

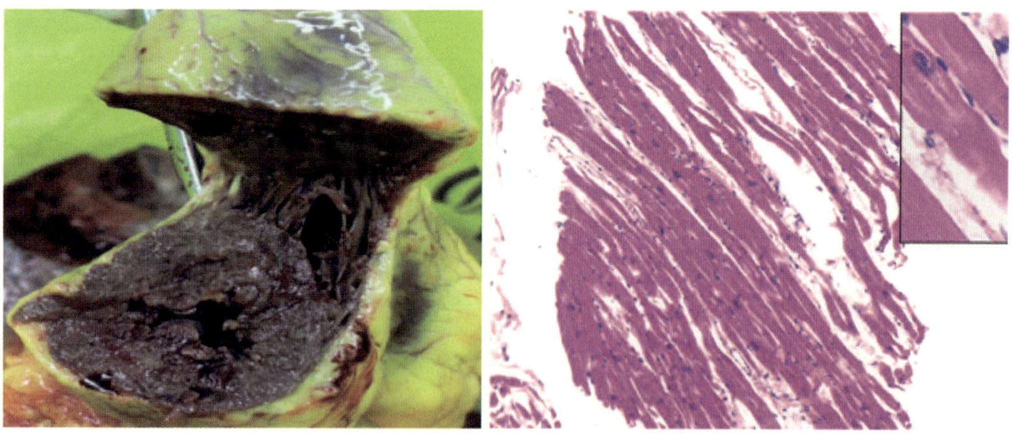

A B

图 1-2-3 SARS-CoV-2 感染心脏大体观及组织病理

A.心脏大体观；B.心脏组织病理

四、肝脏和胆囊的变化

肝脏体积增大，色灰暗，胆囊充盈、增大。肝细胞变性、灶性坏死伴中性粒细胞浸润。肝血窦充血，汇管区见淋巴细胞和单核细胞浸润、微血栓形成。可见中度微血管脂肪样变性及轻度肝小叶汇管区活动性炎症（图 1-2-4）。

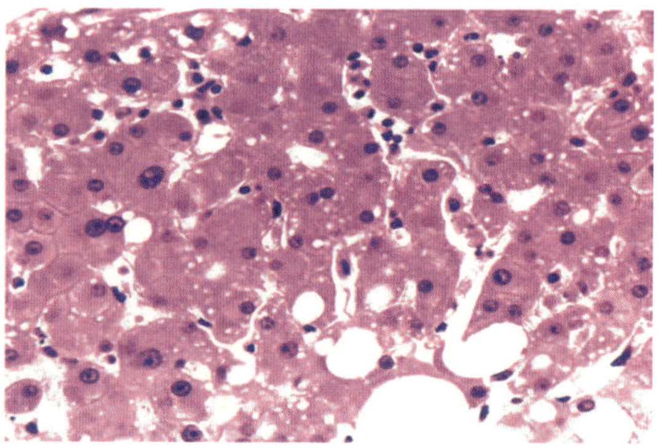

图 1-2-4 SARS-CoV-2 感染肝脏组织病理

五、肾脏的变化

肾脏局灶性出血，肾小球球囊腔内见蛋白性渗出物，肾小管上皮变性、脱落，可见透明管型。间质充血，可见微血栓和灶性纤维化。

六、其他器官

脑组织充血、水肿，大脑皮质轻度萎缩，部分神经元变性。肾上腺见灶性坏死。食管、胃和肠管黏膜上皮不同程度变性、坏死、脱落，炎性改变，小肠节段性扩张与狭窄相间，黏膜下淋巴组织耗竭。血液中白细胞介素 6（IL-6）、白细胞介素 10（IL-10）等炎症因子明显升高。

第二节　新冠肺炎急性呼吸窘迫综合征（ARDS）

一、ARDS的病理生理变化

ARDS 的基本病理生理改变是肺泡上皮和肺毛细血管内皮通透性增加所致的弥漫性肺间质及肺泡水肿。由于肺泡及肺间质水肿、肺泡表面活性物质减少及肺泡塌陷，导致肺容积减小、肺顺应性降低和严重的通气血流比例（V/Q）失调，特别是肺内分流明显增加，是 ARDS 的病理生理特征（图 1-2-5）。

1. 肺容积减小

ARDS 患者早期就存在肺容积减小，表现为肺总量、肺活量、潮气量（VT）和功能残气量明显低于正常。由于 ARDS 患者的肺容积明显减小，实际参与通气的肺泡减少，常规或大潮气量机械通气易导致肺泡过度膨胀和气道平台压力过高，加重肺及肺外器官的损伤。

2. 肺顺应性降低

肺顺应性降低是 ARDS 的特征之一，表现为需要较高的气道压力才能达到所需的潮气量。肺顺应性降低主要与肺泡表面活性物质减少引起的肺泡表面张力增高和肺不张、肺水肿导致的肺容积减小有关。ARDS 亚急性期，肺组织如出现广泛的纤维化，可使肺顺应性进一步降低。

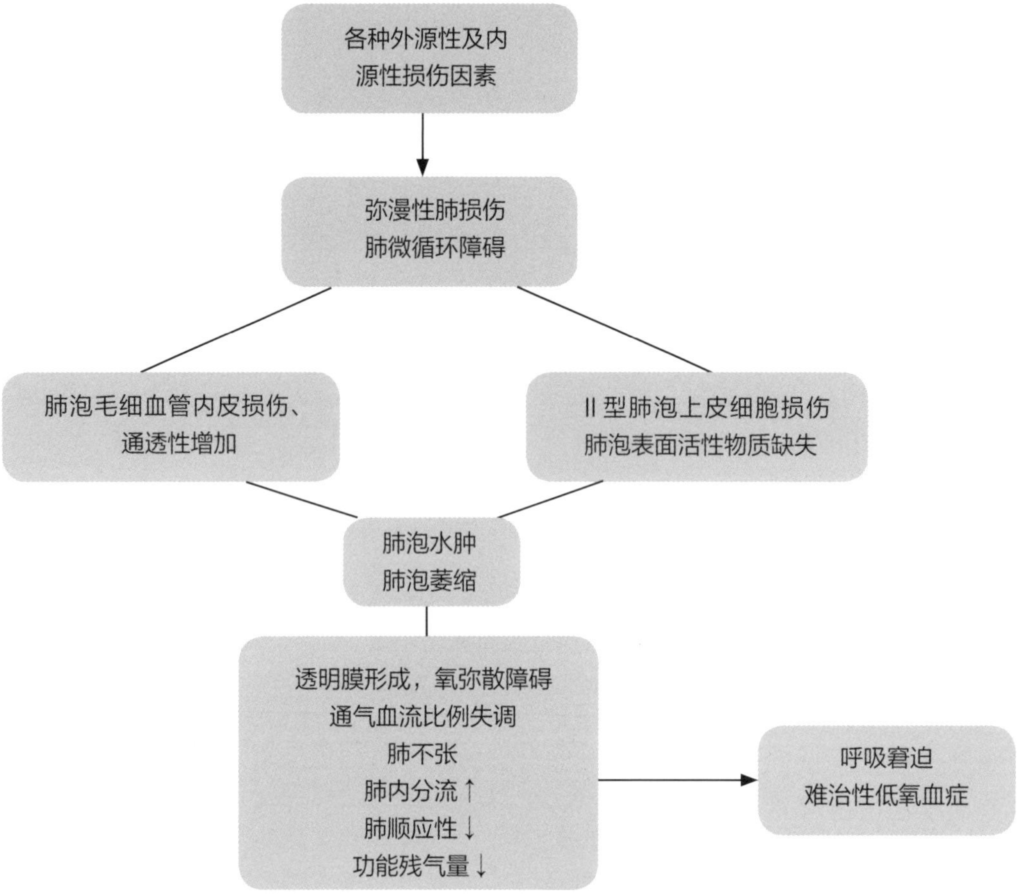

图 1-2-5　ARDS 的病理生理变化及病理分期

3. 肺通气血流比例失调

肺通气血流比例失调是导致 ARDS 患者严重低氧血症的主要原因。间质性肺水肿压迫小气道，肺泡表面活性物质减少导致肺泡部分萎陷，均可引起相应肺泡通气不足，导致肺通气血流比例降低，即功能性分流；而广泛的肺不张和肺泡水肿引起局部肺泡只有血流而无通气，即真性分流，是导致顽固低氧血症的主要原因。研究显示，ARDS 早期的肺内分流率可高达 30% 以上。ARDS 机械通气时应用肺复张手法及一定水平的呼气末正压（PEEP），可使部分肺泡通气量增加，减少肺内分流，进而改善氧合。ARDS 时，肺微血管痉挛或狭窄、肺栓塞及血栓形成可使部分肺单位周围毛细血管血流量明显减少或中断，肺通气血流比例升高，即导致死腔样通气。ARDS 后期死腔率可高达 60%。

二、ARDS的病理变化分期

大量的临床活检和尸检资料表明， ARDS 的病理形态学改变大致分为 3 个阶段（图 1-2-6）。

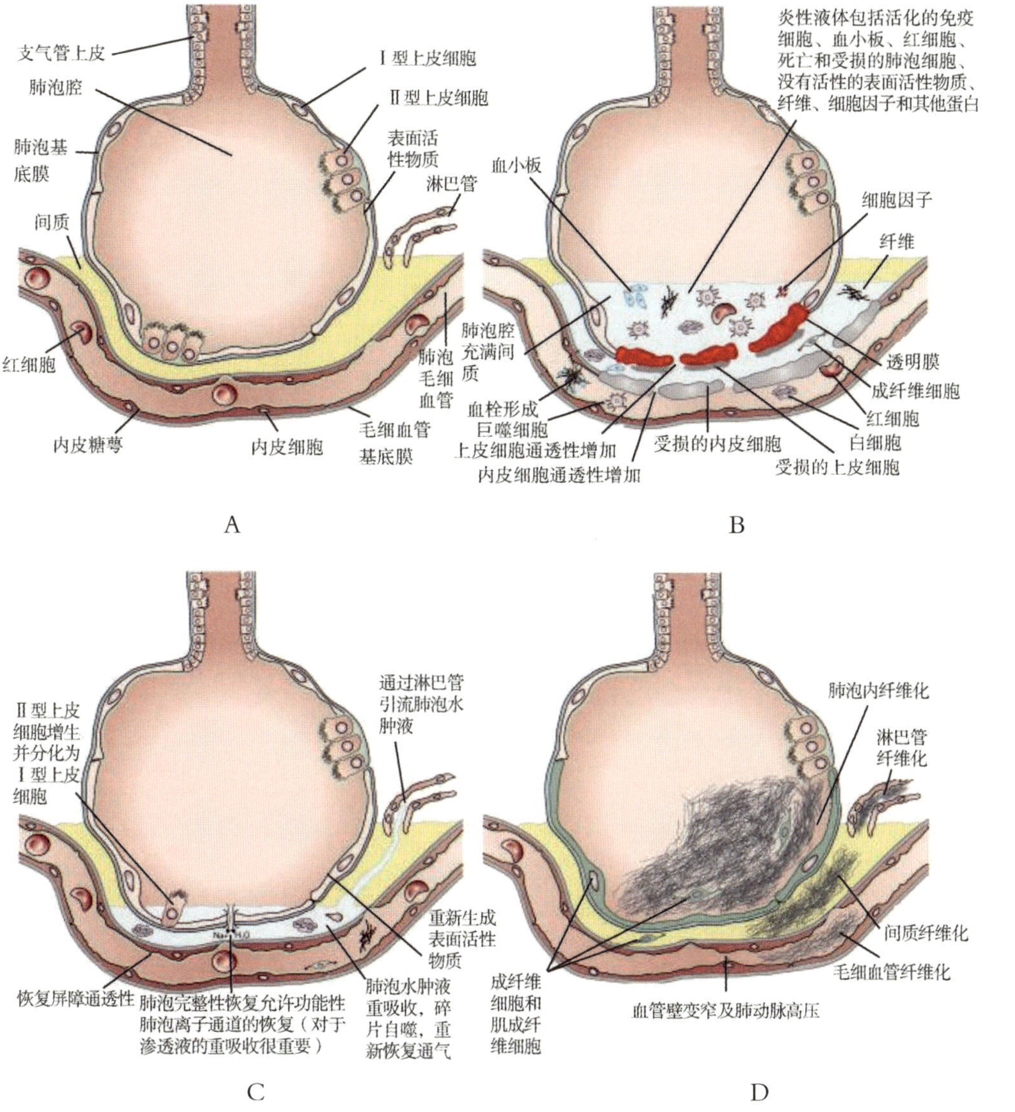

图 1-2-6 ARDS 的病理形态

A.正常肺泡；B.渗出期肺泡；C.增生期；D.纤维化期

1. 渗出期（exudative phase）

发病后 24 ~ 96 小时。该期的主要特点是肺水肿、出血和充血性肺不张，肺血管内有中性粒细胞扣留和微血栓形成，有时可见脂肪栓子，肺间质内中性粒细胞浸润。电镜下可见肺泡表面活性物质层断裂、聚集或脱落到肺泡腔。Ⅰ型上皮细胞发生变性，其薄区出现坏死；Ⅱ型上皮细胞空泡化，板层小体减少或消失。在上皮细胞破坏明显处有透明膜形成，透明膜由坏死细胞碎片、纤维蛋白以及血浆渗出物组成，在呼吸性细支气管和肺泡管处尤为明显。

2. 增生期（proliferative phase）

发病后 3 ~ 7 天。此期主要表现为Ⅱ型上皮细胞大量增生，在某些部位几乎覆盖整个肺泡表面，肺水肿减轻，肺泡膜因Ⅱ型上皮细胞增生、间质中性粒细胞和成纤维细胞浸润而增厚，毛细血管数目减少。

3. 纤维化期（fibrotic phase）

发病后 7 ～ 10 天。肺泡间隔内纤维组织增生显著，透明膜可弥漫分布于全肺，此后透明膜中成纤维细胞浸润，逐渐转化为纤维组织。肺泡管的纤维化是晚期 ARDS 患者的典型病理变化。

总的来说，肺实质细胞损伤是 ARDS 的主要病理特点。早期 ARDS 或急性肺损伤是以肺毛细血管内皮细胞损伤和功能障碍导致水和蛋白质向间质深处转移为特点，而肺毛细血管内皮细胞损伤后进一步损伤肺泡上皮细胞，使肺泡内水分增加，肺泡塌陷，导致肺不张。由于 ARDS 发病急、进展快，多数患者在渗出期或增生期死亡，肺纤维化是 ARDS 最严重的后遗症。ARDS 的病理过程具有不均一性的特点，即在不同区域的肺组织可能处于不同的病理阶段，因此，临床上往往很难就肺部病变的整体进行具体的病理阶段区分。

第三章 新冠肺炎的临床特点

第一节 成人新冠肺炎的临床特点

一、病例

1. 基本情况

患者，男，58 岁。既往患“高血压病”10 余年，最高血压 180/100 mmHg，口服美托洛尔治疗（具体用法不详），未规律服药，血压控制不佳（150/90 mmHg 左右）。5 年前因“冠心病、心功能不全”行“冠状动脉旁路移植术（冠脉搭桥术）”，术后长期服用“阿司匹林 100 mg qd+ 氯吡格雷片 75 mg qd”。

2. 主诉及现病史

以“发热咳嗽 12 天，进行性胸闷、气喘 5 天”为主诉急诊转入我院。12 天前患者受凉后出现发热，最高体温 37.5 ℃，伴咳嗽，以干咳为主，偶尔咳少量白色黏痰，无明显头晕、头痛、乏力，无恶心、呕吐，无胸痛、胸闷、心悸、气短，无腹痛等症状。在当地县人民医院确诊为“新冠肺炎”。5 天前患者症状加重，出现胸闷、气喘等症状，即转入当地市传染病医院继续治疗，调整治疗方案给予“莫西沙星针 0.4 g qd 静脉滴注、甲泼尼龙 80 mg q12h 静脉滴注 、干扰素 α 2b 600 万 IU bid 雾化吸入、洛匹那韦利托那韦 2 粒 bid 口服”治疗，胸闷症状呈进行性加重，出现呼吸衰竭，需高流量吸氧，指氧饱和度［经皮动脉血氧饱和度（SpO_2）］80% 左右。为进一步治疗急诊转入我院。

3. 个人史

患者发病前至武汉旅居 6 天，发病前一天刚从武汉返回。否认吸烟、饮酒史。

4. 入院查体

体温（T）37.8 ℃，脉搏（P）89 次 / 分，呼吸（RR）35 次 / 分，血压（BP）160/99 mmHg。神志清，精神差，急性病容，双侧瞳孔等大等圆，直径 3 mm，直接及间接对光反射灵敏。呼吸急促，高流量吸氧，吸入氧浓度（FiO_2）90%，SpO_2 80%。双侧胸廓对称，胸部正中可见长约 20 cm 的手术瘢痕。无法听诊。腹部平坦，腹软，无压痛及反跳痛。四肢肌力、肌张力正常，双侧巴宾斯基征（简称巴氏征）阴性。

5. 辅助检查

咽拭子（当地疾控中心）：新型冠状病毒核酸检测阳性。

胸部 CT（入当地医院第 1 天）：双肺多发斑片状及片絮状密度增高影，以靠近胸膜为主。胸骨呈术后改变。

血气分析（入当地医院第 9 天）：pH 7.52，$PaCO_2$ 32 mmHg，PaO_2 43 mmHg。

床旁超声（入我院当天）：双肺弥漫性 B 线，双下肢肌间静脉血栓。

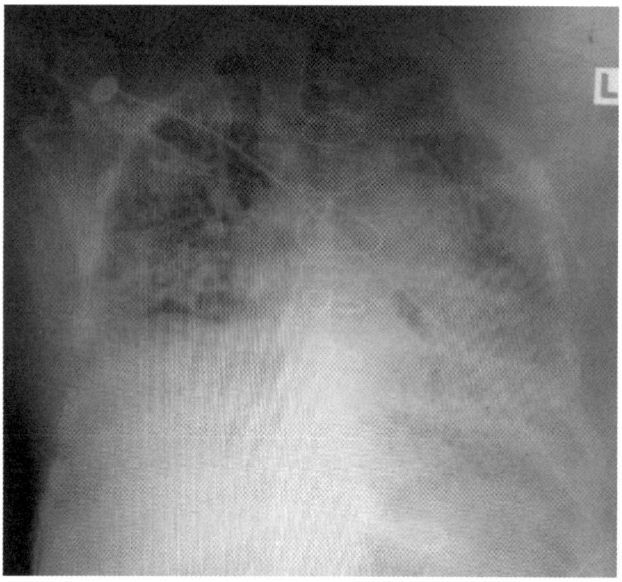

图 1–3–1　入院当天床旁胸部正位片

入我院当天急查床旁胸部正位片，如图 1–3–1 所示。

6. 入院诊断

新冠肺炎（危重型）；Ⅰ型呼吸衰竭；双下肢静脉血栓；冠心病；冠状动脉搭桥术后状态；高血压病 3 级（很高危）。

二、病例剖析

1. 该患者有何临床特点？成人新冠肺炎有什么临床特点？患者病情由轻到重是以呼吸系统症状为主要特点吗？

该患者为中年男性，有“高血压、冠心病、冠脉搭桥”基础病史，发病前有疫区旅行史，始发症状为发热、干咳，发病初期以呼吸系统症状为主要表现，并无其他系统受累表现，发病 1 周时呼吸道症状加重，出现胸闷、呼吸困难，呼吸困难症状进展迅速，很快发展为呼吸衰竭，且氧合指数迅速下降，病情迅速进展，符合重症新冠肺炎患者病情发展的一般规律。

根据《新型冠状病毒肺炎诊疗方案（试行第七版）》及目前最新的文献资料，现对成人新冠肺炎临床表现特点进行总结如下：成人新冠肺炎患者临床症状主要为发热、干咳、乏力。与 SARS 及 MERS 相比，不发热的 COVID-19 患者比例更高。少数患者伴有鼻塞、流涕、咽痛、肌痛和腹泻等症状，甚至出现咯血。若病情进展，感染患者会出现胸闷、气短、呼吸急促。根据一篇纳入 50 466 例新冠肺炎患者的荟萃分析，发热患者占 89.1%，72.2% 的患者有咳嗽症状，乏力及肌痛的患者占 42.5%，14.8% 的患者发展为 ARDS，胸部 CT 异常者占比高达 96.6%。

轻型患者往往只表现为低热、轻微乏力等，仅有轻微或者没有呼吸道症状，并无肺炎表现。约有 15% 的患者发展为重症，重症患者多在一周后出现呼吸困难和 / 或低氧血症，严重者可快速进展为 ARDS、脓毒症休克、难以纠正的代谢性酸中毒和出凝血功能障碍及多器官功能衰竭等。如患者无明显基础疾病，病情初期往往仍以呼吸系统受累为主要表现。心肌损伤也相对常见。根据目前尸体解剖的结果，病毒也可以累及胃肠道、肝脏、肾脏等器官，并且证实重症新冠肺炎患者体内 IL-6、IL-10 等多种细胞因子水平明显升高，提示病毒造成的直接损伤以及“细胞因子风暴”可能是危重患者多脏器损伤的原因之一。随着病情进展，随之而来的可能是循环系统及凝血系统受累，当然病毒感染后继发细菌、真菌感染等也在病情进展发展中发挥重要作用。值得注意的是，重型、危重型患者病程中并不全都出现发热症状，部分患者早期只有中低热，甚至无明显发热，随着病情进展，继发感染后往往会出现不同程度的发热。另外，部分重症患者低氧血症与临床症状并不匹配，有明显低氧血症，但呼吸窘迫症状并不明显，这种沉默性低氧现象在老年及有基础疾病患者中更易见到，但在既往体健的成年患者中也有发生，这也是危重型患者容易发生病情断崖式恶化的原因之一。因此，对于危重型新冠肺炎患者需要加强监测，及时发现低氧血症患者，尽早采取干预措施。

2. 新冠肺炎患者病情由轻到重有何预警指标?

由于部分重型及危重型新冠肺炎患者病情进展迅速，疾病发展到后期时逆转会相当困难，因此哪些指标提示这些患者可能发展为重型及危重型就变得非常重要，有利于提前采取更为积极的治疗手段来延缓或者阻止病情进展。多数新冠肺炎患者的血液淋巴细胞水平明显降低，这符合病毒感染的一般特点。通过观察发现，往往淋巴细胞比例持续下降、长期维持较低水平的患者容易发展为重型及危重型患者。另外，正如前面提到的那样，重型及危重型新冠肺炎患者体内 IL-6、IL-10 等多种细胞因子水平明显升高，据目前的部分观点，细胞因子风暴参与危重患者的病情发展，可能是新冠肺炎患者病情进展加重的原因之一。当然，乳酸（Lac）作为最常用的反映组织缺氧的指标也能够在一定程度上反映机体呼吸、循环的状态。肺部病变的动态演变是新冠肺炎患者病情发展的核心。

综上，成人重型危重型患者的临床预警指标：①外周血淋巴细胞进行性下降；②外周血炎性因子如 IL-6、C 反应蛋白（CRP）进行性上升；③乳酸进行性升高；④肺内病变短期内迅速进展。

第二节 儿童和婴幼儿新冠肺炎的临床特点

一、病例

1. 基本情况

患儿，男，12 岁。

2. 主诉及现病史

以“发热 3 天，乏力、纳差 1 天”为主诉入院。3 天前患者受凉后出现发热，最高体温 37.9 ℃，无咳嗽、咳痰，无胸闷、呼吸困难，无腹痛、腹泻，未治疗，自行在家隔离，1 天前出现乏力、纳差。至当地县人民医院行咽拭子核酸检测，结果提示新型冠状病毒核酸阳性（当地疾控中心），确诊为“新冠肺炎”，给予隔离治疗。

3. 个人史

出生于湖北省，长期居留于湖北省某市，就读于当地小学；10 天前随爷爷、奶奶及 1 弟与父亲团聚，有密切接触史，10 天前其父亲因进货曾在疫区逗留。其爷爷、奶奶均为新冠肺炎确诊患者。

4. 入院查体

体温 37.8 ℃，脉搏 92 次 / 分，呼吸 15 次 / 分，血压 96/58 mmHg。神志清，精神可，双侧瞳孔等大等圆，直径 3 mm，直接及间接对光反射灵敏。呼吸平稳，未吸氧，SpO_2 98%。双侧胸廓对称。腹部平坦，腹软，无压痛及反跳痛。四肢肌力、肌张力正常，双侧巴氏征阴性。

5. 辅助检查

咽拭子（当地医院）：新型冠状病毒核酸检测阳性。

血常规：白细胞 6.07×10^9/L，中性粒细胞计数 3.4×10^9/L，淋巴细胞计数 2.23×10^9/L，嗜酸性粒细胞计数 0.11×10^9/L，淋巴细胞百分比 36.7%，红细胞 3.96×10^{12}/L，血红蛋白 123 g/L，血小板 195×10^9/L。

C 反应蛋白：0.24 mg/L。

6. 入院诊断

新冠肺炎（轻型）。

二、病例剖析

1. 儿童和婴幼儿新冠肺炎患者有什么临床特点?

该患儿发病有家族聚集性特点，临床症状相对较轻，仅有发热及轻微乏力、纳差，无明显呼吸道症状。经过隔离治疗后症状很快得到缓解。据现有的流行病资料显示，儿童发病相对较少，不同年龄的儿童都可发病，大部分都有密切接触史或呈家庭聚集性发病，症状相对较轻，可出现无症状感染；部分患儿表现为发热、干咳、乏力；少数患儿表现为鼻塞、流涕等上呼吸道感染症状；部分儿童及新生儿病例症状可不典型，以消化道症状为主，表现为腹部不适、恶心、呕吐或者腹痛、腹泻；部分患儿仅表现为反应差、呼吸急促。

轻症患儿临床症状轻微，可以无发热及肺炎表现，临床预后较好。大部分在 1 ~ 2 周内恢复。很少有患儿进展为下呼吸道感染。少数重症患儿临床症状也可以快速进展，迅速出现急性呼吸窘迫综合征、感染性休克、代谢性酸中毒以及出凝血功能障碍。患儿死亡病例相对少见。根据王端等对中国陕西、宁夏、河南、河北、山东、甘肃 6 省共 31 例患儿的观察，31 例患者中 20 例有发热（65%）。其中高热（39.1 ~ 41.0 ℃）1 例，中度发热（38.1 ~ 39.0 ℃）9 例，低热（37.3 ~ 38.0 ℃）10 例。热程 1 ~ 9 天，其中 15 例≤ 3 天，5 例＞ 3 天。14 例有咳嗽（45%），均不剧烈，其中干咳 8 例、伴痰咳嗽 6 例（为白痰或清痰，痰量 3 ~ 10 mL/d）。

3 例有腹泻（10%），为黄色稀便，2 ~ 6 次 /d，均以腹泻为首发症状，不伴呕吐，未见脱水及电解质紊乱表现。3 例伴有乏力（10%）。2 例有咽痛（6%），其中 1 例无发热及咳嗽，仅有咽痛唯一症状。3 例伴有头痛或头晕（无意识改变，伴随发热症状出现，未予特殊处理，热退后缓解）；2 例伴有流涕；2 例伴有呕吐（1 例为咳嗽时出现，1 例为首发症状、非喷射状、呕吐物为胃内容物）。所有患儿均无咯血、呼吸困难等不适，无精神意识改变。所有患者均预后较好，无重症及危重症病例，亦无死亡病例。

2. 儿童新冠肺炎患者病情由轻到重有何预警指标?

儿童重型、危重型患者的临床预警指标：①呼吸频率增快；②精神反应差、嗜睡；③乳酸进行性升高；④影像学显示双侧或多肺叶浸润、胸腔积液或短期内病变快速进展；⑤ 3 月龄以下的婴儿或有基础疾病（先天性心脏病、支气管肺发育不良、呼吸道畸形、异常血红蛋白、重度营养不良等）、有免疫缺陷或低下（如长期使用免疫抑制剂）。

第三节　老年及有合并症新冠肺炎患者的临床特点

一、病例

1. 基本情况

患者，男，90 岁。有“冠心病”病史 5 年余，未规律服药。有“糖尿病”病史 4 年余，血糖情况不详，未用药治疗。有“阿尔茨海默病”病史 3 年，未用药治疗。

2. 主诉及现病史

因“（代）纳差 10 天，发热、乏力 4 天”急诊入院。入院 10 天前出现纳差，未予重视。入院 4 天前出现发热症状，体温 37.7 ℃，伴乏力，就诊于“当地市中医院”，完善相应检查，提示白细胞总数下降，心肌酶异常，C 反应蛋白升高，红细胞沉降率（简称血沉，ESR）加快，甲流、乙流病毒抗原阴性，CT 提示双肺内多发磨玻璃影，考虑病毒性肺炎征象，经专家组会诊后考虑为“新冠肺炎疑似病例”，遂转至“当地市第五人民医院”进一步诊治。入院 2 天前新型冠状病毒核酸检测阳性，随后给予“洛匹那韦利托那韦、干扰素”抗病毒等治疗，因患者病情危重，以“新冠肺炎（重型）”为主要诊断收入我院。患病以来，神志痴呆，精神差，饮食、睡眠差，大便少，小便基本正常，体重变化不详。患者平素居家，极少外出，其女儿年前出现发热，疑似新冠肺炎。

3. 入院查体

神志呈痴呆状态，精神欠佳，表情淡漠。体温 36.4 ℃，脉搏 101 次 / 分，呼吸 33 次 / 分，血压 94/36 mmHg，指氧饱和度 90%。双侧瞳孔等大等圆，直径 2.5 mm，对光反射均迟钝。腹软，未触及包块，双侧病理征阴性。血栓形成评分（Caprini 评分）11 分，血栓形成高风险。

4. 辅助检查

血常规（入院 4 天前，当地市中医院）：白细胞 2.96×10^9/L，淋巴细胞 0.82×10^9/L，血红蛋白 138.0 g/L，血小板 79×10^9/L。

C 反应蛋白：58.49 mg/L。

CT（入院 4 天前，当地市中医院）：提示双肺内多发磨玻璃影（图 1–3–2）。

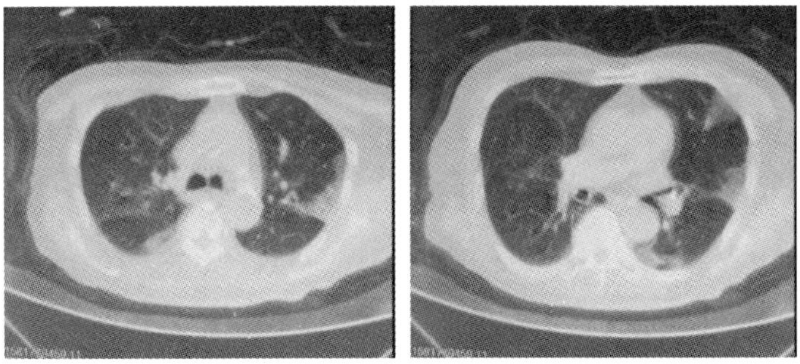

图 1–3–2　当地市中医院胸部 CT

5. 入院诊断

新冠肺炎（重型）；急性呼吸窘迫综合征；冠心病；2 型糖尿病；阿尔茨海默病。

6. 诊疗经过

入院后给予心电监护，卧床，经鼻高流量吸氧，“盐酸阿比多尔片 0.2 g tid 鼻饲”，“磷酸氯喹 500 mg q12h 鼻饲”抗病毒及雾化等对症处理。入院第 1 天完善相关检查。血常规：白细胞 3.20×10^9/L，淋巴细胞 0.28×10^9/L，血小板 121×10^9/L。C 反应蛋白：126.3 mg/L。NT–proBNP 4 500 ng/L。肾功能 + 电解质：肌酐 129 μmol/L。当天呼吸困难持续加重，经鼻高流量吸氧，血气分析示 pH 7.503、PaO_2 43.1 mmHg、氧合指数 178 mmHg，转入感染 ICU 继续治疗。给予气管插管接呼吸机辅助呼吸，并持续给予“去甲肾上腺素”“特利加压素”泵入，根据血压随调，完善相关检查。给予“利奈唑胺 0.6 g q12h 鼻饲 + 美罗培南 1.0 g q8h 微量泵

输注 + 阿米卡星 0.4 g q12h 雾化吸入”；“伏立康唑片 0.2 g（首 2 次 0.4 g）q12h 鼻饲 + 两性霉素 B 10 mg q12h 雾化吸入”抗真菌治疗；“磷酸氯喹 250 mg q12h 鼻饲 + 盐酸阿比多尔片 0.2 g tid 鼻饲 + 干扰素 600 万 IU bid 雾化吸入”联合中成药“血必净 + 参附针”抗病毒治疗。胸片（入院后第 2 天）考虑双肺炎症，主动脉迂曲钙化。彩超（入院后第 2 天）示：右侧股浅静脉、腘静脉、肌间静脉血栓形成；左侧股浅静脉、腘静脉血栓形成；右心大；右室壁运动幅度减低；三尖瓣重度反流；下腔静脉压缩率减低。第 3 天因患者出现少尿行连续性肾脏替代治疗（CRRT）。其余给予抗凝、补充白蛋白、镇痛镇静、营养支持、抗炎、维持内环境稳定等治疗。但患者持续呼吸、循环衰竭，且 IL-6、C 反应蛋白、白细胞等呈上升趋势，淋巴细胞呈下降趋势，感染指标恶化趋势，血小板持续下降。积极给予对症支持治疗、血管活性药物支持治疗，并逐渐加大剂量。患者于入院第 5 天、第 6 天连续两次核酸检测阴性（间隔大于 24 小时）。继续给予对症支持治疗，入院第 13 天患者突发心搏骤停，血压测不出，立即给予胸外心脏按压及抢救治疗，后因抢救无效，宣告临床死亡。

二、病例剖析

该患者的临床特点是什么？老年新冠肺炎患者有何临床特点？

该患者为 90 岁老年男性，基础疾病有“冠心病、2 型糖尿病、阿尔茨海默病”，平素服药不规律，起病后在病程 10 天左右进展为危重型，治疗过程中发生心力衰竭、肾衰竭、深静脉血栓形成等并发症，于病程第 23 天死亡，符合老年新冠肺炎患者的临床特点。新冠肺炎老年患者的特点：最常见的首发症状是发热、疲乏、干咳，不太常见的症状为肌痛、呼吸困难、头痛、头晕、腹痛、腹泻、恶心和呕吐等。相比其他患者，老年及有基础疾病者更多出现咽痛、呼吸困难、头晕、腹痛和厌食等症状。同时这类患者进展为危重型及需要入住 ICU 的比例显著增高，大部分患者病情恶化发生在病程第 7 天左右，原因可能与“细胞因子风暴”有关。部分患者发展成为呼吸衰竭时不具有典型的呼吸困难的症状，这类表现被称为沉默性低氧血症，此类情形在老年患者中易见。大约有 20% 的患者并发器官功能损伤，最常见的类型是肾损伤。有心血管疾病基础的患者常常并发心力衰竭。年龄 60 岁以上者死亡率约为 5.30%（95% *CI* 3.25% ~ 8.46%），是年轻患者 4 倍左右。男性患者死亡率较高，可能与男性肺内 ACE2 受体高表达有关，该受体为 SARS-CoV-2 结合位点。老年男性患者，诊断为重症肺炎者死亡率约为 9.47%（95% *CI* 5.34% ~ 15.99%），显著高于一般患者。30% ~ 50% 的患者合并慢性基础病。死亡患者中超过 70% 的人有一种或多种基础疾病。其中最常见的是高血压病（48.2%），其次是糖尿病（26.7%）和缺血性心脏病（17.0%）。因此在临床中应重点关注高龄（年龄＞60 岁）、男性、有基础疾病的患者，此类患者容易进展为重型及危重型，病死率显著高于一般人群。

三、治疗体会

该患者为老年男性，既往基础疾病较多，平素体质较差。此次以“纳差 10 天”起病，该症状不是新冠肺炎的常见首发症状，但据此前报道，老年患者以消化道症状起病者相对多见，体现了该类患者的特殊性。起病初期症状相对较轻，发病 6 天时出现“发热、乏力症状”，就诊于当地医院。CT 表现为双肺多发磨玻璃样阴影，以外带分布为主。血常规表现为白细胞及淋巴细胞下降，符合新冠肺炎的典型表现。依据以上三点，该患者明确诊断为新冠肺炎疑似病例，经核酸检测确认为新冠肺炎。给予“洛匹那韦利托那韦、干扰素”抗病毒等综合治疗。治疗过程中发现患者淋巴细胞进行性下降，C 反应蛋白、IL-6 等炎症指标进行性上升，符合《新型冠状病毒肺炎诊疗方案（试行第六版）》中提到的重型及危重型预警表现，提示该患者病情恶化可能性极大。经省内专家会诊，于发病 10 天时转入我院，入院时患者氧合指数 178 mmHg 符合新冠肺炎（重型）诊断标准，且入院第 2 天进展为呼吸、循环衰竭入住重症监护室，行气管插管呼吸机辅助呼吸等治疗，这与既往报道的该病多于发病 8 天左右出现 ARDS 等严重并发症一致。同时我们也能看到该患者 C 反应蛋白、IL-6 等炎症指标持续升高，提示“细胞因子风暴”在患者早期病情进展中可能扮演了重要角色。患者入重症监护室后完善相关检查，NT-proBNP 测定 4 500 ng/L，肌酐 129 μmol/L。入院第 3 天因少尿行 CRRT 治疗，提示患者出现心力衰竭及肾衰竭，同时检查结果也提示出现血小板减少、凝血功能障碍等并发症。这与既往报道的危重型新冠肺炎患者多合并并发症的报道相一致。此类患者中最常出现肾衰竭。该患者有冠心病基础，此次入院后亦发生心力衰竭。血栓形成评分（Caprini 评分）11 分，入院超声检测发现患者下肢多发血栓，同时患者血小板低，凝血功能障碍，肾功能障碍，出血高风险，这为抗凝治疗带来很大的挑战。

由该病例可以看出，老年新冠肺炎患者有其自身的特殊性，症状可能不典型，这类患者往往基础疾病较多，进展为危重型的可能性较大。同时在治疗过程中容易产生新的并发症，在脏器功能衰竭中最常见的是肾衰竭，有基础心脏病的容易并发心力衰竭，重症监护室内老年患者常见的并发症如血栓形成、压疮等，在这类患者中同样常见，这些诸多的并发症为治疗带来巨大的挑战。因此，老年男性、基础疾病较多、肺部情况较差的患者是预后最差的人群，可能需要最大的治疗力度。

第四节　孕产妇新冠肺炎的临床特点

一、病例

1. 基本情况

患者，女，27 岁。入院时宫内孕 38 周，既往体健，长期居住于武汉市，入院 1 周前由武汉市返回。

2. 主诉及现病史

以“发热 6 天，咳嗽 3 天”为主诉。6 天前受凉后出现发热，最高体温 38.5 ℃，至当地市第四人民医院就诊行血常规检查示白细胞 8.67×10^9/L、淋巴细胞 1.03×10^9/L。应用退热药物后回家观察，自述体温正常。3 天前出现咳嗽，咳少量痰，今日再次出现发热，以“发热待查：新冠肺炎？ 晚孕”为主要诊断收入当地市第二人民医院。

3. 入院查体

体温 36.0 ℃，脉搏 74 次 / 分，呼吸 19 次 / 分，血压 117/70 mmHg，SpO_2 98%（未吸氧）。腹部隆起，无压痛及反跳痛。四肢肌力及肌张力正常。

4. 辅助检查

血常规（入院当天，当地医院）：白细胞 4.9×10^9/L，淋巴细胞 0.79×10^9/L。

心肌酶谱：乳酸脱氢酶（LDH）1 006 U/L，肌酸激酶（CK）583 U/L，羟丁酸脱氢酶（HBDH）533 U/L。

5. 入院诊断

新冠肺炎疑似病例；宫内孕，G_1P_0，孕 38 周。

6. 诊疗经过

入院第 2 天，因产程进展，于当天 02：05 至 03：00 紧急行剖宫产术，分娩单胎健康男婴（产后新生儿由祖父母看护），患者术后出现剧烈咳嗽，指氧饱和度下降，给予面罩吸氧后好转，给予“洛匹那韦利托那韦 0.25 g tid 口服”抗病毒，“头孢哌酮钠舒巴坦钠 3.0 g q12h 静脉滴注 ”抗细菌、补液、稳定内环境等治疗。完善相关检查（入院第 2 天）。血常规 +C 反应蛋白：白细胞 10.11×10^9/L，淋巴细胞 1.21×10^9/L，血小板 142×10^9/L，C 反应蛋白 48.3 mg/L。肾功能：血肌酐（Cr）119 μmol/L。肝功能：总胆红素（TB）55.1 μmol/L，直接胆红素（DB）39 μmol/L，丙氨酸转氨酶（ALT）346 U/L，天冬氨酸转氨酶（AST）552 U/L。甘油三酯 3.13 mmol/L。凝血功能：凝血时间（PT）14.6 s，活化部分凝血活酶时间（APTT）47.05 s，纤维蛋白原（FIB）1.37 g/L，纤维蛋白降解物（FDP）21.4 mg/L，D- 二聚体 14.33 ng/L。入院第 3 天患者新型冠状病毒核酸检测回示“阳性”，当天下午患者指氧饱和度突然下降至 25%，紧急给予“气管插管 + 有创机械通气”。完善相关检查（入院第 3 天）。血常规 +C 反应蛋白：白细胞 10.11×10^9/L，淋巴细胞 1.21×10^9/L，血小板 142×10^9/L，C 反应蛋白 48.3 mg/L。凝血功能：PT 11.19 s，APTT 36.88 s，凝血酶时间（TT）22.5 s，FIB 1.04 g/L，D- 二聚体 5.85 ng/L。考虑感染加重，抗生素改为“亚胺培南西司他丁钠 1.0g q8h 静脉滴注”，因病情危重且确诊新冠肺炎危重型病例，于入院第 4 天转诊至当地传染病医院继续治疗。入当地传染病医院时查体：患者为镇静、镇痛状态，平车入科，经口气管插管，呼吸机辅助呼吸。经气管插管可以吸出大量血性痰液。入院诊断：新冠肺炎（危重型）；重度 ARDS；呼吸衰竭；心力衰竭；肝功能不全；凝血功能障碍；剖宫产术后。入院后完善相关检查（入院第 5 天）。BNP：3 566.1 pg/mL。血常规：白细胞 11.23×10^9/L，淋巴细胞 1.14×10^9/L，血小板 149×10^9/L。C 反应蛋白 13.28 mg/L。肾功能：Cr 90 μmol/L。肝功能：TB 55.1 μmol/L，DB 39 μmol/L，ALP（碱性磷酸酶）33.1 g/L，ALT 106 U/L，AST 71 U/L。凝血功能：PT 11.19 s，APTT 36.88 s，TT 22.5 s，FIB 1.04 g/L。给予“洛匹那韦利托那韦 0.25 g tid 口服”抗病毒、“比阿培南针 0.3 g q6h 静脉滴注 ”抗细菌感染治疗、补充凝血因子、抗凝、严格限制液体入量、加强利尿、纠正心力衰竭、营养支持等对症治疗，入院第 8 天拔除气管插管，脱离呼吸机，入院第 16 天顺利康复出院。患者丈夫、公公、婆婆及新生儿后续均确诊为新冠肺炎，经治疗后均康复出院。

二、病例剖析

1. 该患者的临床特点是什么？孕产妇新冠肺炎患者有何临床特点？

该患者为青年女性，孕晚期，有明确的疫区生活史。此次以发热起病，符合妊娠期患者常见症状。从发病至症状加重，行气管插管机械通气时间为 8 天，符合之前报道 COVID-19 患者多在第 8 天左右病情加重的临床特点，经治疗后病情恢复顺利，总体预后良好。妊娠期患者最常见的首发症状包括发热和咳嗽，不太常见的症状是肌痛、咽喉痛、腹泻和气短，这些与未怀孕的同龄患者相似。部分早期不发热的患者会在剖宫产后出现发热。大多数患者临床过程与同龄患者相近。新型冠状病毒感染是否会增加母婴不良结局（如孕妇及胎儿死亡、早产、胎儿窘迫、胎膜早破等）目前尚不清楚。尚无确切证据表明该病毒可通过宫内垂直传播。Chen 等报道了 9 例经实验室确诊的新冠肺炎孕妇的临床特征，与同龄患者相近，对其中 6 例的乳汁、羊水、脐血、新生儿咽拭子标本进行核酸检测，结果均为阴性。张露等对湖北省 16 名孕晚期新冠肺炎患者的分析表明，有产科手术指征或孕妇新冠肺炎病情危重的情况下，适时终止妊娠不会增加新生儿窒息及早产的风险，且有利于产妇肺炎的治疗及康复。分娩的新生儿未发现新型冠状病毒感染。陈烁等发现孕晚期新冠肺炎孕妇的临床表现与非妊娠期患者相似，未发现严重不良妊娠结局；病理学分析提示胎盘组织缺乏病毒感染相关形态学改变，未发现宫内母胎垂直传播。然而值得注意的是，Wang 等人报道 1 例孕 30 周重症新冠肺炎病例，发病 13 天时出现了胎儿早产。该孕妇剖宫产后肺炎顺利恢复。在分娩过程中，对羊水、胎盘、脐血、胎儿胃液和胎儿咽喉拭子进行了 SARS-CoV-2 检测，结果均为阴性。综合现有报道，大多数孕晚期新冠肺炎患者临床表现与同龄感染人群类似，不增加母婴不良结局，无宫内垂直传播直接证据。SARS-CoV-2 感染对于孕早期及孕中期患者的影响尚需进一步观察。

2. 该患者入院后因产程进展紧急行剖宫产术，新冠肺炎患者行剖宫产术有哪些注意事项?

新冠肺炎产妇分娩时应注意保证产妇的安全，同时需要避免造成感染播散。依据《新型冠状病毒感染疫情期孕产妇管理建议》，有条件时建议分娩尽量在负压隔离病房进行，若没有负压隔离病房，选择感染隔离病房或感染隔离手术间进行分娩。要尽量减少房间内不必要的物品，同时尽量减少不必要的人员进出。行剖宫产术的医疗人员（包含护士）2 ~ 3 人即可，所有医护人员必须严格佩戴帽子、N95 型口罩、面罩或护目镜，穿防护服、鞋套以及戴双层手套，同时穿戴前要进行严格仔细的刷手，以上防护措施应必须始终贯穿整个分娩过程中，包括阴道检查、人工破膜、会阴侧切缝合术、应用产钳或胎吸助产、阴道分娩、手术阴道分娩和剖宫产等。非全麻的患者需佩戴外科口罩。在所有的接生器械以及手术器械外贴上“SARS-CoV-2”标识，并单独放置，单独消毒处理，不可与一般器械混杂。

参与确诊新型冠状病毒感染产妇阴道分娩或剖宫产的医务人员，应密切监测体温，并注意是否有发热、咳嗽以及乏力等表现。若出现上述情况，应做好隔离措施，并应尽快到定点医院发热门诊就诊，以期早期明确诊断。

3. 该新生儿随后确诊为新冠肺炎，对这类新生儿如何规范管理？

新生儿的感染与其他人群不同，存在垂直传播可能，同时也存在出生后家庭成员间水平传播的可能性。前者母亲必须是确认的感染者，而后者和成人的传播途径相似。从现有的病例报道不能得出存在垂直传播途径的结论。出生后家庭聚集水平传播的证据与最近报道的（包括医院内）人群聚集感染的结论一致。该患儿出生后由家庭成员照顾，这些家庭成员随后均确诊为新冠肺炎。因此考虑家庭聚集性发病可能性大。根据《围产新生儿新型冠状病毒感染防控管理预案（第二版）》要求，确诊感染的母亲分娩的新生儿或疑似感染母亲分娩的高危新生儿需要转运至定点医院进行进一步诊断和治疗，产科应早期与定点医院的新生儿科进行沟通，让新生儿科的转运团队尽早做好转运的准备。同时《新型冠状病毒感染疫情期孕产妇管理建议》中指出，疑似感染产妇随后新型冠状病毒核酸检测为阴性，新生儿一般情况好，可母婴同室。如新生儿反应欠佳，有呼吸困难相应表现，在疑似感染产妇病毒核酸检测结果出来前按照疑似病例流程处理。如疑似感染产妇随后新型冠状病毒核酸检测为阳性，新生儿按照确诊病例流程处理。确诊的新生儿应在确保转运安全的前提下，按有关程序尽快转至各定点医院危重新生儿会诊抢救中心，进行单独隔离治疗。母亲为确诊病例的新生儿隔离 14 天，隔离治疗的产妇治愈后，母乳新型冠状病毒核酸检测阴性后再观察 14 天可考虑母乳喂养。

三、治疗体会

该患者为孕晚期患者，此类患者为新冠肺炎易感人群，以“发热”为主要症状起病，属妊娠期患者常见首发症状，发病初期症状轻微，顺利分娩男性单胎活婴，术后 2 天发生呼吸衰竭，检查提示感染指标升高，考虑细菌感染加重导致感染性休克，从而引起呼吸衰竭、心力衰竭、肝功能不全、凝血功能障碍等多脏器功能衰竭。调整抗菌治疗方案效果良好，患者病情很快缓解。值得注意的是，该患者呼吸困难症状发生突然，D- 二聚体呈上升趋势，伴 BNP 升高等右心过负荷表现，因而该患者有肺栓塞可能性，需进一步排除。该患者病情加重后心力衰竭表现突出，限制液体输入、利尿、强心等纠正心力衰竭的治疗措施良好。继发细菌感染、肺栓塞及心力衰竭等都属于产后常见并发症，这提示我们在治疗新冠肺炎的同时，需结合妊娠期患者本身的病理生理特点，相应的治疗措施同样重要。新冠肺炎孕妇分娩时有其特殊性，既要保证产妇的安全，同时又要避免造成感染播散（具体请参考《新型冠状病毒感染疫情期孕产妇管理建议》）。该产妇为新冠肺炎患者，目前无明确证据表明 SARS-CoV-2 可经母婴途径垂直传播。患儿出生后由家人照顾，而这些家人后期均确诊为新型冠状病毒感染。这提示了传播途径可能为家庭聚集水平传播。此类新生儿出生后应按照疑似感染新生儿流程处理，入住新生儿隔离治疗病房，确认核酸阴性后方可由健康的家属照顾。同时照顾此类新生儿需注意限制亲属访问、合理处理排泄物等细节（具体请参考《围产新生儿新型冠状病毒感染防控管理预案》），以更好地保障患儿及其家人的安全。

第五节 1例妊娠合并新冠肺炎孕妇的治疗体会

一、病例

1. 基本情况

患者，女，28 岁。

2. 主诉及现病史

因“发热 6 天，咳嗽 2 天”急诊入院。受凉后出现发热，入院 6 天前受凉后出现发热，体温最高达 38.5 ℃，无咳嗽、咳痰，乏力，无肌肉酸痛，无恶心、呕吐，无腹痛、腹泻。遂前往当地医院发热门诊，查血常规示白细胞正常、淋巴细胞计数减少，给予“布洛芬口服液（具体量不详）”口服，回家观察，体温降至正常。2 天前出现咳嗽，少痰，夜间咳嗽较重且频繁。今日于当地医院发热门诊查血常规示白细胞正常、淋巴细胞计数减少。ALT、AST、LDH 等心肌酶升高，C 反应蛋白升高。以“发热查因：新型冠状病毒感染性肺炎？宫内孕 38 周，G_1P_0”为诊断收入院。患病来神志清，精神可，饮食、睡眠差，大便少，小便基本正常，体重变化不详。

3. 入院查体

神志清楚，精神欠佳，体温 37.2 ℃，脉搏 90 次 / 分，呼吸 41 次 / 分，血压 110/60 mmHg，指氧饱和度 98%。双侧瞳孔等大等圆，直径 2.5 mm，对光反射均迟钝。腹软，未触及包块，双侧病理征阴性。宫内单活胎头位，已出现规律宫缩，宫口已开。

4. 辅助检查

当地医院检查：血常规示白细胞正常、淋巴细胞计数减少；ALT、AST、乳酸脱氢酶等心肌酶升高；C 反应蛋白升高，ESR 加快；甲流、乙流病毒抗原阴性。患者处于妊娠晚期，故未行胸部 CT 检查。

5. 入院诊断

（1）发热查因：新冠肺炎？

（2）肝功能异常查因：妊娠期急性脂肪肝？急性肝炎？感染性肝损伤？

（3）感染性心肌炎：病毒性？细菌性？

（4）宫内孕 38 周，G_1P_0。

6. 治疗经过

患者入院前 6 天前受凉后出现发热，入院 2 天前出现咳嗽，少痰。2020 年 1 月 29 日于当地医院住院治疗。入院后给予心电监护，卧床，完善血常规、尿常规、凝血功能、肝肾功能、电解质等相关检查，进一步明确病情，行新型冠状病毒核酸检测（2020 年 2 月 1 日检测结果回示为阳性）。入院后第二天复查血常规示白细胞正常、淋巴细胞进行性降低；转氨酶、胆红素、心肌酶、C 反应蛋白持续性升高；凝血功能显示 APTT 明显延长，已出现凝血功能障碍。患者心、肝、肾等脏器功能持续恶化，且患者已出现规律宫缩，宫口已开，随时有分娩可能。经院内会诊讨论后决定行急诊剖宫产手术。2020 年 1 月 30 日在全身麻醉下行“子宫下段剖宫产手术”，手术过程顺利，术后患者清醒后拔除气管导管送回隔离病房。胎儿娩出后体温正常，各项体征较为平稳，哭声响亮。根据《新型冠状病毒感染的肺炎诊疗方案（试行第四版）》，男婴的体温不符合隔离对象标准，在出生当天下午出院居家隔离。患者术后精神萎靡，有阵发性咳嗽，夜间为重，痰量少，咳嗽剧烈时氧饱和度持续下降。患者呼吸急促，呼吸频率高达 41 次 / 分，呼吸运动度下降。脱氧自主呼吸时血氧饱和度较低，遂给予面罩吸氧，随着病情进展，即使行高流量吸氧也不能维持氧饱和度在 90% 以上。术后复查实验室检查示：白细胞升高；淋巴细胞计数减少；转氨酶、胆红素、心肌酶、肌酐持续性升高；白蛋白、球蛋白降低；凝血酶原时间延长、纤维蛋白降解产物升高。术后第二天下午患者突发胸闷、呼吸困难、面部及四肢发绀、氧饱和度急剧下降，立刻给予气管插管，行有创机械通气，实行保护性肺通气策略，限制性液体复苏，适度镇静镇痛，患者情况逐渐好转。鉴于患者术后白细胞升高、淋巴细胞持续性降低，白蛋白、免疫球蛋白持续降低，遂给予患者亚胺培南西司他丁抗感染，补充白蛋白及免疫球蛋白以提高机体抵抗力。2020 年 2 月 2 日患者转入上级医院 ICU 病房接受进一步治疗。患者转入 ICU 当日仍处于呼吸衰竭状态，氧合指数< 100 mmHg，双肺可闻及大量的干、湿啰音及痰鸣音，经气管导管可吸引出大量血性痰液。胸部 X 线片示双肺磨玻璃影，双下肺实变；床旁超声提示弥漫性 B 线，结合患者吸引出的红色痰液，考虑患者肺水肿可能。继续给予洛匹那韦利托那韦抗病毒治疗、比阿培南抗感染广谱覆盖治疗，给予激素冲击以减轻炎症的渗出，结合丙种球蛋白冲击治疗。加强患者气道管理，进行保护性肺通气策略（小潮气量，高频率、低水平气道平台压力，适当采用高 PEEP）；给予呋塞米针泵入，以减轻心脏前负荷及肺水肿，在血压及血乳酸正常的前提下行限制性液体复苏，保证重要脏器血液灌注；此外给予祛痰、保肝、护胃等对症支持治疗。经过各学科专家的联合积极治疗，患者氧合指数逐渐上升，痰液量逐渐减少，痰液颜色由红转白，于 2020 年 2 月 6 日拔除气管导管，行无创通气治疗。患者术后多次复查实验室检查示淋巴细胞逐渐升高并恢复正常值，心肌酶逐渐下降，肝肾功能逐步恢复正常，于 2020 年 2 月 7 日转入普通病房接受治疗，后康复出院。后持续跟踪男婴情况，于 2020 年 2 月 4 日前往男婴家中进行咽拭子核酸检测。2020 年 2 月 5 日核酸检测结果确诊男婴为新冠肺炎患者，遂转入市定点医院接受隔离治疗。男婴入院当日体温升高至 38.5℃，给予退热治疗后体温渐降至正常值。随后每日监测体温，皆处于正常范围内，患儿除喝奶时呛咳外无其他症状。

二、病例剖析

1. 妊娠合并新冠肺炎孕妇的病理生理学有何特殊之处？

孕产妇体内雌、孕激素水平增高使上呼吸道（鼻、咽、气管）黏膜增厚，轻度充血、水肿，上呼吸道易感染病毒等；孕期为免疫耐受状态，加上孕晚期胎儿生长过速导致孕妇营养不良，进一步降低了孕妇的抵抗力；妊娠晚期子宫增大、膈肌上抬、肺部扩张受限等导致孕妇肺部功能减弱，更易发生低氧血症；部分孕产妇有慢性疾病和妊娠期糖尿病及妊娠期高血压等孕期并发症，使其感染后病情较重，易发展成重型或危重型病例。

妊娠期白细胞总数会出现生理性增加，所以孕妇感染新型冠状病毒的表现可能不明显，特别是血常规的表现；孕产妇体温升高有多重因素，如孕激素影响或术后产褥感染；此外因考虑其辐射的影响，CT 在孕妇中的使用受到限制，这就使得妊娠合并 COVID-19 的孕妇诊断更为困难。本例患者因考虑处于妊娠晚期而没有在产前进行胸部 CT 检查，待胎儿娩出后才接受此项检查，可能在一定程度上影响疾病的早期诊断。孕期使用 X 线与 CT 是否对胎儿产生影响，主要取决孕周、辐射剂量。根据既往研究显示，单次诊断性的 X 线和 CT 检查的暴露剂量低于胎儿致畸阈值。但鉴于存在个体差异，在做好腹部防护的前提下，接受胸部 X 线和 CT 检查是比较安全的。

2. 新冠肺炎对母婴有何影响?

新冠肺炎患者常伴发热，孕早期发热可导致胎儿神经管、心脏等结构发生畸形，对婴幼儿有无远期影响尚需进一步随访。COVID-19 引起的低氧血症可使胎儿生长受限、早产、低出生体重儿、胎儿窘迫、新生儿窒息和围产儿死亡风险增加。

3. 妊娠合并新冠肺炎的孕妇在分娩时可能的母婴传染方式有哪些? 可以采取哪些措施预防?

妊娠合并 COVID-19 孕妇在分娩时的母婴传染方式有三种。①产前宫内感染：可能在生产前病毒透过胎盘屏障、胎盘漏血或羊水穿刺等原因使母体病毒进入子宫内。②产时感染：分娩过程中产妇的宫缩反应可能导致胎盘绒毛血管破裂，导致母体病毒进入胎儿体内，而剖宫产过程中母体血直接接触胎儿皮肤、黏膜、呼吸道、脐带血等也会导致感染。③产后感染：如果产后母婴没有隔离，产妇对婴儿进行抚摸、母乳喂养等直接接触后也会导致感染。

目前尚不确定 COVID-19 孕妇是否存在母婴垂直传播，暂不确定新生儿在哪一个阶段被感染，应针对每一个阶段采取相应的措施，尽量避免感染的发生。孕妇在分娩前至少半小时通知新生儿科医生到场做好新生儿相应隔离措施。在手术过程中注意清除新生儿体表的母体血，新生儿娩出后不必延迟断脐，严格消毒处理脐带，产后进行 14 天的母婴隔离观察等。暂不推荐母乳喂养，定期挤出乳汁，保证泌乳，并做核酸检测，直至排除或治愈后方可母乳喂养。本例新生儿在出生后第 5 天行病毒核酸检测结果为阳性，可能是在产前、产时或产后某一环节发生了感染。

4. 对于妊娠合并新冠肺炎的孕妇应如何选择分娩时机、分娩方式及麻醉方式?

由于妊娠引起的激素水平的改变和肺活量的减少，此类患者的临床进程可能趋于更迅速的恶化。此外，病毒本身和药物对胎儿发育的影响尚不清楚。因此，建议妊娠合并新冠肺炎的患者终止妊娠时机个体化，取决于孕妇疾病情况、孕周及胎儿情况，对于足月孕妇应及时终止妊娠，避免发生 ARDS、感染性休克等严重并发症。分娩方式依据产科指征决定，采取阴道分娩或剖宫产尚无定论，对于阴道分娩者，需密切监测产程，尽快结束分娩，必要时可放宽剖宫产手术指征。

根据既往文献显示，在感染 SARS-CoV-2 的孕妇中，椎管内麻醉和全身麻醉孰优孰劣尚未得到充分证明，对于危重型患者建议选择全身麻醉，以减少紧急的呼吸道问题和降低其他人的暴露风险；轻型和普通型确诊新冠肺炎、无椎管内麻醉禁忌证的产妇首选椎管内麻醉，防止出现呼吸机相关性肺损伤；对于已行气管插管的新冠肺炎产妇，或危重型需要呼吸支持治疗者，采取气管插管全身麻醉，选择择期隔离，或者选择负压产房、负压分娩手术室分娩，适当实施剖宫产手术，加强个人防护。

本例患者在入院后第二天宫口已开，已经出现规律宫缩，且心、肝、肾等多脏器功能受损，因此选择剖宫产可缩短产程，防止出现胎儿缺氧、宫内窘迫甚至弥散性凝血功能障碍等严重并发症。术前血气分析显示患者 APTT、PT 延长，纤维蛋白原含量降低，已出现凝血功能异常。如果选择椎管内麻醉，可能出现硬膜外血肿等严重并发症，而全身麻醉有利于控制气道、保证重要脏器灌注、降低病毒经呼吸道扩散概率，所以此患者选择全身麻醉下子宫下段剖宫产术更为合适。

5. 新冠肺炎疑似或确诊患者的术中麻醉管理要点有哪些?

对轻型和普通型新冠肺炎患者，实施标准的肺保护策略与液体管理；而对于重型及危重型患者，除标准肺保护通气策略外，需要在气管插管前经静脉给予甲泼尼龙 1 ~ 2 mg/kg，以降低气道高反应性，同时给予抗胆碱药物，如戊乙奎醚 0.5 ~ 1.0 mg，以减少气道分泌物并有助于改善患者肺顺应性。

实施目标导向液体管理联合预防性缩血管药物策略，以达到限制性液体管理的目的，防止因容量过负荷造成术后肺功能进一步损害；对于大型手术，在有效抗应激基础上，可以给予抗炎药物，如乌司他丁 10 000 U/kg，防止外科炎症加重肺功能损害（渗透性肺水肿）。

建议使用安全、有效且简单的麻醉和手术方法，避免使用全身麻醉，联合外周神经阻滞等方法，以在最短时间内、在负压手术间完成手术为目标；术中可以连续输注右美托咪定加强抗应激管理，并且有益于防止此类患者拔管期间呛咳造成交叉感染风险。

此类患者苏醒期的急性镇痛：需要在手术结束前 30 分钟经静脉给予标准剂量的非甾体类消炎药（NSAIDs），同时嘱外科医生术毕时实施局部麻醉药伤口浸润镇痛或者实行神经阻滞镇痛，对内脏手术也可给予 κ 受体激动剂。不建议给予术后镇痛泵，除非十分必要，可以让外科医生术后进行间断静脉镇痛。

三、治疗体会

该患者术后第二天突然发生呼吸衰竭，检查提示感染指标升高，考虑感染性休克引起的呼吸衰竭、心力衰竭等，也可能是出现了急性肺栓塞。由于出现肺水肿等心力衰竭表现，经过限制液体输入、利尿、强心等纠正心力衰竭的治疗，病情逐渐稳定，然后逐渐恢复。另外，新冠肺炎孕妇分娩时，既要保证产妇的安全，同时又要避免造成感染播散（具体请参考《新型冠状病毒感染疫情期孕产妇管理建议》）。该产妇的新生儿新型冠状病毒核酸检测结果为阳性，虽然目前尚无明确证据表明病毒可经母婴途径传播，但是也不能排除母婴传播的可能；也可能是在产前、产时或产后某一环节发生了感染。此类新生儿出生后应按照疑似感染新生儿流程处理，入住新生儿隔离治疗病房，确认核酸阴性后方可由健康的家属照顾（具体请参考《围产新生儿新型冠状病毒感染防控管理预案》）。我们应熟悉疑似和确诊的新冠肺炎孕妇管理流程，严格按照多学科管理共同治疗新冠肺炎孕妇。

第四章 临床检验及检查

第一节　实验室检查

一、一般检查、病原学及血清学检查

（一）一般检查

1. 血液学检查

新冠肺炎患者，发病早期外周血白细胞总数正常或减少，可见淋巴细胞计数减少，部分可伴有单核细胞比例增高，甚至部分患者还可出现血小板减少。外周血细胞形态检查偶可出现异型淋巴细胞，部分中性粒细胞胞浆内可见杜勒小体（Dohle body）。随病情加重或合并细菌感染时出现白细胞和中性粒细胞比例逐渐升高，淋巴细胞比例进行性下降。所以在发病初期，淋巴细胞计数及淋巴细胞百分比作为诊断参考依据，而病情加重后白细胞和中性粒细胞比例升高，一定程度上提示病情加重，故血常规在新冠肺炎诊断及治疗过程中对于监测病情及疗效起重要作用。

新冠肺炎患者细胞免疫功能明显下降，已有研究通过分析淋巴细胞亚群在新冠肺炎成人患者外周血中的表达，发现自然杀伤细胞（NK 细胞）水平明显下降。在确诊患者中还发现外周血 $CD4^+/CD8^+$ 比值下降，$CD4^+$ T 细胞数下降和淋巴细胞总数下降成正比，$CD4^+$ T 细胞数越低，淋巴细胞总数也越低。重型患者 $CD4^+$ 辅助 T 细胞数下降，同时伴有 $CD4^+/CD8^+$ 比值降低。

对于接受抗病毒治疗后的康复期的患者，复查 T 细胞亚群分析结果发现，外周血 $CD4^+$ T 淋巴细胞数、$CD4^+/CD8^+$ 比值及淋巴细胞总数均恢复到正常参考值范围，提示治疗后的康复期患者细胞免疫功能有所改善。

此外，还有研究表明，“嗜酸性粒细胞减少”是比“白细胞计数”和“淋巴细胞减少”更可靠的诊断 SARS-CoV-2 感染的实验室预测因子。有研究通过回顾性分析首次就诊的 105 例患者病历资料，发现 SARS-CoV-2 阴性（SN）（n=53）和 SARS-CoV-2 阳性（SP）（n=52）。两组患者间 “白细胞数量正常或减少”和 “淋巴细胞减少”无明显差别。有趣的是，78.8% SP 患者表现为嗜酸性粒细胞减少（$< 0.02 \times 10^9$/L），而 SN 患者仅 35.8% 出现嗜酸性粒细胞减少（$P < 0.001$）。同时，SP 患者的平均嗜酸性粒细胞计数（0.02×10^9/L）显著低于 SN 组（0.05×10^9/L，P=0.004）。该研究发现嗜酸性粒细胞减少是在出现临床症状的情况下确定的，可以作为 SARS-CoV-2 感染预测因子，但是嗜酸性粒细胞减少能否作为诊断标准仍需临床进一步验证。

2. 生化检查

新型冠状病毒引起的细胞因子风暴综合征（CSS）可导致肝脏、肾脏、心脏、肌肉等多器官损伤，转氨酶、胆红素升高，严重者出现血氨升高及肝性脑病。新冠肺炎患者可出现 LDH、肌酶和肌红蛋白增高。部分患者心肌酶谱——肌酸激酶（CK）及其同工酶、LDH、HBDH、AST 可升高，肝功能指标 ALT、AST 升高，白蛋白降低；肾功能指标尿素一般降低，肾损害者肌酐等可升高。重症患者可出现心肌酶谱、肝肾功能等生化指标异常。

3. 炎症指标

多数患者 C 反应蛋白（CRP）升高、血沉加快，少数正常或有一过性轻度升高 / 加快，降钙素原（PCT）多正常，合并细菌感染时 PCT 升高。若 CRP 和血清铁蛋白明显增高，预示病情加重或恶化。经过抗病毒等综合治疗以后，患者炎症指标较前下降，因此，CRP、PCT 可以用来监测新冠肺炎患者的疾病严重程度、病情变化及治疗反应。

4. 凝血功能

多数新冠肺炎患者凝血功能正常，部分危重症患者可有凝血功能紊乱，D- 二聚体明显升高、纤维蛋白原（FIB）升高者较多。通常严重的病毒感染会导致患者出现脓毒症，使患者进入危重症状态，脓毒症也是导致 DIC 发生的重要原因之一。DIC 过程分为高凝期、消耗性低凝期和继发性纤溶期三个时期。在高凝期，患者呈现高凝状态，PT 和 APTT 相应缩短；在消耗性低凝期 APTT 和 PT 则相应延长；而在新冠肺炎晚期，患者 DIC 进入继发性纤溶期时，血浆纤维蛋白降解产物（FDP）和 D- 二聚体水平就显著升高。因此，凝血功能是评估患者疾病严重程度的一个重要指标。

（二）病原学及血清学检查

临床上，仅依靠临床症状或实验室常规检查及影像学检查均不能确诊 COVID-19，SARS-CoV-2 核酸检测是确诊 COVID-19 的金标准。

1. 病原学检查

患者行咽拭子核酸检测阳性，即可确诊为新冠肺炎。随着对 SARS-CoV-2 的了解，发现该病毒不仅仅存在于呼吸道，因此到《新型冠状病毒肺炎诊疗方案（试行第六版）》已经不再考虑标本来源，只要核酸检测阳性即可确诊。方法为：实时荧光 RT-PCR 检测新型冠状病毒核酸阳性；病毒基因测序，与已知的新型冠状病毒高度同源。

采用 RT-PCR 或 / 和 NGS 方法在患者的鼻咽拭子、痰和其他下呼吸道分泌物、血液、粪便等标本中可检测出新型冠状病毒核酸。最常用的标本类型为口咽 / 鼻咽拭子，而据现在已开展的 SARS-CoV-2 核酸检测情况来看，咽拭子标本核酸检出率偏低、灵敏度不高，而呼吸道肺泡灌洗液检出率较高、灵敏度高。若条件允许，对于危重症患者可行床旁支气管镜检查取肺泡灌洗液行病原学检查。

福建省疾控中心通过 4 例新型冠状病毒感染病例咽拭子与痰标本进行病毒核酸检测的比较，发现痰标本的病毒含量均高于咽拭子标本，痰标本的检测效果优于咽拭子，提示检测下呼吸道标本（痰或气道抽取物）比咽拭子更加准确。标本采集后应尽快送检。

研究发现病毒载量在确定疾病严重程度方面至关重要，特别是与肺损伤 Murray 评分密切相关。这种高病毒载量持续了一周，表明早期发现高病毒载量可能与暴发性心肌炎的高风险有关。确诊患者入院时有低蛋白血症、淋巴细胞减少、高浓度 CRP 和 LDH 可能预示更严重的急性肺损伤。

对确诊的妊娠期女性患者，通过检测羊水、脐血和新生儿咽拭子标本中是否存在 SARS-CoV-2 来评估宫内垂直传播的证据。在第一次哺乳后，也从患者身上采集母乳标本并进行测试。结果均未发现病毒核酸阳性。因此尚无证据表明，在妊娠晚期发生 COVID-19 的妇女中，子宫内感染是由垂直传播引起的。

2. 血清学检查

通常病毒入侵人体后最早产生的是 IgM 抗体，新型冠状病毒特异性 IgM 抗体多在发病 3~5 天后开始出现阳性反应。产生 IgM 的 B 细胞进入淋巴结后，在生发中心接受辅助性 T 细胞和抗原提呈细胞的刺激，进一步成熟分化为浆细胞，大量产生 IgG，IgG 持续时间较长。因此，IgM 抗体阳性往往表示近期感染，IgG 抗体阳性表示感染时间较长或既往感染。IgG 抗体滴度恢复期较急性期有 4 倍及以上增高。

抗体检测可用于 SARS-CoV-2 核酸检测阴性疑似病例的补充检测，或在疑似病例确诊时与核酸检测协同应用。在 COVID-19 的不同进展阶段，核酸和抗体检测的效率不尽相同，两者协同使用，可取长补短，提高诊断效率，监测疾病进展。

二、免疫功能检查

（一）检查项目

细胞因子风暴在重症新冠肺炎的发生发展过程中具有重要作用，同时也存在免疫功能抑制，最终发展为免疫系统麻痹，造成患者死亡。因此，对重症患者进行炎症状态与免疫功能监测尤为重要。

1. 非特异性免疫功能监测

非特异性免疫功能监测主要包括外周血白细胞及其分类、溶菌酶测定及 C 反应蛋白的测定等。其中白细胞及其分类和 C 反应蛋白测定已成为临床非特异性免疫的常规监测项目。

2. 细胞免疫功能监测

细胞免疫即 T 细胞介导的免疫应答。目前用于监测细胞免疫功能的指标有 T 细胞亚群测定、淋巴细胞转化试验和淋巴细胞毒性试验、白细胞介素测定及红细胞免疫黏附功能测定等。临床最常用的是 T 细胞亚群的测定，T 细胞亚群检测包括 $CD3^+$（总 T 细胞）、$CD4^+$（辅助性 / 诱导性 T 细胞）、$CD8^+$（抑制性 / 杀伤性 T 细胞）的测定。

3. 体液免疫功能监测

体液免疫即主要由 B 细胞介导的免疫应答。目前用于监测体液免疫功能的指标有免疫球蛋白测定、补体测定及循环免疫复合物的测定等。临床最常用的是免疫球蛋白及补体测定，免疫球蛋白检测对象包括 IgG、IgA、IgM、IgD 和 IgE 五类。补体测定一般包含 C3、C4 及补体总活性测定。当 IgG、IgA、IgM 下降，补体 C3、C4 下降时，提示机体体液免疫功能受损。

4. 单核细胞表达人类白细胞抗原监测

单核细胞表达的 HLA-DR（mHLA-DR）> 15 000 个单克隆抗体 / 细胞时，提示免疫功能正常；当 mHLA-DR 介于 5 000 ~ 15 000 个单克隆抗体 / 细胞时，提示中度 ~ 重度免疫功能抑制；而当 mHLA-DR < 5 000 个单克隆抗体 / 细胞时，说明患者已处于免疫麻痹状态。动态监测 mHLA-DR 是严重脓毒症患者病死率的可靠预测指标。

（二）免疫状态特点

研究发现 COVID-19 ICU 患者和非 ICU 患者的初始血清 IL-1B、IL-1RA、IL-7、IL-8、IL-9、IL-10、碱性成纤维细胞生长因子（bFGF）、粒细胞集落刺激因子（G-CSF）、粒细胞-巨噬细胞集落刺激因子（GM-CSF）、干扰素 γ（IFNγ）、干扰素诱导蛋白 10（IP-10）、单核细胞趋化蛋白 1（MCP-1）、重组人巨噬细胞炎症蛋白 -1A（MIP1A）、重组人巨噬细胞炎症蛋白 -1B（MIP-1B）、血小板源性生长因子（PDGF）、肿瘤坏死因子 -α（TNF-α）和血管内皮生长因子（VEGF）浓度均高于健康成人。健康成人和 COVID-19 患者的血清 IL-5、IL-12p70、IL-15、嗜酸性粒细胞趋化因子调节激活正常 T 细胞表达和分泌细胞因子水平相似。ICU 患者血清 IL-2、IL-7、IL-10、G-CSF、IP-10、MCP-1、MIP-1A、TNF-α 水平高于非 ICU 患者，但两者 IL-6 水平却无明显差异。同时该研究发现，12% 的 COVID-19 患者出现急性暴发性心肌炎，尽管外周血中 $CD4^+$ T 细胞、$CD8^+$ T 细胞显著减少，但发挥促炎作用的 Th17 型 $CD4^+$ T 细胞增加且 $CD8^+$ T 细胞呈高细胞毒性，这提示细胞因子风暴加重组织损伤可能。然而另一项研究却表明，COVID-19 重症患者的 IL-6 水平明显高于轻症患者，而且 $CD4^+$ T 细胞、$CD8^+$ T 细胞、NK 细胞水平低于轻症患者，提示重症患者可能出现明显的免疫抑制。

值得注意的是，多项研究表明 COVID-19 重症病例平均年龄比轻症病例更高，其他基础性疾病较多，从发病到确诊的中位时间也更长（8 天与 4 天）。提示老年及伴有基础疾病患者由于机体免疫机能退化，无法完成或需要长时间的诱导才能发展出有效的特异性免疫反应。因此，感染后较长时间内只能依靠不断加强的非特异性炎症反应来抵抗病毒侵袭和扩散，导致引发细胞因子风暴的风险更大，重症出现早，病死率更高。

综上所述，炎症与免疫是机体受到多种损害因素刺激时至关重要的病理生理过程，对机体免疫状态的监测有助于疾病的早期诊断及对病情和预后的评估。此外，T 细胞亚群分析，检测免疫球蛋白、补体 C3 及 C4 等也能够在一定程度上帮助我们对严重感染免疫状态进行诊断与治疗。

第二节　影像学检查

依据《新型冠状病毒肺炎诊疗方案（试行第七版）》，新冠肺炎患者肺部影像学筛查手段主要包括肺部 DR 和肺部 CT。肺部 DR 分辨率低，早期可能变化不明显或存在阴性结果，筛查价值有限，因此不作为新冠肺炎影像学检查的首选筛查方法，目前推荐以肺部 CT 为主要筛查手段。新冠肺炎患者肺部 CT 早期呈现多发小斑片影以及间质改变，以肺外带为著，进而发展为双肺多发磨玻璃影、浸润影，严重者可出现肺实变，胸腔积液少见。对于重症患者，不具备外出行 CT 检查的条件时，床旁肺部 DR 可以作为患者病情评估及随访的手段。

新冠肺炎的临床分型包括轻型、普通型、重型及危重型，但是影像学分期与之不完全一致。影像学分期的目的是评价疾病严重程度及疾病演变情况，目前主要有两种，一种分期包括早期、进展期和重症期，另一种分期包括超早期、早期、快速进展期、实变期和消散期。本文根据《新型冠状病毒肺炎的放射学诊断：中华医学会放射学分会专家推荐意见（第一版）》，结合新冠肺炎患者病变分布范围与类型，采用第一种分期方法，即分为早期、进展期与重症期三个阶段。

一、肺部DR

肺部 DR 在新冠肺炎疾病过程中表现多样，对疾病的诊断、分期及治疗效果评估均有很大的指导意义。

1. 早期

早期肺部 DR 多无异常表现或有轻微浸润影（图 1–4–1），临床筛查易漏诊。

2. 进展期

双侧肺野大片磨玻璃影，部分实变（图 1–4–2）。

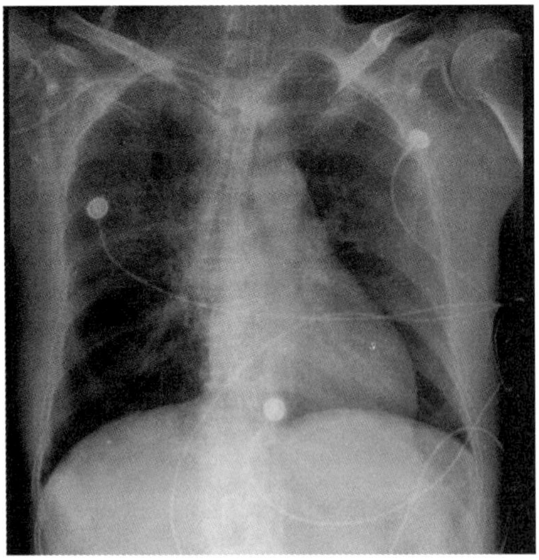

图 1-4-1 早期新冠肺炎患者（男）

有新冠肺炎流行病学史，肺部DR示两肺野纹理增多紊乱，两肺野内散在多发斑片状密度增高影，边界不清。

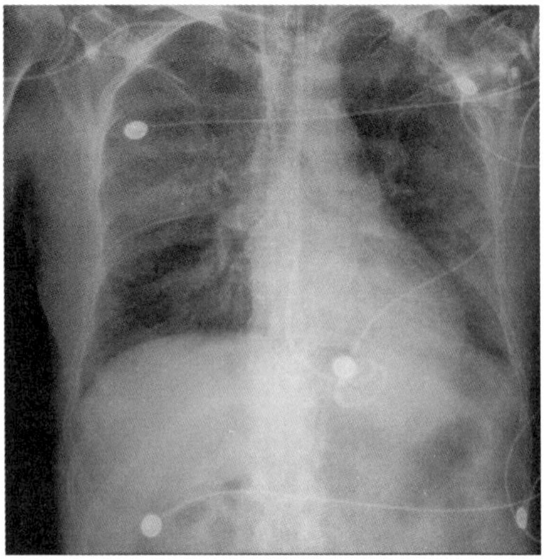

图 1-4-2 进展期新冠肺炎患者

呼吸困难症状持续加重，肺部DR示两肺野纹理增多紊乱，两肺野内散在多发斑片状密度增高影，边界不清，病变较前进展。

3. 重症期

双肺弥漫性斑片状实变影，部分可表现为“白肺”（图 1-4-3）。

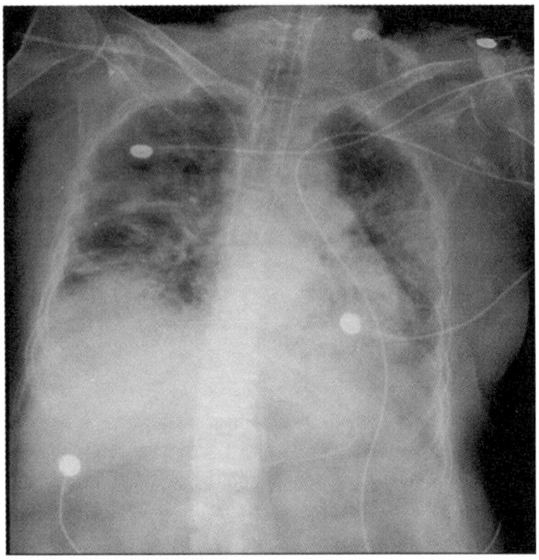

图 1-4-3 重症期新冠肺炎患者（女，62 岁）

发热、咳嗽1天，入院第22天复查DR示两肺野纹理增粗紊乱，两肺野内多发斑片状、条片状密度增高影，边界不清，双侧膈面欠光滑，双侧肋膈角欠锐利。

二、胸部CT

1. 早期

新冠肺炎患者早期胸部 CT 表现主要为大小不等、局限性磨玻璃影。磨玻璃影为新冠肺炎患者早期胸部CT上的主要表现，其特点是肺部片状分布的密度稍高的模糊影。病变可单发、多发，可累及各个肺叶，以中下叶常见，常分布在肺外带或胸膜下，伴或不伴小叶间隔增厚，部分可见空气支气管征。此期的病理表现主要为肺泡间隔毛细血管充血、肺泡腔内液体渗出和小叶间隔间质水肿（图1–4–4 ~图1–4–7）。

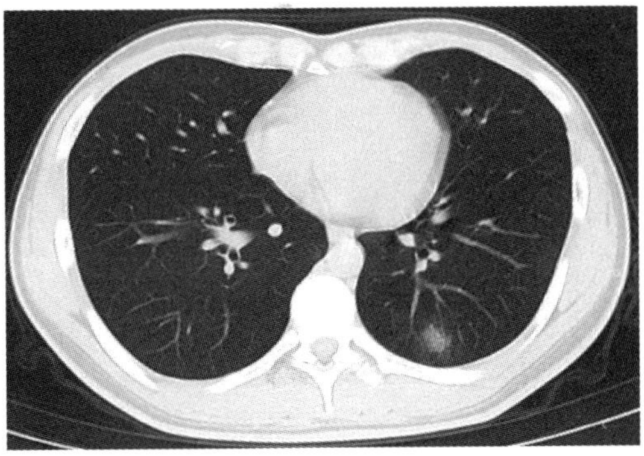

图1–4–4　早期新冠肺炎患者（男，22岁）

发热伴咳嗽4天，胸部CT示左肺下叶多处磨玻璃样高密度影，边界欠清。

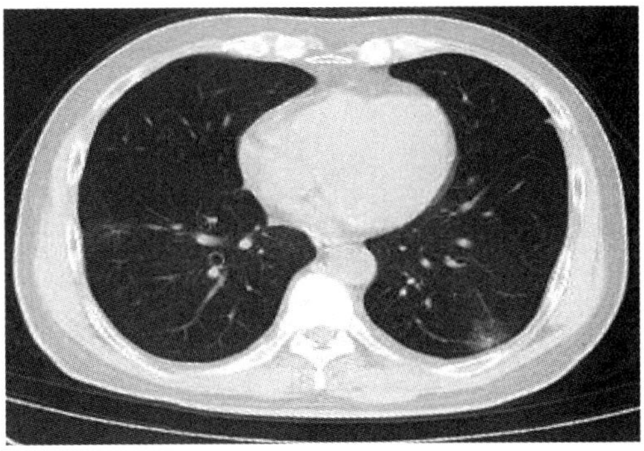

图1–4–5　早期新冠肺炎患者（男，53岁）

发热1天，胸部CT示双肺散在斑片状磨玻璃影，内可见细支气管扩张。

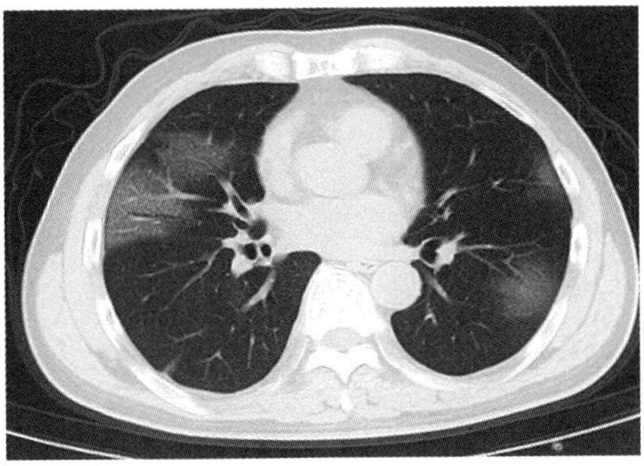

图1–4–6　早期新冠肺炎患者（男，63岁）

发热1周，胸部CT示双肺见多发大小不等磨玻璃影，内见小网状影，气管、支气管通畅。

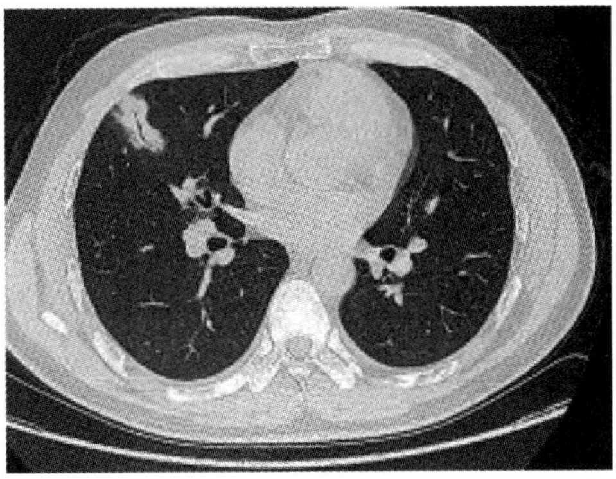

图1–4–7　早期新冠肺炎患者

胸部CT可见在右肺高密度的肺组织内衬托出低密度的支气管影，称为空气支气管征。

2. 进展期

病灶增多，逐渐从外周向中央扩展，可见多个肺叶出现磨玻璃影、条索影和实变影，部分患者可出现“铺路石征”、实性结节伴晕征，胸腔积液少见。实变影多提示肺部炎症加重，其主要表现为肺实质因缺乏空气对比而密度增高。其内在病理机制为：①肺泡内富含细胞成分的渗出液增多，肺泡腔内气体减少；②“铺路石征”在胸部CT上表现为双肺多发斑片状、亚段或节段性磨玻璃密度影，被增厚的小叶间隔分割成网格状阴影，形似“铺路石”样改变；③结节伴晕征，结节为肺部CT上圆形或类圆形高密度影，边缘清晰或模糊，在其周围围绕一圈磨玻璃密度影，称为晕征。晕征形成的病理机制可能为结节性病变周围凝固性坏死或周围出血（图 1-4-8 ~图 1-4-11）。

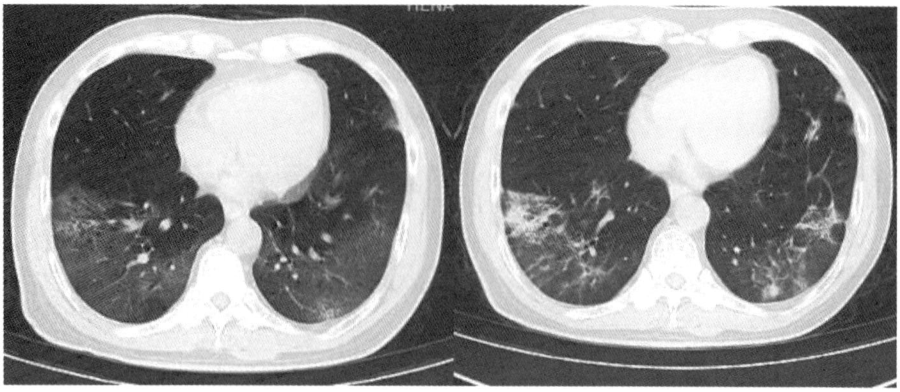

图 1-4-8 进展期新冠肺炎患者（男，53 岁）

发热1天，入院第8天复查胸部CT示双肺散在斑片状磨玻璃影、内可见细支气管扩张，部分实变；另可见多发斑片状、囊片状低密度影（左图）。入院第14天复查CT示双肺散在斑片状磨玻璃影，其内可见细支气管扩张，实变部分较前增加（右图）。

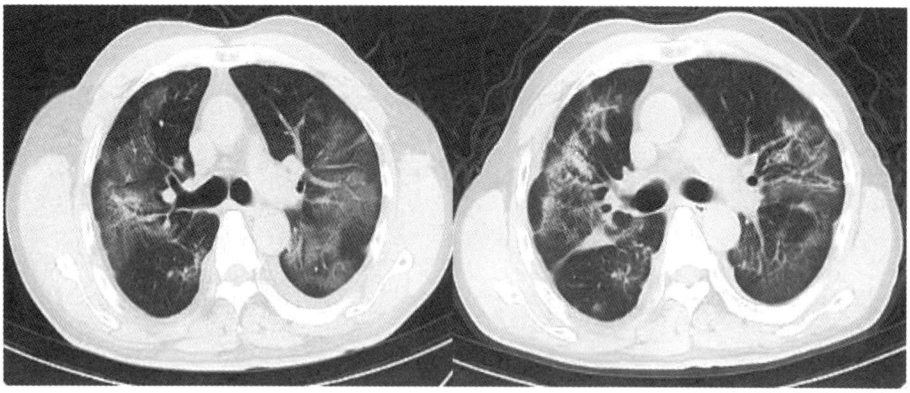

图 1-4-9 进展期新冠肺炎患者（男，63 岁）

发热1周，入院第9天复查胸部CT示双肺纹理增多、多发片状磨玻璃影，内见网格状影及条索状高密度影；左下肺见片状实变影，双侧胸腔积液（左图）。入院第19天复查胸部CT示双肺纹理增多、多发片状高密度影，内见网格状影及条索状高密度影；左下肺见斑片状、条片状密度增高影，实变影较前增多（右图）。

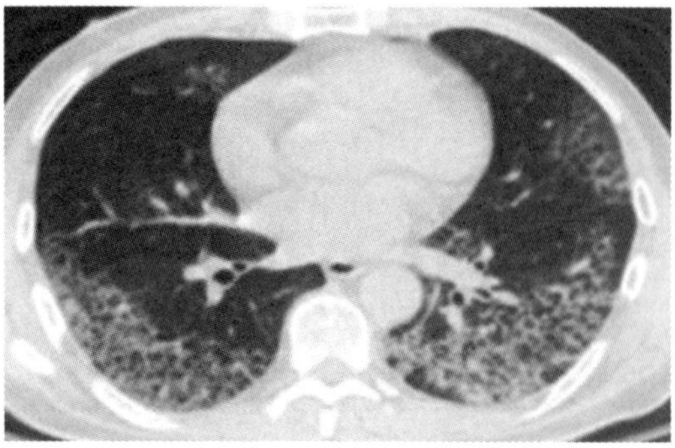

图 1-4-10 进展期新冠肺炎患者

胸部CT示双肺磨玻璃病灶内细网格状阴影，类似铺路石状，称为“铺路石征”。

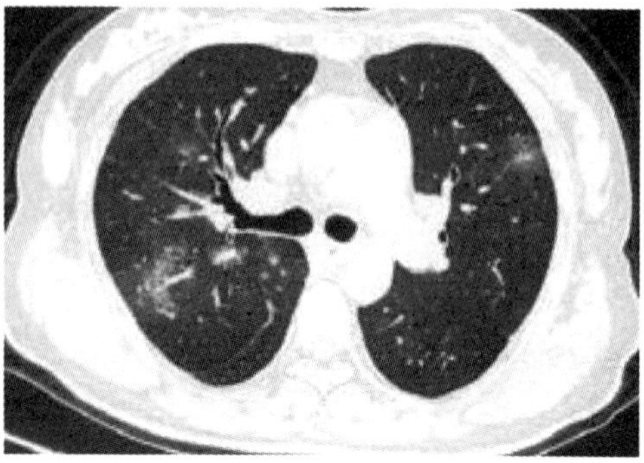

图 1-4-11 进展期新冠肺炎患者

胸部CT可见实性结节病灶周围出现磨玻璃影，边缘模糊，称为“晕征”。

3. 重症期

病灶进一步扩大，双肺呈弥漫性病变，以实变影为主，合并磨玻璃影、条索影，部分病灶内可见空气支气管征。病变累及双侧大部分肺叶时可表现为“白肺”，可合并少量胸腔积液。此期的病理机制主要为：肺泡腔内大量纤维素性渗出、肺泡壁毛细血管充血消退（图 1–4–12，图 1–4–13）。

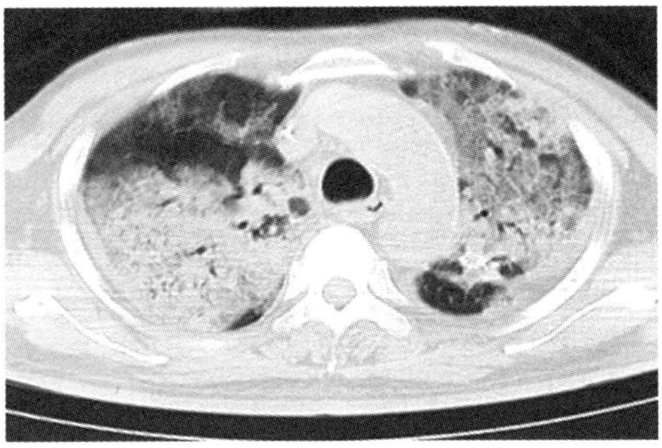

图 1–4–12　重症期新冠肺炎患者（男，74 岁）
发热1周，入院15天复查胸部CT示两肺弥漫性磨玻璃影及实变影，局部见空气支气管征。

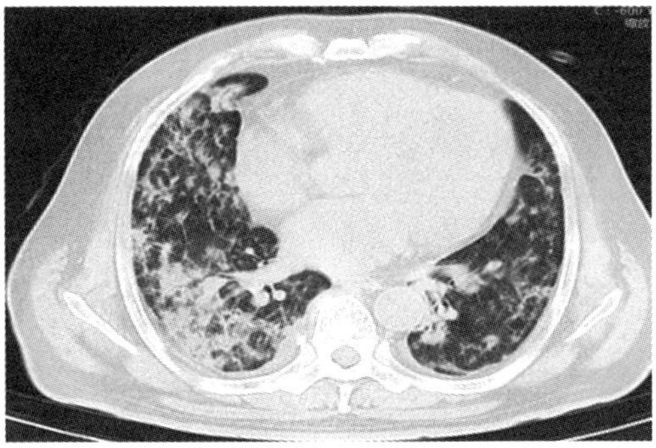

图 1–4–13　重症期新冠肺炎患者（男，58 岁）
腹泻5天，入院第21天复查胸部CT示两肺散在分布斑片状、网状高密度影，外带为著，下叶为著，双侧胸腔见少量液体密度影。

三、影像学检查的注意事项

影像学检查对于新冠肺炎的诊断筛查、分期及病情评估均有较强的临床意义，但是要注意以下几点：

（1）影像学检查不是新冠肺炎的诊断标准，部分轻型病例早期影像学无明显变化，尤其是胸部 DR 可能为阴性结果，这类患者要注意及时复查胸部 CT。钟南山院士团队收集了 1 099 例新冠肺炎患者的临床数据，发现在入院时进行的 975 次 CT 扫描中，86.2% 显示有异常结果；在 877 例非重症患者中有 157 例（17.9%）未发现影像学异常，173 例重症患者中有 5 例（2.9%）未发现影像学异常。

（2）疾病过程中影像学表现变化迅速，建议及时复查胸部 CT。

（3）影像学检查并不具有特异性，肺部 CT 最常见的表现为磨玻璃影（56.4%）和双侧斑片影（51.8%），多分布在胸膜下和肺外带，需注意与其他肺部感染性病变及非感染性病变加以鉴别。

（4）影像学的变化与疾病转归一致，但疾病好转过程中，影像学的变化可能滞后于核酸转阴和临床表现，尤其是合并有间质纤维化者（图 1–4–14，图 1–4–15）。

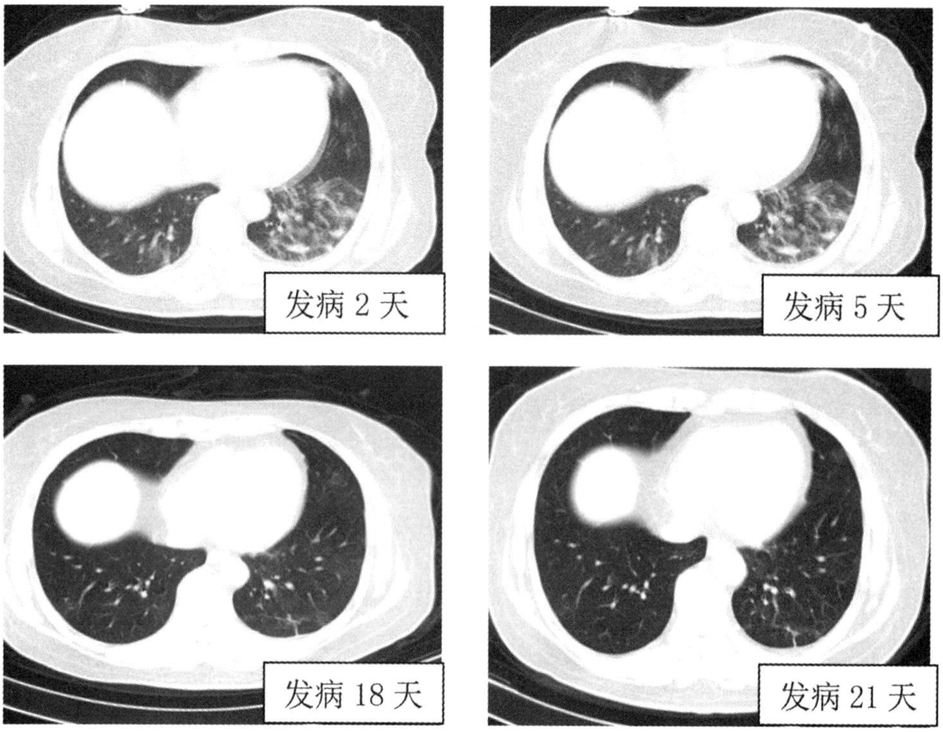

图 1-4-14 新冠肺炎患者（女，49 岁）

连续两次核酸检测转阴，临床症状完全消失，肺部病变基本消失。

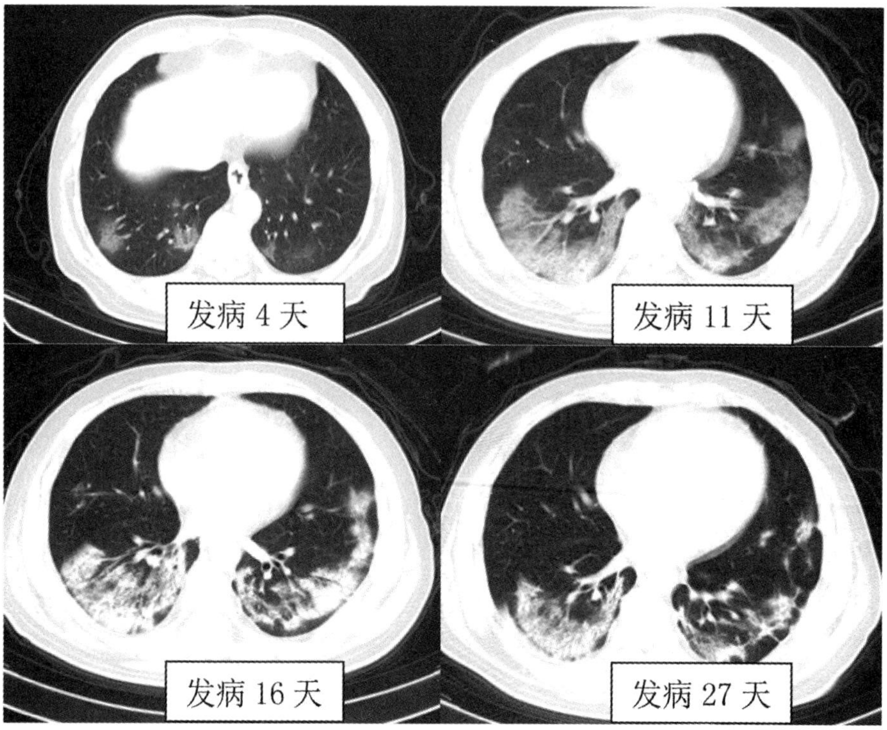

图 1-4-15 新冠肺炎患者（男，46 岁）

连续两次核酸检测转阴，临床症状完全消失，但肺部病变恢复滞后。

第三节　重症超声检查

一、病例

1. 基本情况

患者，女，66 岁，既往体健。

2. 主诉及现病史

因“发热伴乏力10天”收入院。10天前，无明显诱因出现发热，体温最高38.7 ℃，伴乏力，无肌肉酸痛，无恶心、呕吐，无腹痛、腹泻。当地医院发热门诊给予“奥司他韦、莫西沙星、连花清瘟颗粒（具体量不详）”等药物治疗，体温热峰下降至 37.7 ℃，影像学提示双侧下肺大片磨玻璃阴影。于隔离点统一隔离治疗，为进一步治疗转入定点医院。

3. 入院查体

神志清，精神欠佳，体温 37.4 ℃，脉搏 91 次 / 分，呼吸 25 次 / 分，血压 114/86 mmHg，指氧饱和度 97%。双侧瞳孔等大等圆，直径 2.5 mm，对光反射均迟钝。腹软，未触及包块，双侧病理征阴性。

4. 辅助检查

新型冠状病毒核酸检测阳性；胸部 CT 提示双肺内多发磨玻璃影。

5. 入院诊断

新冠肺炎（轻型）。

6. 诊疗过程

患者入院后给予其“中药三号方、阿比多尔”等药物治疗，两天后出现呼吸频率加快，最快 25 ～ 28 次 / 分；氧饱和度 94% ～ 96%；患者自诉闷气、呼吸困难，给予鼻导管吸氧 4 L/min，呼吸困难缓解。入院 3 天后查房时给予患者肺部超声检查，除双侧上蓝点外，双侧下蓝点、PLAPS 点及膈肌点均可见大量 B 线（图 1–4–16），提示患者肺间质水肿较之前 CT 所示加重，考虑患者年龄大于 65 岁，虽呼吸频率未大于 30 次 / 分，氧饱和度未低于 93%，但结合患者肺部超声变化，建议转院继续治疗。

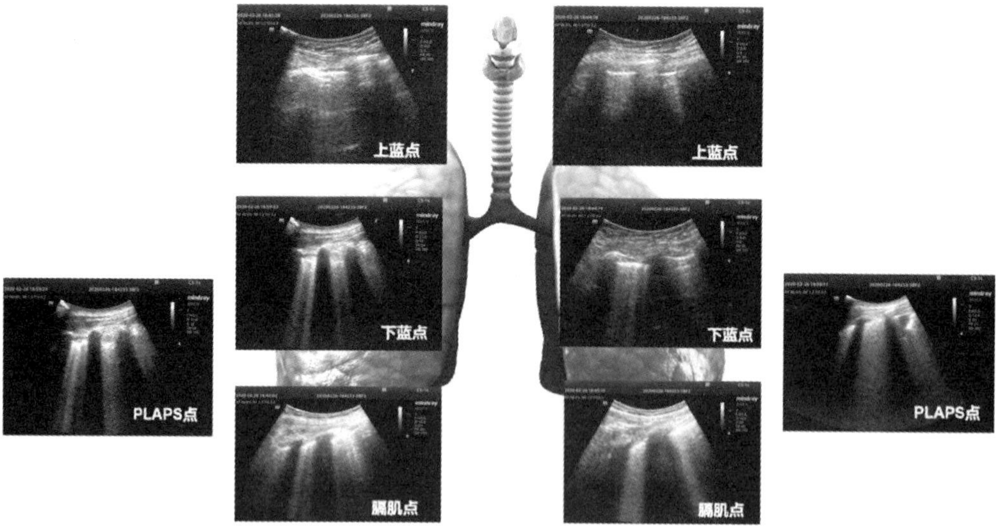

图 1-4-16 患者 BLUE 分区肺部超声影像

二、病例剖析

（一）肺部超声

该患者肺部超声的特点是什么？新冠肺炎患者肺部超声有哪些常见特点？

该患者为老年女性，肺部超声检查除双侧上蓝点外，双侧下蓝点、PLAPS 点，膈肌点均可见大量 B 线，提示肺间质水肿。

新冠肺炎患者肺部超声的常见特点如下：

（1）胸膜不光滑，增厚、粗糙。

（2）B 线：当肺水肿增加（肺水气比上升超过 3%），小叶间隔增厚，B 线也随之出现。B 线的密集程度代表了肺水肿和小叶间隔增厚的程度（B3 线 B 线间隔 3 mm、B7 线 B 线间隔 7 mm，B 线越密集，肺水肿程度越严重）、融合 B 线（图 1-4-17），弥漫性肺泡间质综合征。

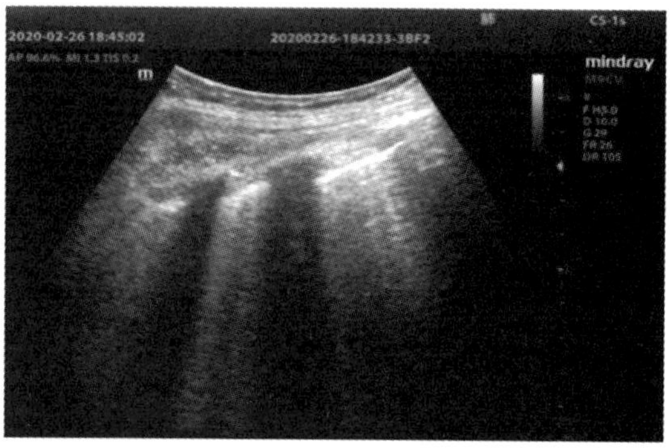

图 1-4-17 肺泡间质综合征

疾病早期和轻症患者的超声表现常以局部性 B 线（图 1-4-18）为主，进展期及重症、危重症患者以肺泡间质综合征和实变为主，恢复期可见胸膜线增厚或不均一 B 线，提示病变吸收合并肺纤维化。

超声能看到 B 线的区域即为病变区域，且说明病变累及胸膜。

（3）碎片征：胸膜下病变，肺内实变组织和气道内陷闭气道形成的混杂密度超声影像（图 1–4–19）。

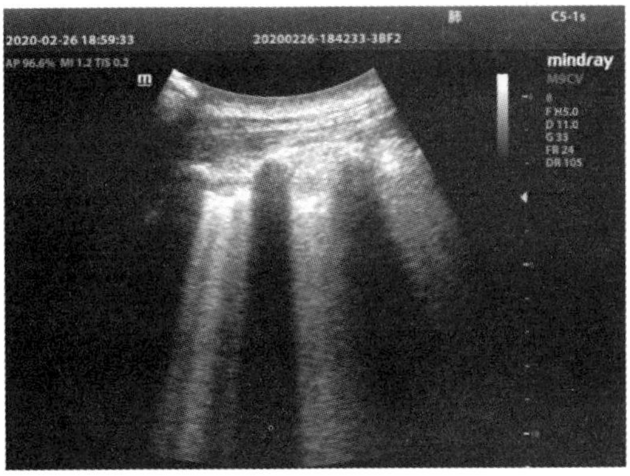

图 1–4–18　B 线

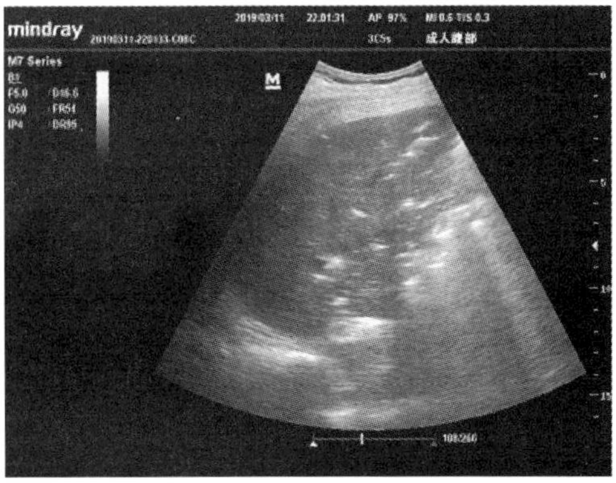

图 1–4–19　碎片征

（4）空气支气管征（图 1–4–20）：肺大面积实变伴吸气相肺组织内充气——动态空气支气管征（气道通畅）和不伴吸气相肺组织内充气——静态空气支气管征（气道阻塞）。

（5）胸腔积液：超声表现无回声或等回声（图 1–4–21）。

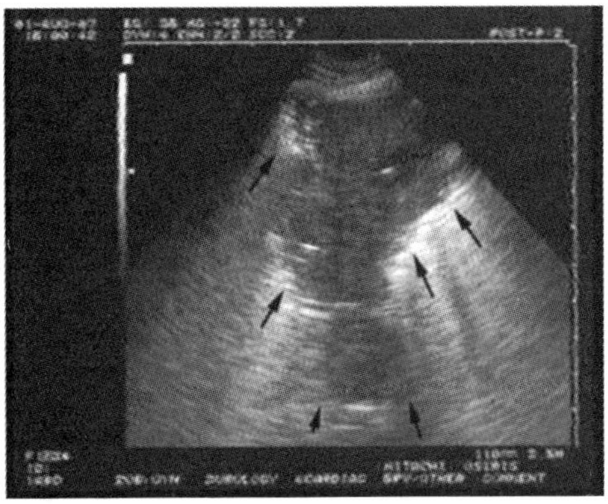

图 1–4–20　空气支气管征

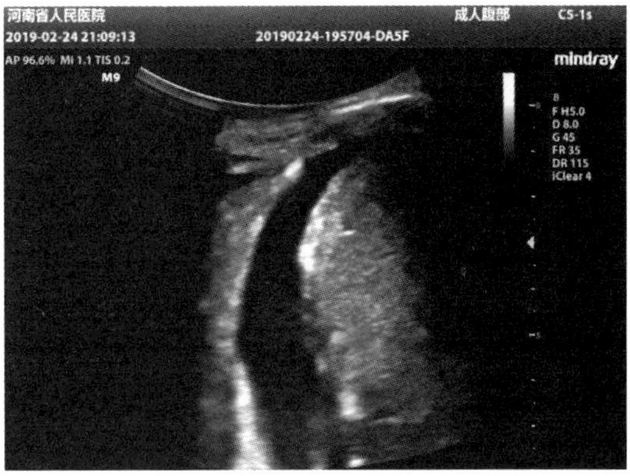

图 1–4–21　胸腔积液

（二）心脏超声

心脏和肺作为决定氧输送的数量和质量的两个重要脏器，彼此之间相互影响，相互代偿，在超声评价时要做心肺联合评估。

1. 右心功能

患者肺部病变及氧合指数下降都会造成肺血管收缩，出现肺动脉压力升高，进而引起右心功能不全及急性肺心病。早期对患者肺动脉压力的监测及患者右心功能的监测，对判断患者 ARDS 的程度、进展和肺部病变对心功能的影响都非常重要。

当患者肺动脉压力增高时，因为右心的心室壁薄，可在短时间内出现急性扩张。

右室正常情况下的大小不超过左室内径的2/3。心尖四腔切面测量舒张末期基底部内径RVD1 < 42 mm，中点部内径RVD2 < 35 mm，心尖到基底部中点距离RVD3 < 86 mm（图1–4–22）。对右房进行收缩末期测量：面积 > 18 cm^2、左右径 < 44 mm、上下径 > 53 mm为正常，超过正常值提示右房增大。

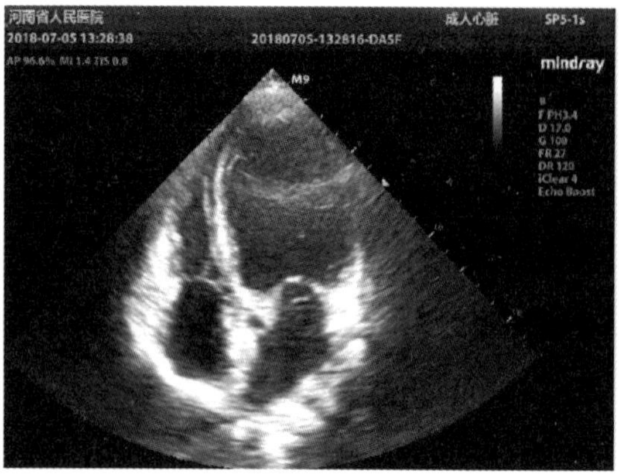

图 1–4–22　心尖四腔心切面

如果患者因肺动脉压力增高，出现新发的三尖瓣反流，测量反流血流的速度可以帮助测量肺动脉压力。反流血流速度可以在心尖四腔心测得，三尖瓣反流的血流速度用以下公式计算得出：

肺动脉压力 =4 × 瓣反流速度平方 + 右心房压力

当测量压力大于25 mmHg时提示肺动脉压力上升。

其他右心功能评价指标有三尖瓣瓣环的位移（TAPSE）、右心室面积变化分数（FAC）等。

2. 左心功能

患者处于缺氧和应激状态时会出现心功能代偿性增加和心功能亢进的表现。部分患者可能会因为病毒感染累及心肌或过度炎症反应造成心肌损伤，早期超声影像学上表现为收缩功能或舒张功能下降，后期可表现为弥漫性心肌运动减弱。有些患者过度应激可能有应激性心肌病的超声影像学表现，如特殊的节段性室壁运动异常，常可看到基底部运动增强、心尖部运动减弱。

（1）左心收缩功能评价：因其对应的原发疾病不同，首先要区分心肌运动减弱是弥漫性的还是节段性的，再进一步评估具体的左心收缩功能指标（图1–4–23）。

（2）左心舒张功能评价：左心室舒张功能受到很多因素的影响（图1–4–24），尤其是老年患者，都有不同程度下降。

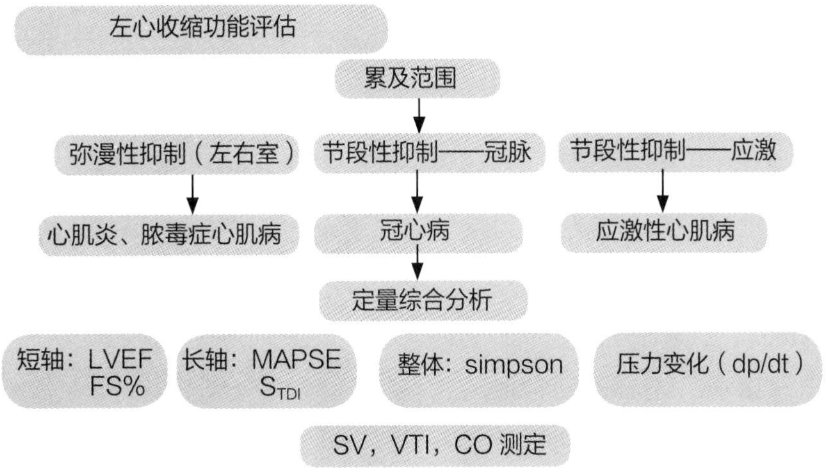

图 1-4-23　左心收缩功能评价

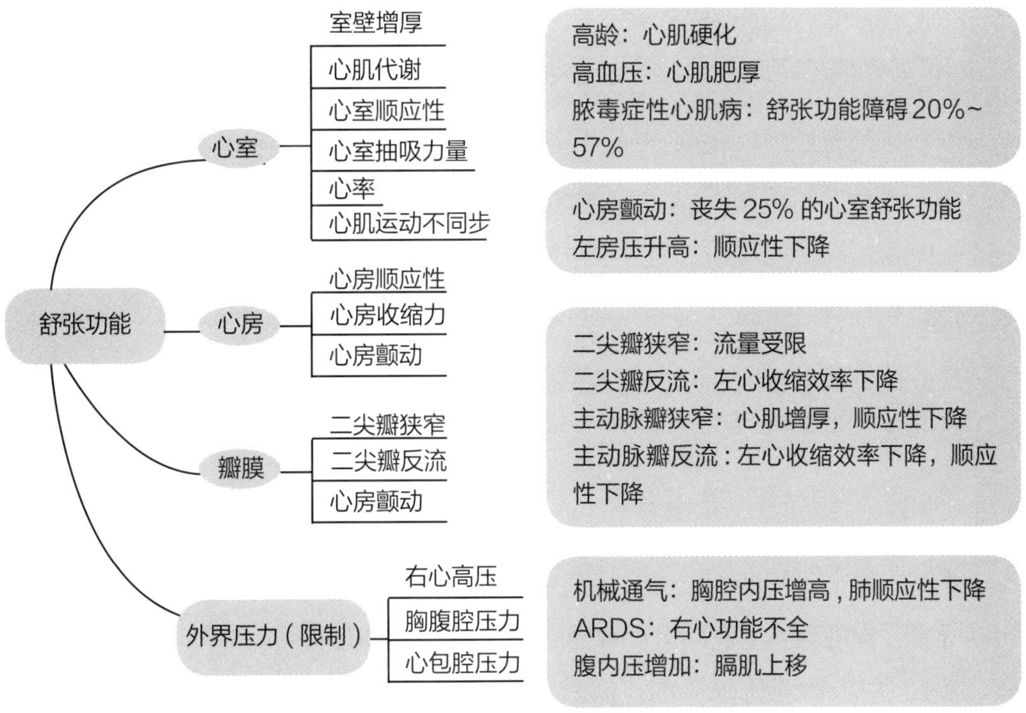

图 1-4-24　影响舒张功能的因素

舒张功能不全往往比收缩功能障碍更早出现，且和 ARDS 密切相关，是新冠肺炎患者需要重点筛查的心脏超声指标（表 1-4-1）。

根据测量的结果可以对患者的舒张功能不全进行分级（图 1-4-25）。

表1-4-1 舒张功能的评价指标

测量	正常范围
峰值E波速度	0.6~0.8 m/s
峰值A波速度	0.19~0.35 m/s
E/ A	1.32
隔垫e'	10~15 cm/s
横向e'	12.9~20.6 cm/s
E/ e'	<8

注：e'=二尖瓣环的峰值速度。

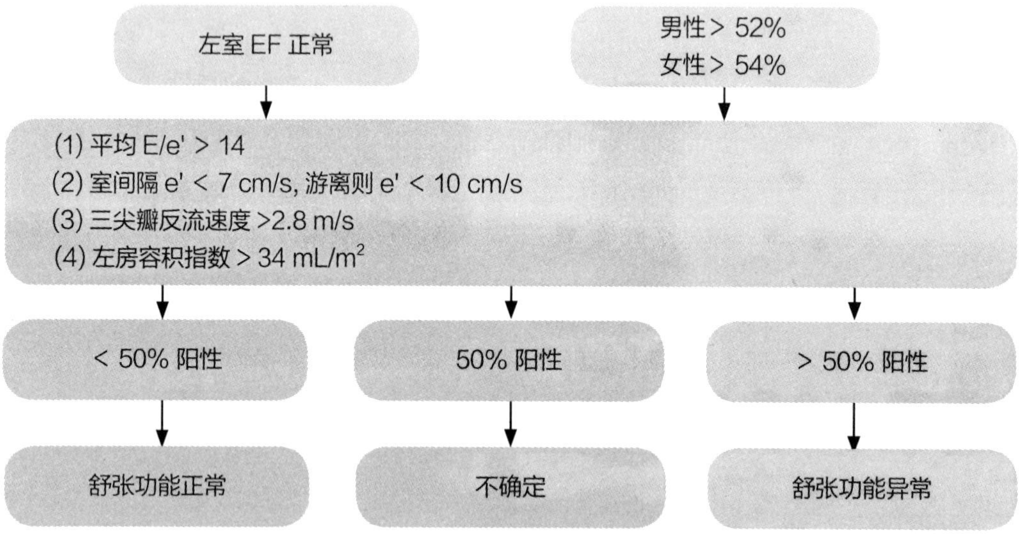

图 1-4-25 舒张功能的超声分级

在 ICU 患者我们推荐简化流程及分级（图 1-4-26）。

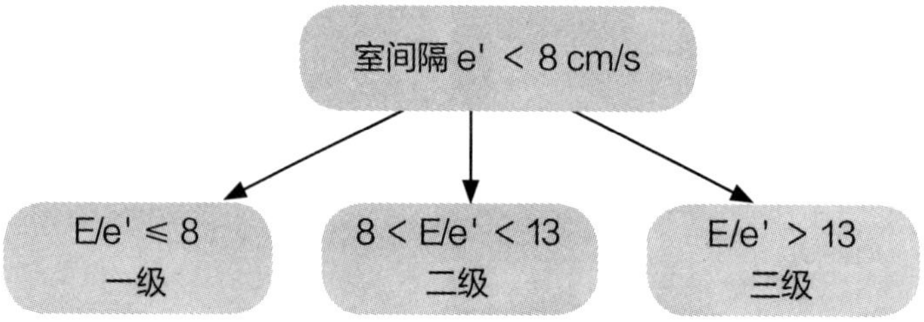

图 1-4-26 舒张功能简化分级

（三）超声的 ECMO 管理

超声在危重症患者从 ECMO 管路建立到 ECMO 运行和管理再到撤机的整个过程中都发挥了重要的作用（表 1-4-2）。

表1-4-2　在ECMO治疗前应进行评估的指标

左室		右室	
形态	大小，室壁厚度	形态	左右室舒张末面积比 心尖区形态（三角形还是圆形） 右室壁厚度 McConne Ⅱ征
收缩功能	射血分数（Simpson法）或FAC（分区面积变化） 室壁运动异常 二尖瓣瓣环S波 LVOT VTI		
舒张功能	E/A（二尖瓣前向血流） E/e'（二尖瓣瓣环）	收缩功能	三尖瓣瓣环位移（TAPSE） 三尖瓣组织多普勒S'波 面积变化分数（FAC）
左房	大小及体积	舒张功能	E/A（三尖瓣前向血流） E/e'（三尖瓣瓣环）
瓣膜评估	可能的主动脉/二尖瓣关闭不全、狭窄的诊断和定量	室间隔	室间隔矛盾运动 偏心指数
		三尖瓣反流	估测右室收缩压
		瓣膜病变	
		右房	大小及体积，估测右室压力
其他			
IVC/SVC（上、下腔静脉）		内径及呼吸变异	
血管		栓塞/狭窄/主动脉夹层/严重的动脉粥样硬化	

表1-4-2　ECMO治疗中和撤机的评估指标

	V-V ECMO	V-A ECMO
ECMO运行时监测	双心室的大小及功能 双房的大小及体积 联系观察此前已存在的任何病变 导管位置 心包积液 下腔静脉内径及塌陷程度	双心室的大小及功能 双房的大小及体积 联系观察此前已存在的任何病变 二尖瓣/主动脉瓣反流程度 主动脉瓣开放情况 心腔内血流自显影/心腔内血栓 主动脉血栓 导管位置 心包积液 下腔静脉内径及塌陷程度
ECMO撤机时监测：指标在基线时的情况及随流量减低的变化	LVEF 右室大小及功能（TAPSE，FAC，三尖瓣瓣环S波） 室间隔矛盾运动 三尖瓣反流及右心室收缩压	LVEF LVOT VTI 二尖瓣瓣环S波 右心室大小及功能 三尖瓣反流三尖瓣瓣环S波

（四）其他

重症超声在评估患者膈肌运动功能、指导肺复张等方面也有着重要的指导作用。

三、治疗体会

超声检查具有床旁、可视化且方便反复检查、动态观察患者肺部变化的特点，特别适合在三级防护条件下不能进行听诊等其他常规检查时，尤其适合重型和危重型患者的ICU救治。

新冠肺炎的超声影像学特点和CT影像学特点有着一致的病理改变过程，病变的特点与患者病情发展的过程、病情的严重程度及患者的基础状况都密切相关。新冠肺炎也具有和其他病毒性肺炎相似的特点，早期主要是肺间质改变，以胸膜下病变为主，超声表现为小叶间隔增厚，B线可见，A线消失。病变可累及胸膜。随着病情的发展，病变的范围增大，由于渗出增加，出现肺部实变，可见B线密集、B线融合、实变、空气支气管征、胸腔积液等。因咳嗽剧烈，少数患者会出现气胸。

超声也存在其不足之处，当病变远离胸膜时，超声不能够探查。超声的频率和波长成反比，而超声的纵向分辨率等于1/2 λ，所以频率越快、波长越短，分辨率越高。而声波衰减与传播距离成正比，与频率的2/3次方成正比。根据超声的性质，我们可以选择不同的探头设置和参数去进行检查。

动态评价患者肺部超声影像学变化，进行心肺联合超声检查，以及必要时复查CT才能全面评估患者的病情。

新冠肺炎患者诊疗过程中因需要三级防护，传统的触诊、叩诊、听诊都无法正常实施。对于轻症患者，怎样在床旁更方便地将其潜在的风险排查出来；对于重症患者，仅有心电监护对患者进行床旁的评估是远远不足的，怎样能够在床旁快速可重复地评估患者的肺脏、心脏等脏器的功能，对新的疾病的治疗提出了新的挑战。而床旁超声因其方便、快捷、可重复、可视化的特点，成为新冠肺炎患者必不可少的检查手段。

第四节　支气管镜检查及肺泡灌洗

一、病例

1. 基本情况

患者，男，43岁。既往有“支气管哮喘、糖尿病”病史。

2. 主诉及现病史

以“间断发热、咳嗽、胸闷20天，加重10天”为代主诉入院。20天前出现发热、咳嗽、咳痰、胸闷，伴恶心、呕吐，就诊于当地医院，行咽拭子检查提示新型冠状病毒核酸阳性，给予“干扰素、洛匹那韦利托那韦”等抗病毒治疗。10天前胸闷较前加重，静息状态氧饱和度88%，给予面罩吸氧、高流量吸氧、无创呼吸机辅助呼吸，效果差，后转入我院新冠肺炎重症隔离病区。患者与其同事有接触，其同事女儿从武汉回来。

3. 入院查体

体温37℃，脉搏120次/分，呼吸42次/分（无创呼吸机辅助呼吸），心率127次/分，SpO_2 38%，血压130/60 mmHg（血管活性药持续静脉泵入）。患者浅昏迷，呼之不应，查体无法配合，因身穿隔离防护服，故肺部听诊无法操作。腹部查体未见明显阳性体征。双下肢无水肿。

4. 入院诊断

新冠肺炎危重型；急性呼吸衰竭；ARDS（重度）；2型糖尿病；支气管哮喘。

5. 诊疗经过

患者入院时呼吸窘迫明显，氧合难以维持，立即予以气管插管接呼吸机辅助呼吸，效果差。后行床旁彩超提示：①右心大；②室间隔运动幅度减低；③二尖瓣、主动脉瓣轻度反流；④三尖瓣重度反流；⑤肺动脉高压（中重度）；⑥双侧胸腔积液。凝血功能：D-二聚体明显增高。考虑肺栓塞。于次日行V-A ECMO、CRRT等支持治疗，并给予“阿比多尔0.2 g tid口服”“干扰素α2b雾化（600万IU，bid）”“洛匹那韦利托那韦2片bid”抗病毒治疗，“美罗培南1g q8h”联合“利奈唑胺0.6 g q12h”抗感染治疗。入院第3天，行床旁胸片检查可见右肺巨大空洞，结合外院CT提示为近期形成，故不能排除耐甲氧西林金黄色葡萄球菌（MRSA）或曲霉菌感染可能，加用“伏立康唑200 mg q12h（首24小时剂量加倍）”抗感染治疗，并辅以免疫球蛋白、抗凝、镇痛镇静、化痰、平喘、预防应激性溃疡、营养支持、稳定内环境等综合治疗。患者肺部大量黏痰，不易排出。化痰药物、密闭式吸痰管吸痰、体位引流等呼吸治疗措施效果不佳，予以间断行气管镜检查治疗，效果可。患者目前整体病情较前好转，ECMO已撤除，正在行进一步康复治疗。

二、病例剖析

1. 该患者在呼吸治疗中有何特点?

患者为中年男性，急性起病，并逐渐由最初普通型肺炎发展成危重型，后期合并细菌、真菌感染及重度 ARDS，需要有创通气、ECMO、CRRT 等生命支持治疗。患者痰液较多，予以化痰、密闭式吸痰管吸痰、体位引流等呼吸治疗措施效果不佳，深部痰液无法有效引流，需行气管镜及肺泡灌洗术辅助痰液引流。

2. 支气管镜及肺泡灌洗术在新冠肺炎的诊治中有何应用价值?

COVID-19 危重症病例中大部分患者需要呼吸支持治疗，部分患者需要建立人工气道进行有创机械通气，甚至 ECMO 支持。我们关注到全国各地开始对新冠肺炎重症患者开展支气管镜检查、经支气管镜肺泡灌洗。

新冠肺炎死亡患者尸体系统解剖见：肺部损伤明显，炎性病变（灰白色病灶）为重，肺肉眼观呈斑片状，可见灰白色病灶及暗红色出血，触之质韧，失去肺固有的海绵感。切面可见大量黏稠的分泌物从肺泡内溢出，并可见纤维条索。主要病理改变为毛细支气管，肺泡炎伴上皮细胞增生、萎缩、脱落、鳞状化生。

可弯曲支气管镜（包括纤维支气管镜、电子支气管镜，以下简称支气管镜）检查是呼吸系统疾病临床诊断和治疗的重要手段，并已在临床广泛应用。可进行肺叶、段及亚段支气管病变的观察，活检采样，细菌学、细胞学检查，配合 TV 系统可进行摄影、示教和动态记录。在此次新冠肺炎疫情中，气管镜检查一般应用于危重型病例中，如用于采集下呼吸道标本（如支气管分泌物或肺泡灌洗液等）以辅助诊断，或通过支气管镜吸痰和支气管肺泡灌洗解除叶、段支气管阻塞来辅助治疗。

3. 为新冠肺炎患者行气管镜操作是高风险行为，医务人员如何避免感染?

新型冠状病毒传染源主要是新型冠状病毒感染的患者，经呼吸道飞沫和密切接触传播是主要的传播途径。新冠肺炎重症患者可能存在体内病毒滴度高、复制时间长等特点，对新冠肺炎重症患者进行支气管镜操作时，因可发生气道分泌物接触、病毒随气溶胶扩散等造成感染的风险增加。因此，在实施支气管镜检查及肺泡灌洗术前需严格把握其适应证及禁忌证，并严格遵守操作流程。

4. 支气管镜及肺泡灌洗术的适应证和禁忌证有哪些?

（1）适应证：①根据诊断需要，必须采集下呼吸道标本（如支气管分泌物或肺泡灌洗液等），如咽拭子假阴性的患者，需通过支气管镜操作进行下呼吸道分泌物或支气管肺泡灌洗液的采集，提高培养的阳性率和准确率，并进行病原学检查，尽早开展目标治疗。②根据治疗需要，必须经支气管镜吸痰和支气管肺泡灌洗，解除叶、段支气管阻塞，如有明显肺不张及气道阻塞的症状、体征或影像学表现，并通过常规吸痰、解痉药物应用疗效不佳者，需通过支气管镜引流分泌物，加强气道廓清管理，提高治疗效果。

（2）禁忌证：新型冠状病毒主要通过气道内分泌物传播，行支气管镜检查时重点强调做好操作人员防护、减少患者气道内分泌物喷溅、减少患者气道内分泌物形成气溶胶及气道内分泌物的处理。支气管镜检查不作为 COVID-19 疑似病例采样的常规手段。非抢救性或病情极度危险，尽量避免支气管镜操作。在下列情况下行支气管镜检查发生并发症的风险显著高于一般人群，应慎重权衡利弊后再决定是否进行检查：①严重心、肺功能障碍，严重呼吸衰竭，心绞痛或急性心肌梗死，难以控制的高血压及心律失常患者。②新近发生心肌梗死或有不稳定型心绞痛发作史。③难以纠正的出血倾向，如凝血功能严重障碍、尿毒症及严重的肺动脉高压等。④疑有主动脉瘤。⑤多发性肺大疱。⑥全身功能极度衰竭。⑦哮喘急性大发作。

5. 新冠肺炎患者支气管镜操作流程如何?

（1）支气管镜操作前准备：

1）操作者准备：①操作由经验丰富的医生或呼吸治疗师完成，标配 2 人，对疑似或确诊患者实施时，应执行三级防护标准。②操作者站在患者的头侧，避免直接面对患者和近距离靠近患者。

2）患者准备：

A. 尽量减少气溶胶生成和飞沫喷溅，故建议采用静脉镇痛镇静，达到较深镇静效果［重症监护疼痛观察工具（COPT）评分为 0，躁动镇静评分（RASS）≥ –3］，减少呛咳，有人工气道的患者建议给予短效肌肉松弛剂（简称肌松剂）。

B. 取仰卧位（经支气管镜引导气管插管时取过伸位），严密监测患者生命体征，防止发生通气不足、低氧、气道阻力增加、功能残气量（FRC）升高。

C. 镇痛镇静前给予充分呼吸支持：①对高流量氧疗患者，可提高吸氧浓度及气体流量（密切观察呼吸）。②对无创通气患者，需选择带吸痰孔无创面罩；操作中需调高吸氧浓度至 100%，适当增加吸气正压（IPAP）；更换带吸痰孔的无创面罩时需短暂设置呼吸机为待机状态，迅速更换后恢复呼吸机通气，防止更换面罩时呼吸机管道内的冷凝水污染周围环境。③对有创通气患者，建议给予深镇静镇痛、肌松剂。确定气管插管型号＞ 7（气管导管过细，操作时气道峰压可明显升高，严重时潮气量可降低 50%，分钟通气量将无法保障），确认导管型号后，需检查气管插管为非钢丝导管型（带弹簧圈的导管夹闭时会造成导管塌陷无法还原），调整呼吸机参数，使用容量控制模式，将吸入氧浓度（FiO_2）调至 100%，呼气末正压（PEEP）调至 0 cmH_2O（1 cmH_2O=0.098 kPa，较高的 PEEP 在支气管镜操作中可能造成气压伤），关闭触发及调高呼吸机压力报警上限。充分给氧至少 2 分钟，准备连接可吸痰延长管（一次性呼吸机三通螺旋接头）。连接时，需短暂夹闭气管插管，同时设置呼吸机为待机状态，迅速连接可吸痰延长管或将延长管更换为可吸痰延长管。在实际应用中，此方法可较好地避免呼吸机管道脱开呼吸机持续打气时产生气溶胶和飞沫，也避免患者人工气道的分泌物污染周围环境；并且由于更换前充分给氧，加之更换时间小于 10 秒，呼吸暂停不影响患者氧合。

3）器械准备：①支气管镜检查所需器材包括支气管镜、冷光源、吸引器、细胞刷等，检查器材的各项功能。建议选择有外显示器的电子支气管镜，以便于操作者近距离观察。有条件的情况下，建议优先选择一次性电子支气管镜，以利于院感防控。②消毒后的纤维支气管镜（查看消毒日期、电量，调节清晰度）。③吸引阀（检查是否完好）、可吸痰延长管。④一次性换药碗多个、10 mL 的一次性注射器 2 支、无菌纱布若干。⑤专用一次性痰液收集器若干、开口器、喉镜、牙垫。⑥可进行心肺复苏和患者搬运的检查床。⑦除颤器及人工呼吸器。

4）环境准备：尽量在负压病房进行操作，有条件者可使用动力型空气净化器；必须准备最大无菌化治疗巾（避免气道分泌物污染床单位）。

5）药物准备：

A. 麻醉药物：行鼻部麻醉时，2%利多卡因凝胶的效果优于利多卡因喷雾。行咽喉部麻醉时，2% ~ 4%利多卡因雾化吸入较环甲膜穿刺注射更容易被患者接受。经支气管镜注入利多卡因时，应尽量减少其用量，成人利多卡因的总用量应限制在 8.2 mg/kg（按体重 70 kg 计算，2%利多卡因用量不超过 29 mL），老年患者、肝功能或心功能损害的患者可适当减量。如无禁忌证，提倡给予患者镇静剂。

B. 镇静剂：使用短效苯二氮䓬类镇静药咪达唑仑（咪唑安定），其由于半衰期短（约 2.5 小时）以及镇静和麻醉作用间的安全范围较宽等优点，已成为内镜操作中清醒镇静的首选药物。具体用法：60 岁以下患者的初始剂量为 2.5 mg，在操作开始前 5~10 分钟给药，药物约在注射后的 2 分钟起效；给药宜采用静脉滴注的方法，静脉注射咪唑安定应缓慢，约为每分钟 2 mg；如果操作时间长，必要时可追加 1 mg，但总量不宜超过 5 mg。年龄超过 60 岁的患者、衰弱及慢性病患者药量应酌减。对这些患者初始剂量应减为 1 ~ 1.5 mg，在操作前 5 ~ 10 分钟给药；根据需要可追加 0.5 ~ 1 mg，但总量不宜超过 3.5 mg。

C. 止血药物：

a. 局部用药：

肾上腺素：配成 1 ∶ 10 000 肾上腺素生理盐水溶液（2 mg 肾上腺素溶于 20 mL 生理盐水）。

去甲肾上腺素：配成 1 ∶ 10 000 去甲肾上腺素生理盐水溶液（2 mg 去甲肾上

腺素溶于 20 mL 生理盐水）。

凝血酶：配成 50 ～ 200 U/mL 凝血酶稀释液（200 μg 凝血酶溶于 20 mL 生理盐水）。

冰生理盐水溶液（4 ℃）。

b. 静脉用药：

垂体后叶素：用时取 6 ～ 12 U 溶于 5% 葡萄糖溶液 10 ～ 20 mL 中缓慢静脉注射，或 10 ～ 20 U 溶于 5% 葡萄糖溶液 250 mL 中静脉滴注。

蛇毒血凝酶：1 ～ 2 KU，静脉注射、肌内注射、皮下注射均可，也可局部应用。

氨甲环酸：500 ～ 1 000 mg，静脉注射、肌内注射、皮下注射均可，也可局部应用。

酚妥拉明：0.17 ～ 0.40 mg/min，静脉滴注。

（2）支气管镜操作中的规范流程和感控管理：

1）严格无菌操作。

2）经口置入应先放入牙垫或咬口（有假牙者需提前取出），以免咬伤电子支气管镜。经鼻置入应选择合适的鼻道，温柔操作，勿擦破鼻黏膜，用无菌液状石蜡润滑镜身至少 50 cm，将镜体先端送入较宽侧鼻腔时，调整方向，以看清鼻腔底及下鼻甲，缓慢进入，由鼻咽部直至口咽部，有顺序地全面窥视可见范围如鼻、口、咽、气管、隆突和支气管。

3）辅助插管时先将气管导管套入电子支气管镜身，露出镜身至少 40 cm，用无菌液状石蜡润滑镜身及气管导管尖端 20 cm；放置支气管镜到达气管隆嵴后，轻柔迅速地置入气管插管，于隆嵴上 2 cm 固定插管，退出支气管镜。

4）有人工气道、经可吸痰延长管置入电子支气管镜时，先将呼吸机设置为待机状态，迅速插入电子支气管镜后，立刻恢复呼吸机设置。用电子支气管镜吸痰时，一般原则为先健侧后患侧，如无特殊，则先右侧后左侧，然后再重点对可疑部位进行观察及吸引。应特别重视对亚段支气管的检查和吸引。

5）需留取痰液标本时，须正确连接痰液收集器与纤维支气管镜。培养标本时接痰培养杯取痰标本，如痰液量少，不足以达到培养标准量，可注入生理盐水 5 ～ 20 mL。打开电子支气管镜注入孔时，必须同时按压吸引阀，防止产生气溶胶和飞沫。对感染严重及分泌物黏稠者，如氧合尚可，可予冲洗，以达到清除脓性分泌物的目的，每次冲洗量不大于 20 mL，尽量减少冲洗量和冲洗次数。

6）新冠肺炎患者气道内黏稠分泌物较多，部分有气道内黏膜坏死脱落，在操作过程中注意气道清理。直接吸引效果欠佳的情况下，建议给予生理盐水进行气道灌洗，每次 5 ~ 20 mL，必要时重复，总量控制在 100 mL 以内。

7）新冠肺炎患者常常合并 ARDS，氧合严重受损，缺氧严重，对呼吸机通气的参数要求很高，因此应尽量减少操作时间。如操作过程中血氧饱和度下降明显，应退出支气管镜，暂停操作，待血氧饱和度恢复后再进行。

8）每次退出电子支气管镜时，需在退至可延长吸痰管口时迅速夹闭人工气道，同时将呼吸机设置为待机状态，立刻拔出电子支气管镜，盖好可延长吸痰管，恢复人工气道与呼吸机设置。注意夹闭人工气道时切勿夹闭在支气管镜上，以免引起不良事件。

9）每次电子支气管镜退出后，立刻用生理盐水浸润的湿纱布从上至下擦拭，纱布一次一用一弃，防止先端部自由摆动接触周围物品，污染周围环境。

10）操作过程中如患者呛咳明显，须及时重复给予镇痛镇静、肌松剂。

11）禁止持续负压抽吸，以免损伤气道和造成肺不张。操作过程中若出现气道损伤，须密切关注患者的气道出血情况，必要时给予 1 ： 10 000 的肾上腺素溶液冲洗止血，并密切观察止血效果。

12）操作后仍需密切监测生命体征，分离可延长吸痰管时，仍需将呼吸机设置为待机状态，同时夹闭人工气道，立刻撤除可延长吸痰管，接通人工气道并恢复呼吸机设置，将呼吸机调回支气管镜操作前的模式和参数。必要时给予呼吸机鼓肺。

6. 新冠肺炎患者使用后的支气管镜如何规范清洗与消毒？

（1）支气管镜预处理（注：若有条件，建议优先选择一次性支气管镜，用后按照相关一次性医疗用品流程处理，不在此预处理流程内）：

1）内镜使用后立即用清洁的湿纱布擦拭气管镜外表污物；

2）用清洁液体清理气管镜内腔，并反复送水、送气 10 秒；

3）关闭电源或卸下电池，盖上防水帽；

4）置于内镜送洗车送至清洗室清洗。

（2）清洗与消毒：

1）操作后，正确抓握纤维支气管镜，防止先端部自由摆动接触周围物品，用 75% 酒精纱布，先擦拭镜身，从上至下擦拭至少 3 遍，再擦拭镜头至少 3 遍。酒精纱布一次一用一弃。

2）镜头与镜身分离，扣好防水盖。连接测压装置，按说明书监测压力，观察压力表是否有变化。通过测漏试验后，取下各类按钮和阀门，将支气管镜、按钮和阀门完全浸没于清洗液中清洗。将清洗后的器械立即浸泡于装有 2% 戊二醛消毒液的专用整理箱中。

3）在 2% 戊二醛消毒液中连接全管道灌流器，使用注射器将各管道内充满消毒液，消毒液需没过镜身。浸泡时间 10 小时。

4）10 小时灭菌后取出，使用注射器用生理盐水或灭菌注射用水（＞20 mL），在连接全管道灌流器的情况下冲洗支气管镜。灭菌处理后的支气管镜及配件放置于专用转运箱，离开负压病房或隔离病房前，需消毒转运箱外表面后送出。无特殊感染患者使用后的内镜继续按《软式内镜清洗消毒技术规范》（WS 507—2016），在符合规范的内镜消毒场所进行清洗（刷洗）、漂洗、消毒灭菌、终末漂洗、干燥处理。

5）支气管镜其他相关设备如镜头、测压装置，严格按照《医疗机构消毒技术规范》用 75% 酒精擦拭消毒处理。

注意：支气管镜操作过程中产生的医疗废物，如可吸痰延长管、铺巾等，处理时勿污染环境。按感染性医疗废物用双层黄色塑料袋盛装，外贴“新冠”标识处置。结束所有支气管镜诊疗操作后，所有医护人员更换全套防护用品，并严格进行手卫生后，再进入生活区。

支气管镜操作流程可简要概括如下（图 1-4-27）：

双人核对，再次检查知情同意书，两位操作者需三级防护

↓

评估胃肠减压效果，评估患者病情，采取不同镇痛镇静模式，COPT 评分 0，RASS 评分≥ −3

↓

按操作流程规范使用纤维支气管镜，最大无菌化铺巾，每次脱开呼吸机回路时：
（1）将呼吸机设置为暂停状态；
（2）同时夹闭气管导管；
（3）迅速进行连接、更换、插入等操作；
（4）密闭后恢复呼吸机设置，保持气管导管通畅。

↓

操作结束评估患者病情，规范记录操作内容

↓

按规范预处理纤维支气管镜：
（1）用 75% 酒精纱布擦拭 3 遍；
（2）分离镜头，盖好防水盖；
（3）测压试验后浸泡于能淹没导管的装有 2% 戊二醛消毒液的专用整理箱中；
（4）利用全导管灌流器通过注射器反复抽拉，至注射器内无空气，镜内外均浸泡于消毒液中；
（5）10 小时后取出，按一般患者使用过的内镜处理流程处理。

图 1-4-27　支气管镜操作流程

三、治疗体会

患者为中年男性，急性起病，最初为普通型新冠肺炎，后逐渐加重，直至发展成危重型，转入我院进一步治疗。患者入院时氧合极差，立即行气管插管术，且患者后期合并细菌、真菌感染、重度 ARDS，需有创机械通气、ECMO、CRRT等生命支持治疗。其治疗中，痰液引流不能忽视，传统的痰液引流方式包括吸痰、体位引流等，效果有限，对深部痰液无法有效引流，而患者前期长时间无创通气，对气道的湿化及痰液的引流不利，因此该患者需行气管镜及肺泡灌洗术辅助痰液引流。此类患者均需该项治疗措施，有报道称，武汉协和医院专门成立“清肺小组”，一例左肺完全变白的疑似新冠肺炎重症患者，经过连续两天纤维支气管镜“清洗”后，CT 显示左肺已接近正常。这也进一步佐证了该治疗的重要性。当然此次暴发的新冠肺炎为烈性呼吸道传染病，无论是气管插管术还是支气管镜检查及肺泡灌洗术，均需开放气道，对医护人员来说，大大增加了感染的概率。因此，医护人员的严密防护及规范操作尤为重要。在严密防护的基础上，操作难度也大大增加，这也在一定程度上限制了支气管镜检查和肺泡灌洗术的实施，但对于危重型病例而言，这两项操作往往是必需的。为了患者的健康，我们必须克服重重困难，迎难而上。

第五章
新冠肺炎诊断和分型

第一节　新冠肺炎的诊断

一、流行病学史

（1）发病前 14 天内有疫区及周边地区，或其他有病例报告社区的旅行史或居住史；

（2）发病前 14 天内与新型冠状病毒感染者（核酸检测阳性者）有接触史；

（3）发病前 14 天内曾接触过来自疫区及周边地区，或来自有病例报告社区的发热和 / 或有呼吸道症状的患者；

（4）聚集性发病，2 周内在小范围如家庭、办公室、学校、班级等场所出现 2 例及以上发热和 / 或呼吸道症状的病例。

二、临床表现

（1）发热和 / 或呼吸道症状；

（2）具有前述新冠肺炎影像学特征；

（3）发病早期白细胞总数正常或降低，淋巴细胞计数正常或减少。

三、诊断标准

1. 疑似病例

要求有流行病学史中的任何一条，且符合临床表现中任意 2 条；无明确流行病学史的，应符合临床表现中的 3 条。

2. 确诊病例

要求疑似病例同时具备以下病原学或血清学证据之一：

（1）实时荧光 RT-PCR 检测新型冠状病毒核酸阳性；

（2）病毒基因测序，与已知的新型冠状病毒高度同源；

（3）血清新型冠状病毒特异性 IgM 抗体和 IgG 抗体阳性；血清新型冠状病毒特异性 IgG 抗体由阴性转为阳性，或恢复期较急性期有 4 倍及以上升高。

COVID-19 的确诊依赖呼吸道或血液标本的病毒核酸检查，实时荧光 RT-PCR 利用信号实时监测 PCR 反应过程中每一个循环扩增产物量的变化，可以对初始模板量进行定量检测分析，具有灵敏、特异、准确、快捷且重复性好等诸多优势。但检查存在一定的假阴性（阳性率 30% ~ 50%），原因在于核酸检测结果的准确性易受到病程、取样方法、检测试剂、判读标准等影响，最终造成一部分患者漏诊，未能得到及时有效的治疗。因此有专家呼吁，提高胸部 CT 检查在临床诊断中的地位，以减少因漏诊造成的传播危害。客观而言，病毒核酸检测仍是病例确诊的“金标准”，但临床诊断须将 CT 检查和核酸检测结合综合判读。

病毒基因测序是研究病毒进化、毒力因子变异的基础，也为检测试剂盒研发、抗病毒药物靶点设计等相关研究提供了支持。

《新型冠状病毒肺炎诊疗方案（试行第七版）》新增血清检测。核酸检测和基因测序受限制条件较多，而血清学检测相对于核酸检测，易于快速操作。有研究者针对 98 例 SARS 患者的研究发现，一般在感染 7 天后可以发现 IgM 阳性，并在发病 3 周后阳性最高；15 天左右出现 IgG 阳性，60 天左右阳性最高，且持续时间较长。ZHANG 等使用 SARSr-CoV Rp3 NP 作为抗原开发的用于检测 SARS-CoV-2 的 IgG 和 IgM ELISA（酶联免疫吸附试验）试剂盒，连续监测 15 例 COVID-19 患者 IgG 和 IgM 的滴度变化，发现采样第 5 天 IgG 的阳性率（81% ~ 100%）和 IgM 的阳性率（50% ~ 81%）都大幅增加，这与核酸相对较低的阳性检出率（50%）相反。蛋白印迹比 ELISA 更加特异，但由于过程烦琐，不适用于大批量样本筛查。抗体检测可用于 SARS-CoV-2 核酸检测阴性疑似病例的补充检测，或在疑似病例确诊时与核酸检测协同应用。在 COVID-19 的不同疾病进展阶段，核酸和抗体检测的效率不尽相同，两者协同使用，可取长补短，提高诊断效率，监测疾病进展。而正确解读联合检测结果，可提高对 COVID-19 的快速诊断和鉴别诊断能力，更好地了解病毒载量和疾病进展，指导临床诊疗工作。

第二节　新冠肺炎的临床分型

一、轻型

临床症状轻微，影像学未见肺炎表现。

二、普通型

具有发热、呼吸道症状等，影像学可见肺炎表现。

三、重型

1. 成人　符合下列任何一条：

（1）出现气促，呼吸≥ 30 次 / 分；

（2）静息状态下，指氧饱和度≤ 93%；

（3）动脉血氧分压（PaO_2）/ 吸入氧浓度（FiO_2）≤ 300 mmHg（1 mmHg = 0.133 kPa）。高海拔（海拔超过 1 000 米）地区应采用以下方法对 PaO_2/FiO_2 进行校正：PaO_2/FiO_2 ×［大气压（mmHg）/760］。

肺部影像学显示 24~48 小时内病灶明显进展＞ 50% 者按重型管理。

2. 儿童　符合下列任何一条：

（1）出现气促（＜ 2 月龄，呼吸≥ 60 次 / 分；2 ~ 12 月龄，呼吸≥ 50 次 / 分；1 ~ 5 岁，呼吸≥ 40 次 / 分；＞ 5 岁，呼吸≥ 30 次 / 分），排除发热和哭闹的影响；

（2）静息状态下，指氧饱和度≤ 92%；

（3）辅助呼吸（呻吟、鼻翼扇动、三凹征），发绀，间歇性呼吸暂停；

（4）出现嗜睡、惊厥；

（5）拒食或喂养困难，有脱水征。

四、危重型

符合以下情况之一者：

（1）出现呼吸衰竭，且需要机械通气；

（2）出现休克；

（3）合并其他器官功能衰竭，需 ICU 监护治疗。

细化临床分型，有利于梳理特殊医疗条件下的高效诊疗救治流程，掌握预警指标，尽早识别在院患者中向重症转化的高风险人群，有针对性地开展救治工作，及时转运危重型或可疑危重型患者至具有救治条件的医院，对降低疫区患者的危重症率、病死率具有重要价值。

第六章

新冠肺炎与其他肺炎的鉴别诊断

一、病例

1. 基本情况

患者，男，32 岁。

2. 主诉及现病史

因“发热、咳嗽 9 天，胸闷 3 天”急诊入院。入院前 9 天受凉后出现发热、畏寒，无寒战，体温最高 38℃，无四肢酸痛，无乏力，伴干咳，晨起后咳黄痰，无胸闷、气短，无头晕、视物模糊，无恶心、呕吐，无腹痛、腹泻，无尿急、尿频、尿痛。自行服用药物“布洛芬混悬液”治疗，效果不佳，到当地医院行胸部 CT 检查提示“右肺上叶感染”，未见报告单，给予“头孢哌酮舒巴坦针 2.0g q12h 静脉滴注 + 左氧氟沙星针 0.5 g qd 静脉滴注”，治疗效果欠佳，反复出现高热，最高体温 39.3 ℃，行核酸检测。3 天前患者呼吸急促，胸闷、气短，对症治疗效果不佳，1 天前转入当地定点医院，结合当地医院新型冠状病毒核酸检测阳性，确诊为“新冠肺炎”。为求进一步治疗，急诊转入我院，以“新冠肺炎”为诊断急诊收入我院感染 ICU。发病来，神志清楚，精神一般，饮食、睡眠欠佳，大小便正常，体重稍减轻，具体未测。

3. 入院查体

神志清，精神欠佳，急性面容，呼吸急促；高流量吸氧，氧流量 50 L/min，氧浓度 70%；体温 37.2 ℃，脉搏 80 次 / 分，呼吸 35 次 / 分，血压 139/86 mmHg，指氧饱和度 96%。

4. 辅助检查

当地医院检查：新型冠状病毒核酸检测阳性，糖化血红蛋白 5.9%，CT 提示双肺内多发磨玻璃影。入我院后检查：中性粒细胞百分比升高，C 反应蛋白轻度升高，淋巴细胞计数、淋巴细胞百分比均降低，转氨酶升高，白蛋白降低。

5. 入院诊断

新冠肺炎（重型）；痛风；2 型糖尿病。

6. 诊疗经过

患者新冠肺炎诊断明确，入科后予以重症感染隔离病房特级护理，高流量吸氧，氧流量 50 L/min，氧浓度 70%，氧合指数 110 mmHg 左右，请省内及院内专家组会诊后给予“干扰素 α 2b 600 万 IU bid 雾化吸入 + 洛匹那韦利托那韦 2 粒 bid 口服 + 藿香正气软胶囊 4 粒 bid 口服 + 血必净 50 mL q12h 静脉滴注 + 帕拉米韦注射液 0.3 g qd 静脉滴注 + 莫西沙星注射液 0.4 g qd 静脉滴注 + 甲泼尼龙 80 mg q12h 静脉滴注 + 双歧杆菌 4 粒 bid 口服”抗炎、抗病毒、抗感染、调节肠道菌群失调及中药口服等治疗，查血常规、血沉、降钙素原、肝肾功能、心肌酶谱、床旁胸片、血气等指标。入院后第 3 天凌晨，患者出现呼吸频率明显加快，指氧饱和度降至 90% 以下，氧合指数下降为 96 mmHg，氧浓度调整为 80%，后调节氧流量为 60 L/min、氧浓度为 70%，调整治疗方案为“干扰素 α 2b 600 万 IU bid 雾化吸入 + 洛匹那韦利托那韦 2 粒 bid 口服 + 中药冲剂 1 剂 bid 口服 + 血必净 100 mL q12h 静脉滴注 + 利巴韦林注射液 0.5 g q12h 静脉滴注 + 莫西沙星注射液 0.4 g qd 静脉滴注 + 甲泼尼龙 80 mg q12h 静脉滴注（6 天后快速减停）+ 双歧杆菌 4 粒 bid 口服”。复查咽拭子、痰标本、大便新型冠状病毒核酸检测均为阳性。患者蛋白低，积极补充人血白蛋白，鼓励患者进高蛋白饮食，严格控制血糖。患者睡眠差，焦虑严重，加用心理护理，指导患者床旁康复功能锻炼，并请心理科会诊后加用氟哌噻吨美利曲辛（黛力新）抗焦虑治疗，适当镇痛镇静治疗。患者一般情况逐渐恢复，饮食、睡眠好转，氧合指数逐渐上升，可达 218 mmHg，血常规、降钙素原等炎症指标基本正常，淋巴细胞逐渐回升，影像学检查（床旁胸片）变化不大，请示院内及省内专家组后于入院第 8 天转至感染科普通病房继续治疗。继续对症支持治疗约 2 周后临床痊愈出院。

二、病例剖析

新型冠状病毒性肺炎与其他病毒性肺炎有哪些共同点？在核酸检测阴性或者无法进行病原体核酸检测的情况下，通过哪些指标可以鉴别新冠肺炎和其他病毒肺炎？

背景：社区获得性肺炎住院患者约 8% 为病毒性肺炎。引起成人病毒性肺炎的常见病原体为甲型流感病毒、乙型流感病毒、腺病毒、副流感病毒、呼吸道合胞病毒及冠状病毒。其中流感病毒为最常见的病原体。而 SARS-CoV-2 作为一种新型冠状病毒，感染机体后也可引起病毒性肺炎。免疫功能正常或抑制的个体均可罹患病毒性肺炎，大多发生于冬春季节，暴发或散发流行。与患者密切接触的人群或有基础心肺疾病者容易罹患。婴幼儿、老年人、原有慢性心肺疾病者或妊娠妇女，感染后病情较重，甚至导致死亡。临床表现常为流感样症状，但一般起病急，部分患者，特别是老年人易发展为重症，出现呼吸困难、呼吸衰竭、ARDS、感染性休克、多器官功能衰竭等。实验室检查多为病毒感染后表现，主要表现为白细胞正常或稍低，淋巴细胞计数降低，合并其他感染后白细胞可有增高。影像学检查 X 线及 CT 可见肺纹理增多，磨玻璃影，小片状或广泛浸润，部分可有实变，但胸腔积液均不多见。确诊有赖于病原学检查，包括病毒分离、血清学检查及病毒抗原检测。

（一）流感病毒肺炎

流感病毒肺炎是由流感病毒引起的急性呼吸道传染病，其传播快，传染性强，潜伏期短，发病率高。流感病毒是我国病毒性肺炎最常见的病原体。

1. 病因

流感病毒为 RNA 病毒，内部为单链 RNA 和蛋白质组成的核蛋白，外膜有血凝素和神经氨酸酶构成的糖蛋白突起。通常分为甲（A）、乙（B）、丙（C）三型。甲型流感病毒抗原性易发生变异，产生新的亚种和变种，曾多次引起世界性大流行；乙型流感病毒抗原变异小，常造成地区暴发和小流行；丙型流感病毒无抗原变异，常散发出现。当前常年在人群中流行的流感病毒为甲型流感病毒和乙型流感病毒的 2 个系（Yamagata 系和 Victoria 系），这些亚型 / 系感染的肺炎被称为季节性流感病毒肺炎。

2. 流行病学

（1）流行特点：流感病毒肺炎是一种季节性疾病，夏季的发病率较低，冬季的发病率相对较高。发病时间与地理位置有关，在温带地区，流感常在冬季流行；在热带地区，流感一年四季均存在，但雨季更易流行。

（2）传染源：主要是患者，其次是隐性感染者。携带病毒的动物，特别是禽类，也是重要传染源。

（3）传播途径：可通过飞沫或气溶胶经呼吸道传播，也可通过直接或间接接触传播。

（4）易感人群：人群普遍易感，有慢性基础疾病，特别是有慢性阻塞性肺疾病（COPD）、心功能不全、慢性肾病者，肥胖者及孕产妇感染后易发展为危重症。

3. 临床表现

潜伏期的长短与侵入的病毒量和机体的免疫状态有关，一般为 1 ～ 4 天。早期表现主要为类流感样症状，如畏寒、发热、咳嗽、无痰或少痰，可伴有鼻塞、流涕、头痛、咽痛、肌肉酸痛、乏力等非特异性症状，部分患者病情发展迅速，出现高热，并可在第 5 ～ 7 天进展为重症，出现呼吸困难、呼吸急促、咯血痰等，甚至进展为 ARDS、呼吸衰竭、感染性休克、多器官功能衰竭等，继而死亡。部分患者可出现气胸、纵隔气肿、胸腔积液等。

4. 实验室检查

血清学检查及病毒抗原检测临床意义较大。

（1）血常规：白细胞不高或降低，淋巴细胞减少，血小板降低。

（2）生化检查：CK、LDH、Lac、ALT、AST、C 反应蛋白等升高。

（3）病原学检测：鼻咽拭子、痰、肺泡灌洗液等呼吸道标本检测流感病毒抗原阳性，或检测出病毒基因及培养分离出病毒。

5. 影像学表现

疾病早期，大多数 X 线片无异常发现。在 CT 上显示肺小叶中心性结节呈树芽征、斑片状磨玻璃影或实变影。早期病灶位于一侧肺下叶或两肺下叶。可有肺门淋巴结增大，胸膜可有增厚，无明显胸腔积液（图 1–6–1）。

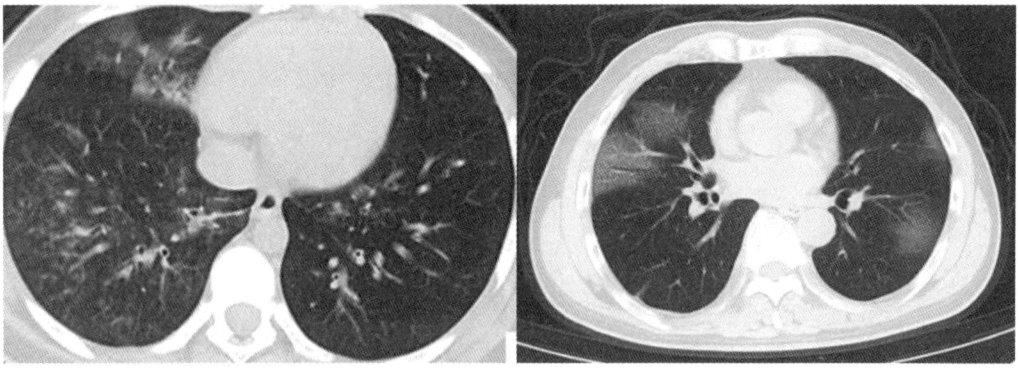

A B

图 1–6–1 甲型流感肺炎与新冠肺炎 CT 对比（早期）

A.甲型流感肺炎CT：小片状磨玻璃影、实变影，部分位于胸膜下。
B.新冠肺炎CT：双肺见多发大小不等磨玻璃影，内见小网状影，气管、支气管通畅。

进展期，肺内以磨玻璃影及实变影为主要表现。病变范围扩大，累及多叶段，可见斑片状或大片状磨玻璃影，伴或不伴片状实变影，实变影以两肺下叶、背侧为多见，实变影内可见细支气管的空气支气管征（图 1–6–2）。部分病变融合，病灶多沿支气管血管束呈条索状、网格状、斑片状磨玻璃影。严重时表现为“白肺”。部分重症患者可合并胸腔积液。

恢复期，病变恢复时间长，随着病情好转，肺实变影及磨玻璃影逐渐吸收、消散，一般至少需要 2 周，部分时间更长，甚至出院时仍遗留多发小斑片或实变影，或者遗留间质纤维化。主要表现为局限性条索影、网格影、点条状影、小叶间

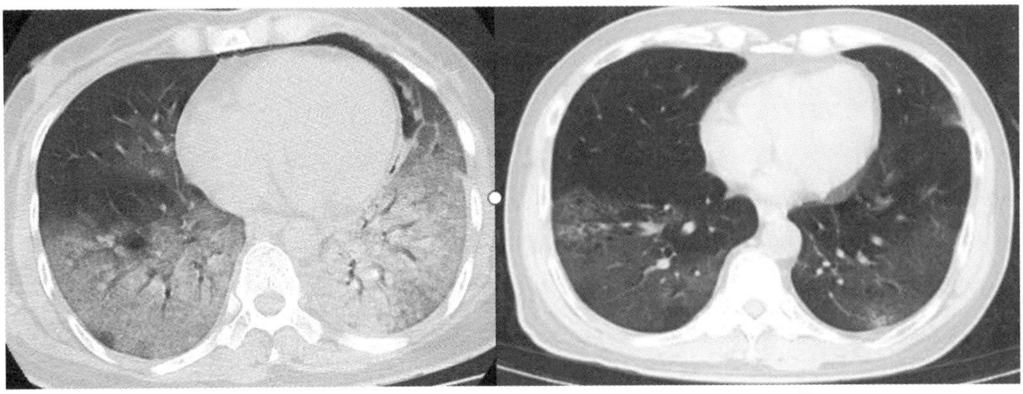

图 1-6-2　甲型流感肺炎与新冠肺炎 CT 对比（进展期）

A.甲型流感肺炎CT：双肺下叶可见大片状磨玻璃影，部分实变，可见空气支气管征，磨玻璃影位于实变影前缘。
B.新冠肺炎CT：双肺散在斑片状磨玻璃影，内可见细支气管扩张，部分实变；双肺另可见多发斑片状、囊片状低密度影。

隔增厚及胸膜下弧线影，部分可见支气管牵拉扭曲（图 1-6-3）。

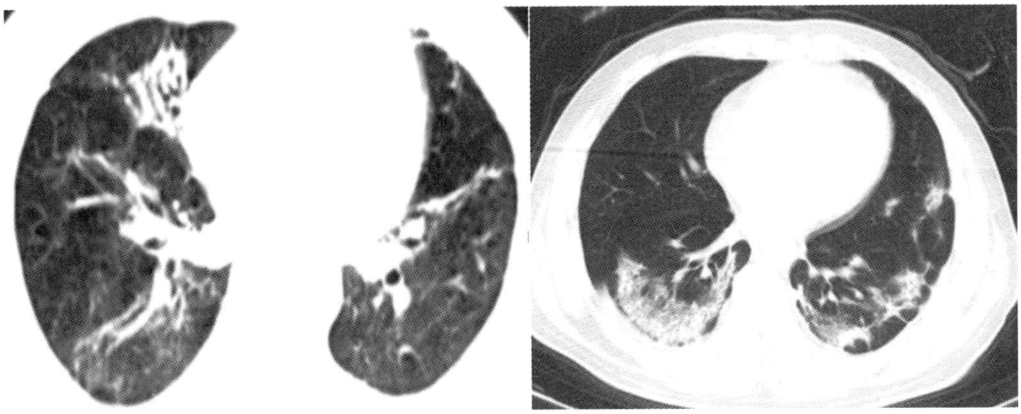

图 1-6-3　甲型流感肺炎与新冠肺炎 CT 对比（恢复期）

A.H5N1流感病毒肺炎CT：双肺实变影及磨玻璃影部分消散，遗留纤维条索影。
B.右侧为新冠肺炎CT：核酸检测转阴，临床症状完全消失，但肺部病变恢复滞后。

（二）SARS

严重急性呼吸综合征（severe acute respiratory syndrome，SARS）由人感染SARS-CoV 引起，是一种呼吸道传染性疾病。人群普遍易感，潜伏期一般为 2 ~ 10 天，表现为类流感症状，如呼吸困难、持续发热。主要传播方式为近距离飞沫传播和接触患者呼吸道分泌物传播。

1. 病因

由严重急性呼吸综合征冠状病毒（severe acute respiratory syndrome coronavirus，SARS-CoV）感染引起。SARS-CoV 为动物源性的人畜共患病原体，通过跨越种间屏障，从自然宿主（蝙蝠）以直接（蝙蝠—人）或间接（蝙蝠—果子狸—人）的方式“跳跃”到人群中，并进一步造成人际间的传播和流行。

2. 流行病学

（1）流行特点：SARS 是一种起病急、传播快、病死率高的传染病。2002 年 11 月 16 日，SARS 于我国广东省佛山市首次被发现。

（2）传染源：SARS 患者为主要传染源。一般在发病的第 2 周最具传染力。隐性感染者可能是潜在的传染源。潜伏期或治愈的患者不具备传染性。

（3）传播途径：SARS-CoV 可以通过呼吸道分泌物、眼泪、粪便、尿液等体液传播，主要通过近距离呼吸道飞沫及密切接触传播。

（4）易感人群：人群普遍易感。

3. 临床表现

潜伏期通常限于 2 周内，一般为 2 ~ 10 天。起病急，传染性强，以发热为首发症状，可有畏寒，体温常超过 38 ℃，呈不规则热、弛张热、稽留热等，热程多为 1 ~ 2 周；伴有头痛、肌肉酸痛、全身乏力和腹泻。起病 3 ~ 7 天后出现干咳、少痰，偶有血丝痰，肺部体征不明显。病情于 10 ~ 14 天达到高峰，发热、乏力等感染中毒症状加重，并出现频繁咳嗽、气促和呼吸困难，略有活动则气喘、心悸、被迫卧床休息，这个时期易发生呼吸道的继发感染。

病程进入 2 ~ 3 周后，发热渐退，其他症状与体征减轻乃至消失。肺部炎症改变的吸收和恢复则较为缓慢，体温正常后仍需 2 周左右才能完全吸收恢复正常。轻型患者临床症状轻。重症患者病情重，易出现呼吸窘迫综合征。儿童患者的病情较成人轻。有少数患者不以发热为首发症状，尤其是有近期手术史或有基础疾病的患者。

4. 实验室检查

（1）血常规：病程初期到中期白细胞通常正常或下降，淋巴细胞常见减少，部分病例血小板亦减少。T 细胞亚群中 $CD3^+$、$CD4^+$ 及 $CD8^+$ T 细胞均显著减少。

（2）血液生化检查：ALT、LDH 及其同工酶等均可不同程度升高。血气分析可发现血氧饱和度降低。

（3）血清学检测：国内已建立间接荧光抗体法（IFA）和酶联免疫吸附试验（ELISA）来检测血清中 SARS-CoV 特异性抗体。IgG 抗体在起病后第 1 周检出率低或检不出，第 2 周末检出率在 80% 以上，第 3 周末在 95% 以上，且效价持续升高，在病后第 3 个月仍保持很高的滴度。

（4）分子生物学检测：以反转录聚合酶链反应（RT-PCR）法，检查患者血液、呼吸道分泌物、大便等标本中 SARS-CoV 的 RNA。

（5）细胞培养分离病毒：将患者标本接种到细胞中进行培养，分离到病毒后，还应以 RT-PCR 法来鉴定是否为 SARS-CoV。

5. 影像学检查

一般首先选择胸片检查，如果已经发现肺部阴影，则短期密切复查；如果胸片阴性，临床又比较可疑，则可选择 CT 检查。对于早期病变，CT 敏感性明显高于胸片。SARS 的影像学变化比较快，因此常需要多次影像学复查，对于首次检查阴性的病例，应在 1~2 天内予以复查。

影像学表现：SARS 的影像学表现缺乏特征性改变，早期可表现为肺内局限性的磨玻璃影、小斑片状影或网状阴影；随后迅速发展成结节影、大斑片影或大片气腔实变影，此时大部病例可自行吸收，少数病例进一步发展成肺水肿并继发 ARDS，此时死亡率较高。尽管本病 X 线表现各种各样，缺乏特征性表现，但病变范围及演变仍有其相对特点：

（1）X 线表现大多在有临床症状 2 ～ 3 天后出现；

（2）病变范围较广泛，累及多个肺叶或两侧肺；

（3）病变主要发生在肺实质，也可累及肺间质；

（4）病变发展迅速，几乎每天都不一样；

（5）影像学表现与临床症状不相称。

SARS 患者与新冠肺炎患者 CT 影像对比见图 1-6-4、图 1-6-5。

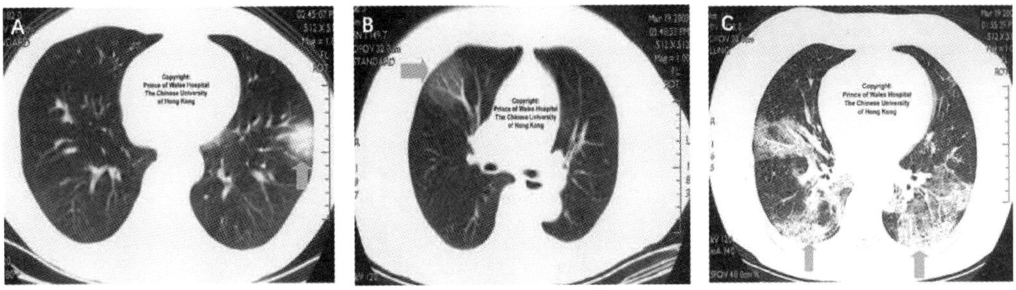

A　　　　B　　　　C

图 1-6-4　SARS 患者 CT 影像

A.左下叶外基底段片状实变影；B.右上叶外围片状磨玻璃影；C.右中叶和两下叶多发片状磨玻璃影和实变影。

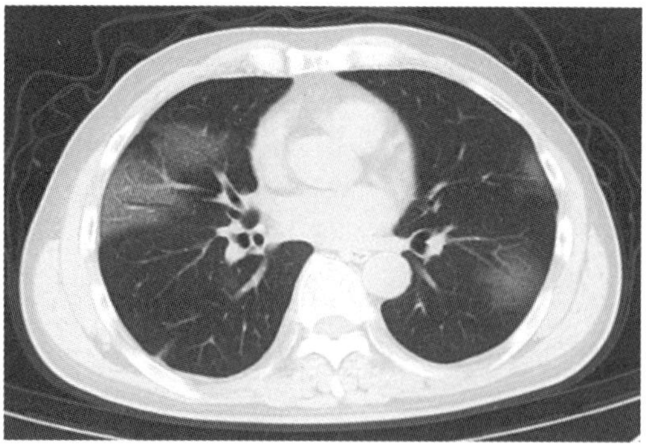

图 1-6-5　新冠肺炎患者 CT 影像

患者，男，63岁，发热1周。入院时胸部CT示双肺多发大小不等磨玻璃影，内见小网状影，气管、支气管通畅。

（三）MERS

中东呼吸综合征（Middle East respiratory syndrome，MERS）是由一种新型冠状病毒（MERS-CoV）感染而引起的病毒性呼吸道疾病，2012 年在沙特阿拉伯首次被发现。冠状病毒是一组能够导致人类和动物感染发病的病毒，能够引起人类发生从普通感冒到严重急性呼吸综合征（SARS）等多种疾病。MERS-CoV 与 SARS-CoV-2 的基因序列有 40% 的相似性。

1. 症状

感染 MERS-CoV 的症状与新冠肺炎有些相似，MERS 潜伏期为 2 ~ 14 天，感染者会出现急性、严重呼吸道疾病，伴有发热、咳嗽、气短及呼吸困难，严重的病例还会出现肾衰竭和死亡。部分病例以腹泻等非典型临床表现为首发症状。存在下列危险因素时易出现严重并发症：年龄大于 60 岁，合并其他疾病如糖尿病、高血压、哮喘、缺血性心脏病、免疫系统缺陷和终末期肾脏病，维持性血液透析患者。重症患者最常见的临床表现包括发热（71%）、咳嗽（68%）、呼吸困难（66%）以及胃肠道症状（32%）。

2. 流行病学

从 2012 年到 2020 年 1 月 31 日，全球向世界卫生组织报告的 MERS-CoV 感染实验室确诊病例总数为 2 519 例，其中有 866 例相关死亡。全球数字反映了迄今为止根据《国际卫生条例（2005）》向世卫组织报告的实验室确诊病例总数。死亡总数包括世卫组织通过对受影响会员国的追踪迄今了解到的死亡人数。尽管 MERS-CoV 的致死率高于 SARS-CoV 和 SARS-CoV-2，但 SARS-CoV-2 在短时间内影响了更多的人。

3. 来源与传播

人类通过与单峰骆驼直接或间接接触而感染 MERS-CoV。MERS-CoV 已在人与人之间表现出传播能力。到目前为止，所观察到的人际传播主要发生在医疗环境中。人际传播有限，仅限于家人、患者以及医务人员之间。近几年，MERS 的暴发主要是 2014 年在沙特的利雅得和吉达，2015 年在韩国。根据其在中东出现间歇性散发病例、社区聚集和医院内暴发，推测 MERS 具有在全球传播的相当大的风险。鉴于 MERS-CoV 似乎在中东和非洲地区的单峰骆驼中高度流行，人畜共患传染病传播以及随之而来的人类流行病风险很可能在未来几年内继续存在。

4. 实验室检查

（1）血常规：中性粒细胞及单核细胞计数正常（约 91%），血小板减少（约 36%）和淋巴细胞减少（约 34%），但也有淋巴细胞增多（约 11%）。

（2）肝功能：肝功能检查大多正常，部分患者 AST、ALT 及 LDH 有所升高。

（3）病原学：主要包括病毒分离、病毒核酸检测。病毒分离为实验室检测的“金标准”；病毒核酸检测可以用于早期诊断。应及时留取多种标本（咽拭子、鼻拭子、鼻咽或气管抽取物、痰或肺组织，以及血液和粪便）进行检测，其中以下呼吸道标本阳性检出率更高。

1）病毒核酸检测：以 RT-PCR（最好采用实时 RT-PCR）法检测呼吸道标本中的 MERS-CoV 核酸。

2）病毒分离培养：可从呼吸道标本中分离出 MERS-CoV，但一般呼吸道冠状病毒在细胞中培养分离较为困难。

5. 肺部影像学

通常表现为单侧弥漫性病变或双侧异常，可出现如空气支气管征、空洞形成、磨玻璃影、结节影甚至胸腔积液等。Al Jawder SE 认为，MERS 住院患者最常见的 CT 表现是以双侧胸膜下和基底部肺组织受累为主的广泛磨玻璃样密度影，而实变影相对少见。病变好发于胸膜下及支气管血管周围区域，提示此类肺炎倾向于机化性肺炎的表现模式。同样，在 MERS 患者中，尽管大部分完全康复，但是 33% 的患者在随访影像中显示出肺纤维化的证据。

MERS 患者与新冠肺炎患者 CT 影像对比见图 1-6-6、图 1-6-7。

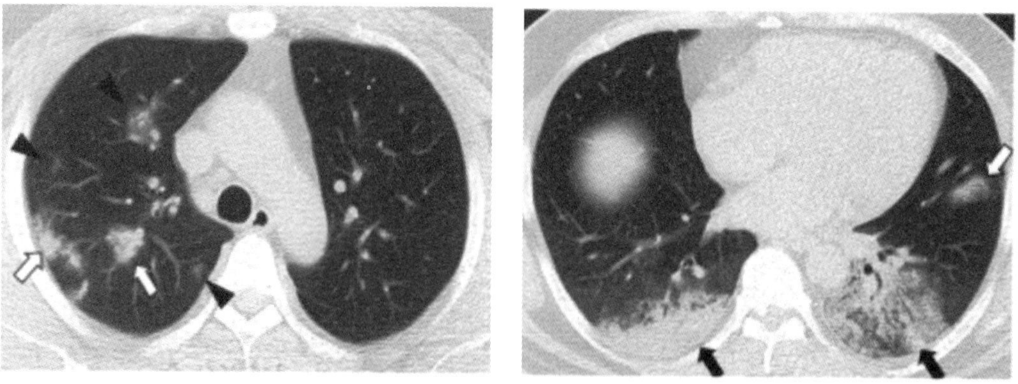

图 1-6-6　MERS 患者 CT 影像

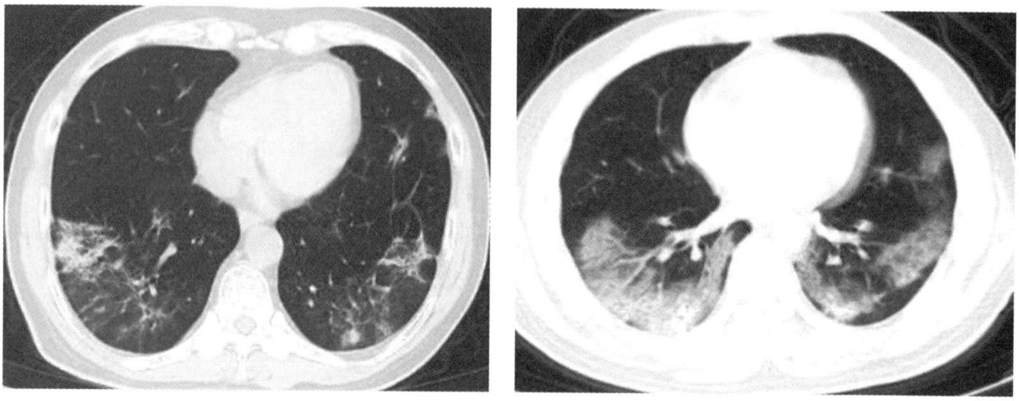

图 1-6-7　新冠肺炎患者 CT 影像

6. 诊断要点

（1）美国疾控中心规定 MERS 监测病例应具有以下特征：①体温≥ 38℃及胸部影像学资料显示急性呼吸道感染。②满足下述三者之一：发病前 14 日内在 MERS 病例报告或流行地区旅游或居住；与疑似病例或确诊病例有密切接触史；病因尚未确定的严重呼吸道疾病患者。

（2）目前具备以下四项之一者可确诊为 MERS 实验室确诊病例：①至少双靶标 PCR 检测阳性。②单个靶标 PCR 阳性产物，经基因测序确认。③从呼吸道标本中分离出 MERS 病毒。④恢复期血清 MERS 抗体较急性期血清抗体水平呈 4 倍及以上增高。

7. 与新冠肺炎的主要鉴别点

有不同的流行病学接触史，入境旅客及市民如最近曾到访中东地区，并于 14 日内出现发热或下呼吸道感染性疾病，应被列为 MERS 怀疑个案处理，检测样本对 MERS-CoV 呈阳性反应确诊。MERS 与 COVID-19 的临床症状及影像学表现相似，甄别困难，主要依赖于流行病学接触史及病毒核酸检测来鉴别。

（四）腺病毒肺炎

腺病毒肺炎是腺病毒（ADV）感染所致的肺炎。

1. 病原学

ADV 颗粒为 20 面体对称结构，直径 70 ～ 90 nm，无包膜，由衣壳、核心蛋白和 DNA 组成。线状双链 DNA 全基因组大小为 32 ～ 36 kb，衣壳有 252 个壳粒，20 面体 12 个顶角壳粒称为五邻体（penton），五邻体上各有一条长度为 10 ～ 30 nm 的纤突，其末端膨大呈球状；其余 240 个壳粒为六邻体（hexon）。六邻体、五邻体构成 ADV 的主要抗原。

2. 病毒学

ADV 对理化因素抵抗力较强，对酸和温度耐受范围较大，对胃酸以及胆汁具有抵抗力，对脂溶剂及胰酶等不敏感，在干燥环境下保持传染性可达数周时间。因其无包膜，故对多种消毒剂具有抵抗力。85% ～ 95% 酒精 2 分钟、次氯酸钠溶液 10 分钟、紫外线照射 30 分钟、56℃ 30 分钟可使其失去活性。

3. 流行病学

文献报道 ADV 肺炎占儿童肺炎的 4% ～ 10%；占成人呼吸道感染的 1% ～ 7%；在婴儿重症肺炎的病原中 ADV 感染占 32.2%，而且死亡率高，14% ～ 60% 患儿可遗留不同程度的肺部后遗症。

4. 传染源

患者和隐性感染或携带者（ADV 在患者鼻咽分泌物中可持续排毒 5 ～ 10 天，1、2 型可长达数周或数月，潜伏期末至急性期传染性最强）。

5. 传播途径

经空气飞沫传播是主要传播方式，亦可通过手、污染的物品传播；直接黏膜接触、粪—口途径是结膜炎、胃肠炎的主要传播方式。

6. 易感人群

作为常见机会性感染病原体，人群普遍易感，感染后可获得对同型病毒的免疫力。本病常常发生在 6 个月至 5 岁的儿童、老年人，以及免疫缺陷或功能低下的人群。拥挤的环境和较差的社会经济条件增加 ADV 感染的风险，不良的卫生习惯更易引起本病流行。托儿所、学校、医院、部队时有暴发。

7. 流行特征

世界各地都有发生，四季均可发病；不同的地域、人群和年份引起呼吸道感染暴发或流行的 ADV 的型别可能不同，也可能出现新的型别，呈现复杂、多变的分子流行病学特征。

8. 临床表现

腺病毒肺炎起病急，常在起病之初即出现 39℃以上的高热，可伴有咳嗽、喘息，轻症患者一般在 7 ～ 11 天体温恢复正常，其他症状也随之消失。重症患者高热可持续 2 ～ 4 周，以稽留热多见，也有不规则热型。呼吸困难多始于病后 3 ～ 5 天，伴全身中毒症状，精神萎靡或者烦躁，易激惹，甚至抽搐。部分患者有腹泻、呕吐，甚至出现严重腹胀。

9. 实验室检查

（1）血液常规和生化检查：

1）血常规：白细胞可正常、升高或下降。

2）C 反应蛋白：可正常或升高，HAdV–3 型感染儿童的血清 C 反应蛋白水平较其他型更高。

3）降钙素原（PCT）：重症患儿 PCT 可＞ 0.5 mg/mL。

4）其他：HAdV–7 型易出现贫血、血小板减少和肝肾功能受损。合并心肌损伤者肌酸激酶同工酶、肌钙蛋白或肌红蛋白升高，危重患儿更明显。

（2）病原学检查：

1）病毒分离和血清学鉴定：传统的病毒分离和血清分型方法虽是诊断腺病毒的金标准，但不适于临床早期诊断。

2）抗原检测：针对腺病毒衣壳六邻体抗原进行检测，多采用免疫荧光法，标本为鼻咽抽吸物、鼻咽拭子、痰液及肺泡灌洗液，发病 3 ～ 5 天内检出率最高，重症病例 2 ～ 3 周仍可阳性。

3）PCR 检测：比传统的病毒培养和病毒抗原检测敏感性更高，标本为鼻咽拭子或痰液、支气管肺泡灌洗液等。实时定量 PCR 可对病毒进行定量分析，帮助预测病情严重程度。

10. 与新冠肺炎的影像学鉴别要点

腺病毒肺炎影像学主要表现为肺实变和渗出影。一侧肺或双肺结节状、斑片状、小片状或大片状实变影，病变中心密度较高，单发或多发，边界清楚。部分患者在实变影周围出现斑片状、小片状、大片状或云絮状渗出影。个别可出现少量胸腔积液，多为单侧。重症患者表现为一个大叶或两个大叶以上的实变影，其内无支气管征，或表现为一个肺段的实变，病变形态和范围变化较快。个别危重患者病变进展迅速，1 ～ 2 天内从结节状、小片状或斑片状实变影发展为大片实变影。而新冠肺炎患者胸部 CT 早期呈现多发小斑片影以及间质改变，以肺外带为著，进而发展为双肺多发磨玻璃影、浸润影，严重者可出现肺实变，胸腔积液少见。

腺病毒肺炎患者与新冠肺炎患者的 CT 影像对比见图 1–6–8、图 1–6–9。

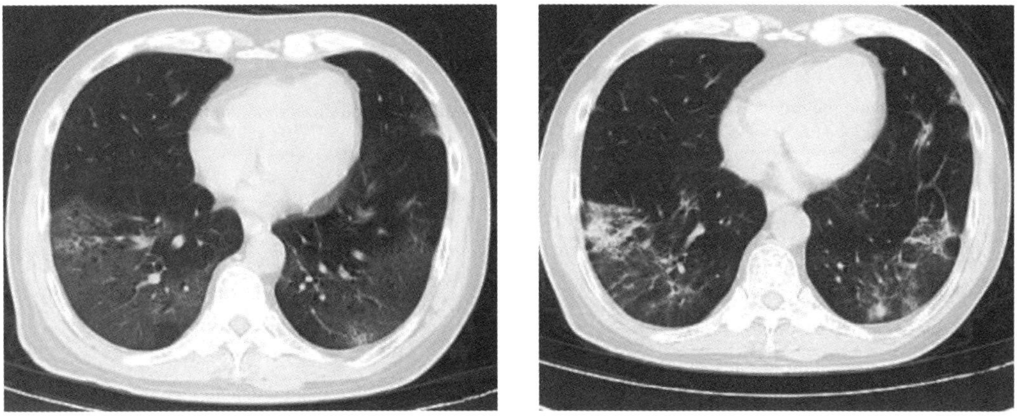

A B

图 1–6–8 腺病毒肺炎患者 CT 影像

A.双下肺可见大片渗出性实变影，空气支气管征明显；
B.双肺充气不均，细支气管管壁增厚。

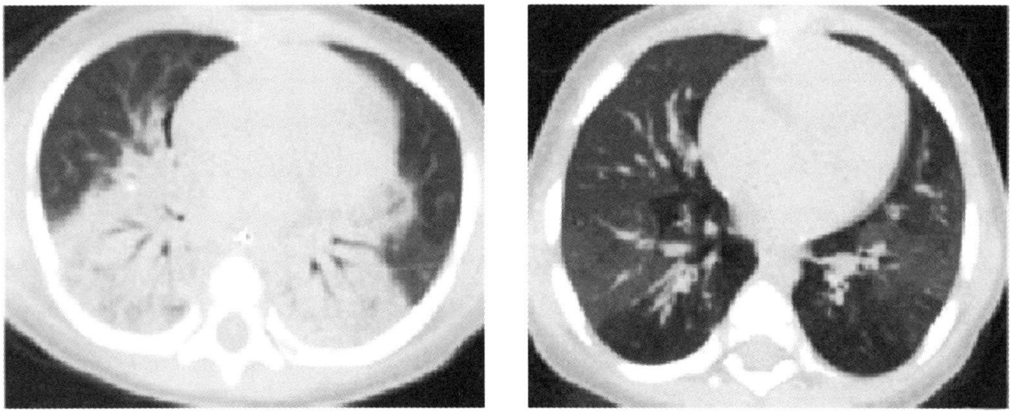

A B

图 1–6–9 新冠肺炎患者 CT 影像

A.双肺散在斑片状磨玻璃影，内可见细支气管扩张，部分实变；
B.双肺散在斑片状磨玻璃影，其内可见细支气管扩张，实变部分较前增加。

另外，腺病毒具有广泛的组织嗜性，在感染初期可表现为病毒血症，除了呼吸道症状外，还可累及中枢神经系统、循环系统、血液系统等，造成肺外损伤和功能障碍。而新冠肺炎潜伏期为 1 ～ 14 天，一般 3 ～ 7 天，以发热、乏力、干咳为主要表现。成人腺病毒感染的影像学特征以磨玻璃影或斑片样渗出和实变影为主，而新冠肺炎患者的胸部 CT 早期呈现多发小斑片影以及间质改变，以肺外带为著。总之，病毒性肺炎影像表现多样，相互重叠，因此诊断主要以病原学实验室检查为主，结合胸部影像学表现、流行病学和临床表现、必要的辅助检查及鉴别诊断，进行综合分析做出判断。

（五）呼吸道合胞病毒肺炎

呼吸道合胞病毒肺炎是由人类呼吸道合胞病毒（RSV）引起的急性呼吸道传染病，RSV 是引起婴幼儿下呼吸道感染最常见的病毒，对儿童、老年人和免疫功能低下的成年人均可造成严重的呼吸道感染。

1. 病毒学

同冠状病毒一样，RSV 是单链 RNA 病毒。属于单股反链病毒目、副黏液病毒科、肺病毒属，2016 年重新定义为正形肺炎病毒。RSV 分离株分为 A 和 B 两个主要的抗原组。RSV 原发性感染（通常发生于 2 岁左右）后免疫是局部的和短暂的，因此，再感染可能在一生中再次发生。

2. 流行病学

（1）流行特点：在温带国家，RSV 在冬季传播，在 12 月至次年 1 月达到高峰。在热带国家，RSV 在夏季炎热、潮湿和多雨的天气仍然会暴发。通常，这两种基因型（A 型和 B 型）中的一种在一个季节占优势，它们每年交替或共循环。

（2）传染源：RSV 感染者，感染者会携带该病毒长达 27 天之久。

（3）传播途径：可通过接触（如手或口）和飞沫传播，不排除空气传播，建议在使用气溶胶生成程序或设备时采取适当的隔离预防措施。

（4）易感人群：人群普遍易感，婴幼儿、老年人、免疫力低下以及合并基础疾病（如慢性肺病、慢性心血管疾病）的人群易发展为严重下呼吸道感染。

3. 临床表现

总的来说，RSV 感染在临床表现上与其他呼吸道病毒感染没有明显的区别，单从临床症状不能可靠地将其与新冠肺炎、流感病毒肺炎等其他病毒性肺炎区分开来。与新冠肺炎患者或感染流感病毒的人相比，感染 RSV 的人更常见的症状是鼻塞、咳嗽和喘息，发热较少见。

RSV 感染的临床表现多种多样，主要由宿主因素决定，如年龄和免疫抑制程度。临床表现从无症状的传播、类似感冒的症状到急性呼吸窘迫不等。健康的年轻人在感染 RSV 后 3 ~ 5 天出现上呼吸道感染症状，如鼻塞和鼻漏（22% ~ 78%）或喉咙痛（16% ~ 64%）。在严重免疫抑制的情况下，可发生进行性下呼吸道疾病，导致暴发性肺炎，则会出现咳嗽（85% ~ 95%）、喘息（33% ~ 90%）和呼吸困难等症状（51% ~ 93%），少数情况下还会伴有严重的发热，死亡率高。本病在不满一个月的婴儿中会有其他表现，如呼吸暂停、昏睡无力、食量减少等。

4. 实验室检查

RSV 感染在临床表现上与其他病毒性呼吸道感染难以区分，诊断需要实验室检查。RT-PCR 是诊断的金标准，血清学也可能有助于诊断。

（1）血清学 IgG 抗体检测有助于诊断。

（2）抗原分析（如酶免疫分析）和细胞培养敏感性低，且抗原检测结果阴性不能排除 RSV 感染。

（3）反转录聚合酶链反应（RT-PCR）容易快速获得，是诊断的金标准。鼻咽拭子是最常用的拭子。如果患者气管插管，应获得下呼吸道标本。

5. 影像学表现

本病与新冠肺炎的影像学鉴别明显（图 1-6-10~ 图 1-6-13）：

（1）病变以气道为中心进行分布，支气管周围可见小叶中心结节，气腔实变，有磨玻璃样影。

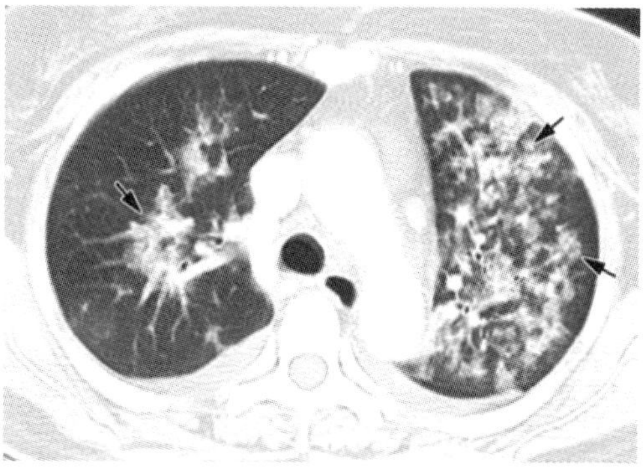

图 1-6-10　呼吸道合胞病毒肺炎患者 CT 影像（女，58 岁）

急性髓系白血病伴有发热，RSV检测阳性。CT图像显示多个不规则的结节影和树芽征，沿支气管血管束斑片状实变，支气管管壁轻度增厚。

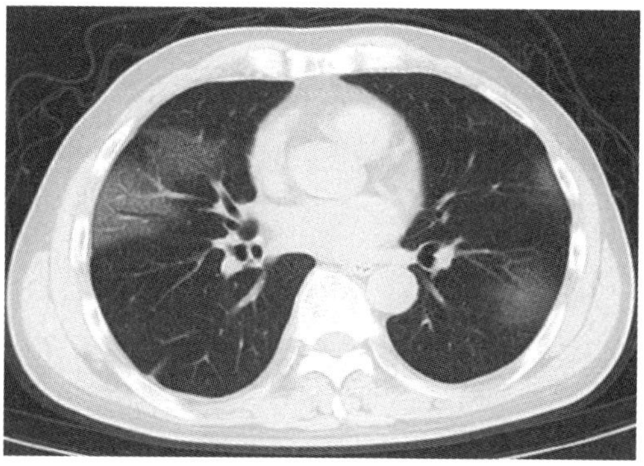

图 1-6-11　新冠肺炎患者 CT 影像 1（男，63 岁）

发热1周，新型冠状病毒核酸检测阳性。CT图像显示双肺见多发大小不等磨玻璃影，内见小网状影，气管、支气管通畅。

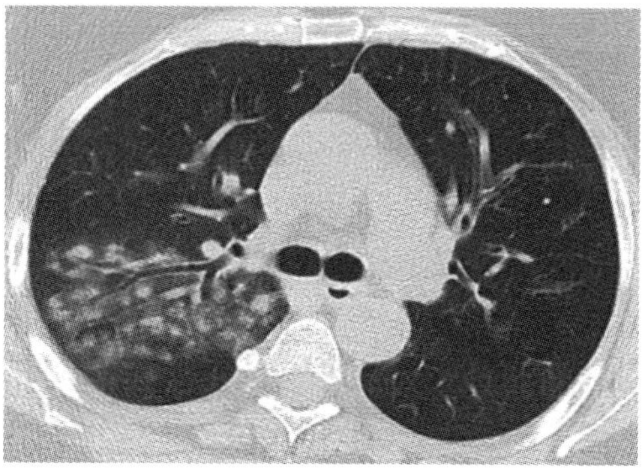

图 1-6-12　呼吸道合胞病毒肺炎患者 CT 影像（女，45 岁）

急性髓系白血病，RSV检测阳性。CT图像显示右肺上叶小叶中心结节，周围有磨玻璃样影，病变以气道为中心进行分布，支气管管壁增厚。

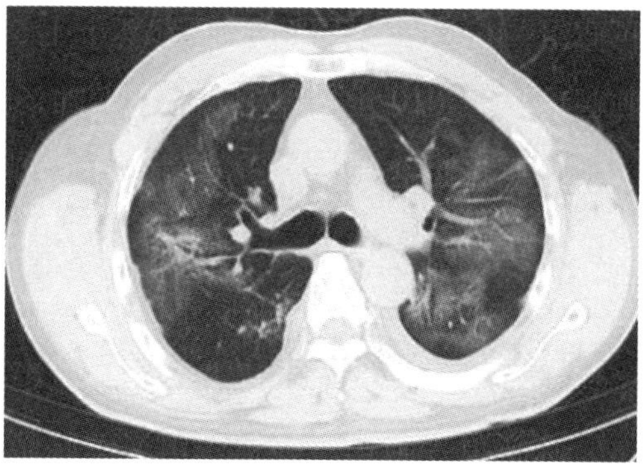

图 1-6-13　新冠肺炎患者 CT 影像 2（男，63 岁）

发热1周，新冠肺炎核酸检测阳性。CT图像显示双肺纹理增多，双肺见多发片状磨玻璃影，内见网格状影及条索状高密度影，左下肺见片状实变影。

（2）伴有树芽征和支气管管壁增厚。

（3）有或没有沿支气管血管束分布的实变影。

（六）肺炎支原体肺炎

肺炎支原体肺炎是由肺炎支原体（MP）引起的以间质病变为主的急性肺部感染，由于此类肺炎在临床表现上与肺炎链球菌等常见细菌引起的肺炎有明显区别，且使用 β-内酰胺类抗生素和磺胺类药物等治疗无效，因此临床上又将其与嗜肺军团菌、肺炎衣原体及立克次体等其他非典型病原体引起的肺炎统称为“原发性非典型肺炎”。

1. 病因

MP 是介于细菌和病毒之间、兼性厌氧、能独立生活的最小微生物，通常存在于纤毛上皮之间，不侵入肺实质，通过细胞膜上神经氨酸受体位点吸附于宿主呼吸道上皮细胞表面，抑制纤毛活动，破坏上皮细胞。MP 的致病性可能与患者对病原体或其代谢产物的过敏反应有关。

2. 流行病学

（1）流行特点：秋、冬季节发病较多，但季节性差异并不显著。

（2）传染源：肺炎支原体肺炎患者和支原体携带者。

（3）传播途径：主要通过呼吸道传播，因吸入患者咳嗽、打喷嚏时喷出的口鼻分泌物而感染。

（4）易感人群：可发生于任何年龄，但在青壮年、无基础疾病的社区获得性肺炎（CAP）患者中所占比例更高；而 SARS-CoV-2 人群普遍易感。

3. 临床表现

潜伏期为 1 ~ 3 周。多数患者仅以低热、疲乏为主，部分患者可出现突发高热并伴有明显的头痛、肌痛及恶心等全身中毒症状。呼吸道症状以阵发性刺激性干咳最为突出，多伴有明显的咽痛，偶有胸痛、痰中带血。肺外表现更为常见，如皮炎（斑丘疹和多形红斑）、耳痛等。而新冠肺炎肺外症状较少见。肺部可无阳性体征，胸部体检与肺部病变程度常不相称。

4. 实验室检查

血清特异性抗体和肺炎支原体核酸检测临床诊断意义更大，是与新冠肺炎相鉴别的重要手段。

本病患者白细胞总数正常或略增高，以中性粒细胞为主，C 反应蛋白和血沉通常可升高。而新冠肺炎感染早期白细胞总数正常或稍减低，可见淋巴细胞计数减少。

病原学检测：肺炎支原体生长缓慢，体外培养困难。血清特异性抗体检测仍然是目前诊断的主要手段。急性期及恢复期的双份血清标本中，肺炎支原体特异性抗体滴度呈 4 倍或 4 倍以上增高或减低时，均可确诊为肺炎支原体感染，这是目前国际上公认的标准。此外，颗粒凝集试验特异性抗体滴度≥ 1 ：160，或补体结合试验特异性抗体滴度≥ 1 ：64，或特异性 IgM 阳性，也可作为诊断肺炎支原体近期感染或急性感染的依据。

基于核酸技术的肺炎支原体检测方法（如 PCR、实时 PCR 等）具有快速、简便、敏感度高的特点，但感染后肺炎支原体的持续存在、无症状的肺炎支原体携带都可能造成假阳性。

5. 影像学表现

新冠肺炎胸部影像学早期呈多发小斑片影及间质改变，以肺外带明显，进而发展为双肺多发磨玻璃影、浸润影，严重者可出现肺实变，胸腔积液少见。支原体肺炎病变多见于下肺野，胸片常表现为一侧或双侧片状实变影、模糊的小结节影、网状或网状结节影；CT 常表现为双侧小叶性分布的磨玻璃影或段性分布的实变影，中央小叶性结节影和支气管分支样影（树芽征），轻度的小叶间隔、支气管管壁增厚。

肺炎支原体肺炎患者与新冠肺炎患者 CT 影像对比见图 1-6-14。

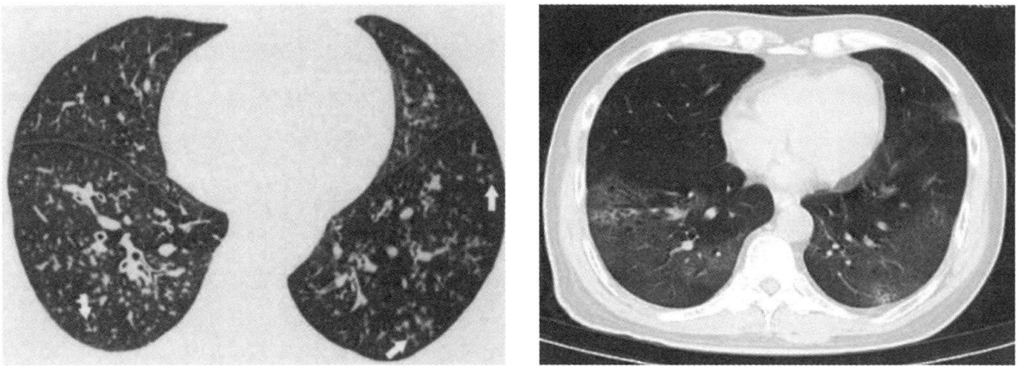

A　　　　　　　　　　B

图 1-6-14　肺炎支原体肺炎患者与新冠肺炎患者 CT 影像对比

A.肺炎支原体肺炎患者CT：双侧中央型结节影和支气管模糊阴影。
B.新冠肺炎CT：双肺可见多发斑片状、囊片状低密度影。

（七）肺炎衣原体肺炎

1. 病因

衣原体（CP）属包括 4 个衣原体种，即沙眼衣原体、鹦鹉热衣原体、肺炎衣原体和牛衣原体。衣原体是严格细胞内寄生的病原体，在细胞质寄生并形成包涵体。

沙眼衣原体可引起沙眼及泌尿生殖系统感染，肺炎衣原体和鹦鹉热衣原体可引起各种呼吸系统感染，牛衣原体不引起人类感染。在人类呼吸道感染中，肺炎衣原体比鹦鹉热衣原体更为常见。

2. 流行病学

（1）流行特点：秋、冬季节发病较多，但季节性差异并不显著。

（2）传染源：肺炎衣原体肺炎患者和衣原体携带者。

（3）传播途径：属于人—人传播，主要通过呼吸道飞沫或其污染物接触传播。

（4）易感人群：年老体弱、营养不良、COPD、免疫功能低下者易被感染，且感染后免疫力很弱，易于反复。新冠肺炎人群普遍易感。

3. 临床表现

新冠肺炎潜伏期为 1 ～ 14 天，多为 3 ～ 7 天，临床表现与肺炎衣原体肺炎相似。肺炎衣原体肺炎潜伏期一般为 15 ～ 23 天，多数表现为咽痛、发热、咳嗽，尤其咽喉痛明显。病情通常较轻，有自限性。受累肺叶部位可闻及湿啰音。老年肺炎衣原体肺炎患者症状较为严重，尤其是合并细菌性感染或存在 COPD 等基础疾病时。

4. 实验室检查

核酸检测和血清学试验临床诊断意义较大，是与新冠肺炎相鉴别的重要手段。

（1）血白细胞正常或稍高，血沉加快。新冠肺炎感染早期白细胞总数正常或稍减低，可见淋巴细胞计数减少。

（2）病原学检测：分离培养条件要求较高，技术复杂，体外培养困难。诊断主要依靠血清抗体检测，微量免疫荧光试验（MIF）是目前国际上标准的且最常用的衣原体血清学诊断方法：IgG ≥ 1 ∶ 512 和（或）IgM ≥ 1 ∶ 32。另一种则为呼吸道标本核酸检测阳性。

5. 影像学表现

新冠肺炎胸部影像学早期呈多发小斑片影及间质改变，以肺外带明显，进而发展为双肺多发磨玻璃影、浸润影，严重者可出现肺实变，胸腔积液少见。衣原体肺炎胸片表现包括轻度的网状模糊影、结节影和段性或小叶性分布的实变影，80% 病例出现单发实变影，一侧或双侧多发实变影约占 15%，大叶实变约占 5%。CT 表现主要包括磨玻璃影和实变影，片状模糊实变影与支气管炎范围一致，单发、边界清实变影与小叶炎症相一致更多见。约 25% 患者有少量胸腔积液。

肺炎衣原体肺炎患者与新冠肺炎患者 CT 影像对比见图 1-6-15。

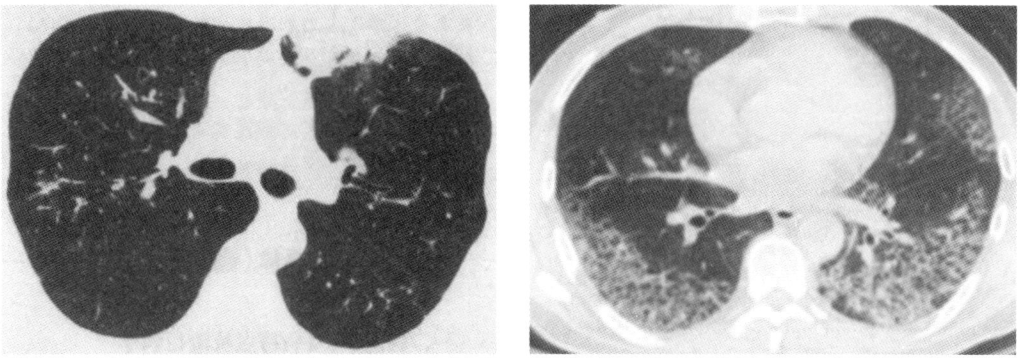

A　　　　　　　　　　B

图 1-6-15　肺炎衣原体肺炎患者与新冠肺炎患者 CT 影像对比

A.肺炎衣原体肺炎患者CT：可见左肺上叶实变影，双肺结节影、条索影。
B.新冠肺炎患者CT：双肺磨玻璃病灶内可见细网格状阴影，类似铺路石状。

本例患者在此次疫情期间有武汉旅居史，符合新冠肺炎流行病学特点；且起初发病是以“发热、咳嗽 9 天，胸闷 3 天”为主诉，并且很快出现呼吸困难，呼吸急促、气短，对症治疗效果差，依赖高流量吸氧，病情发展较快；入院后查血常规白细胞正常，淋巴细胞计数、淋巴细胞百分比明显降低，C 反应蛋白轻度升高，乳酸脱氢酶升高，降钙素原正常；CT 提示双肺磨玻璃影，间质改变，持续时间长，均非常符合新冠肺炎的临床特点，结合患者核酸检测阳性，最后确诊。

三、治疗体会

通过以上分析可知，临床中如果遇见不明原因的肺炎患者，尤其是暴发性发病，一定要提高警惕，注意鉴别，早期留取标本行病原学检查尤为重要。及时留取各种标本，包括痰、咽拭子、血、大小便、胸腹水等，积极完善影像学检查，在等待各类培养、核酸检测的同时根据患者的一般表现、实验室检查、影像学检查初步确诊，并抢先治疗，切勿因等待结果而延误治疗时机。同时，也提醒我们，如果遇到不明原因的发热、咳嗽患者，或实验室检查提示新型病毒的时候，一定要加强防护，避免感染。

第七章 新冠肺炎的治疗

第一节　一般治疗

一、病例

（一）病例一

1. 基本情况

患者，女，41 岁，既往体健。

2. 主诉及现病史

以“发热 1 天”为主诉入院。1 天前受凉后出现发热，体温 38 ℃，无寒战、头晕、头疼、乏力、全身酸痛，无胸闷、咳嗽、咳痰、胸痛、恶心、呕吐、腹痛、腹胀、腹泻等不适。至我院行血常规检查提示：白细胞 5.21×10^9/L、淋巴细胞 0.69×10^9/L。C 反应蛋白 8.47 mg/L。肺部 CT 提示右下肺炎症。门诊以“肺部感染：不排除新冠肺炎”收入我科。自发病以来，神志清，精神可，饮食、睡眠可，大小便正常，近期体重无明显变化。

3. 入院查体（生命体征）

T 37.6 ℃，P 88 次 / 分，R 18 次 / 分，BP 120/70 mmHg，SpO_2 98%（未吸氧）。

4. 辅助检查

血常规：白细胞 5.21×10^9/L、淋巴细胞 0.69×10^9/L。C 反应蛋白 8.47 mg/L。

肺部 CT：右下肺炎症。

肺炎支原体、肺炎衣原体检测：阴性。

流感抗原检测：阴性。

5. 入院诊断

肺部感染：不排除新冠肺炎。

6. 治疗经过

患者 10 天前驾车从武汉返回后出现发热。入院后行新型冠状病毒核酸检测，结果为阳性，确诊为新冠肺炎。入住隔离病房后，给予“干扰素 + 洛匹那韦利托那韦 + 阿比多尔”抗病毒治疗数天后，加用“左氧氟沙星”抗感染治疗，余给予化痰、平喘、退热等对症综合治疗，治疗效果可，病情逐渐改善。后期连续两次复查新型冠状病毒核酸检测均为阴性，符合出院标准后出院，继续隔离观察。

（二）病例二

1. 基本情况

患者，男，59 岁。3 年前患“高血压”，最高血压 160/90 mmHg。3 年前曾患“脑梗死”，无后遗症。

2. 主诉及现病史

以“间断发热、咳嗽、咳痰 10 天”为主诉入院。10 天前无明显诱因出现发热，最高体温 40℃，无明显上呼吸道卡他症状，咳嗽、咳痰轻微，于当地诊所输液 7 天（具体不详），效差，仍间断发热，体温最高 38℃，阵发性咳嗽、咳痰，痰为白色黏痰，行走时感心慌，于两天前就诊于当地县人民医院，胸部 CT 提示双肺感染性病变，考虑为“病毒性肺炎”，使用“阿比多尔 + 头孢曲松”治疗，次日行新型冠状病毒核酸检测，结果为阳性，确诊为新冠肺炎，病情逐渐加重，偶感闷喘、心悸，遂转至当地市人民医院治疗。自发病以来，神志清、精神欠佳，饮食差，睡眠可，体力下降，大小便正常，近期体重无明显变化。

3. 入院查体

T 37.2 ℃，P 100 次 / 分，R 25 次 / 分，BP 129/82 mmHg，SpO_2 95%（未吸氧）。

4. 辅助检查

血常规：白细胞 6.63×10^9/L、淋巴细胞 0.5×10^9/L、C 反应蛋白 115.46 mg/L。

血气分析：pH 7.48、$PaCO_2$ 34 mmHg、PaO_2 72 mmHg、Lac 1.4 mmol/L、HCO_3^- 25.3 mmol/L、BE 1.8 mmol/L。

血生化：ALT 68 U/L、AST 53 U/L、白蛋白 28.5 g/L、肌酸激酶同工酶 61 U/L、乳酸脱氢酶 339 U/L、钾 3.2 mmol/L。

胸部 CT：符合双肺病毒性肺炎改变表现。

5. 入院诊断

新冠肺炎（重型）；肝功能不全；低蛋白血症。

6. 治疗经过

患者确诊新冠肺炎后于当地县人民医院使用“阿比多尔”抗病毒 +“头孢曲松”抗感染治疗，治疗效果欠佳，转至市人民医院后病情仍呈进行性发展，氧合指数降至 173 mmHg，出现呼吸衰竭，考虑诊断为新冠肺炎（危重型）。市人民医院更改治疗方案为：间断使用无创呼吸机辅助呼吸，“洛匹那韦利托那韦”抗病毒治疗、“莫西沙星 + 头孢曲松”抗感染治疗、“甲泼尼龙 40 mg 静脉滴注”抗炎治疗，余给予对症支持治疗。由于患者病情持续加重，以上治疗方案治疗 2 天后，患者病情改善不明显，经多位专家会诊后增加“干扰素雾化”抗病毒治疗，调整激素用法为“甲泼尼龙 40 mg 静脉注射”，余治疗方案不变。激素治疗 5 天后，患者复查，化验结果、肺部 CT 及患者体征均较前好转，酌情短期使用激素治疗（3 ~ 5 天）并减少激素使用剂量，更改为甲泼尼龙 20 mg，逐渐减量至停药。患者病情虽较前好转，但临床分型依然为危重型，存在呼吸衰竭，需要机械通气治疗，具备转诊条件，进一步转诊至省级医院接受治疗。

二、病例剖析

1. 如何合理地安排新冠肺炎患者治疗场所?

病例一患者系中年女性，该患者起病前 14 天内有武汉市及周边地区居住史，临床表现有发热症状，发病早期白细胞总数正常、淋巴细胞计数减少，符合疑似病例诊断，首先进行单人单间隔离，后经新型冠状病毒核酸检测阳性确诊，确诊后依据诊疗方案施行确诊病例集中隔离治疗。

依据第七版诊疗方案，结合孕产妇、新生儿治疗方案，治疗场所划分如下：

（1）依据诊断标准区分疑似和确诊病例，分别进行隔离，疑似病例单人单间隔离治疗，确诊病例可多人收治在同一病室。

（2）疑似或确诊 COVID-19 的孕妇及新生儿应在出生后隔离在指定的病房内至少 14 天，且不得母乳喂养。

（3）危重型病例应当尽早收入 ICU 治疗。

2. 新冠肺炎患者一般治疗措施有哪些?

病例一患者有发热症状，肺部CT提示右下肺炎症，属于普通型，给予一般治疗。除卧床休息、氧疗、对症支持等治疗外，选择“干扰素 + 洛匹那韦利托那韦 + 阿比多尔”联合抗病毒治疗（根据第七版诊疗方案，不建议同时应用 3 种及以上抗病毒药物联合治疗），患者经治疗后体温控制不佳，遂在抗病毒治疗基础上加用左氧氟沙星抗感染治疗，体温逐渐稳定后调整抗生素为莫西沙星，余治疗不变，病情逐渐好转，连续两次复查新型冠状病毒核酸检测均为阴性后出院。

结合该患者的治疗方案，新冠肺炎的一般治疗措施分为以下 6 种：

（1）抗病毒治疗：由于缺乏临床随机对照试验（RCT）证据的支持，暂无针对 COVID-19 的特效药物，现有抗病毒治疗是基于以往治疗重症急性呼吸综合征（SARS）、中东呼吸综合征（MERS）或其他一些新流感的经验，且还需在临床应用中进一步评价目前所试用药物的疗效。目前国家卫生健康委员会《新型冠状病毒肺炎诊疗方案（试行第七版）》建议的抗病毒药物如下（表 1–7–1）：

表1–7–1　新冠肺炎抗病毒药物推荐用药

药物	推荐用法及用量
α–干扰素	成人每次500万IU或相当剂量，加入灭菌注射用水2 mL，每日2次雾化吸入
洛匹那韦利托那韦	成人200 mg（50 mg/粒，每次2粒，每日2次），疗程不超过10天
利巴韦林	建议与干扰素或洛匹那韦利托那韦联合应用，成人500 mg/次，每日2~3次静脉输注，疗程不超过10天
磷酸氯喹	18~65岁成人，体重＞50 kg者，每次500 mg，每日2次，疗程7天。体重＜50 kg者，第1~2天每次500 mg，每日2次；第3~7天每次500 mg，每日1次
阿比多尔	成人200 mg，每日3次，疗程不超过10天

（2）抗菌药物治疗：第七版诊疗方案建议避免盲目或不恰当使用抗菌药物，与抗菌药物常规使用的原则相一致，但没有进一步的启用时机。《上海市 2019 冠状病毒病综合救治专家共识》提出轻型和普通型原则上可不使用抗菌药物。重症和危重症患者可依据个体情况给予经验性抗感染治疗并加强微生物监测。在感染指标检测上降钙素原（PCT）的特异性要高于 C 反应蛋白，可对感染风险较大（如老年患者、合并基础性疾病、气道开放患者往往易合并细菌感染和真菌感染）或疑似感染患者进行 PCT 检测，对于确认细菌或真菌感染的患者应尽早进行经验性抗感染治疗同时送检标本，经验性药物选择需覆盖最常见的肠杆菌科细菌、葡萄球菌和肠球菌。一般情况下住院后发生感染者可选用 β–内酰胺酶抑制剂复合物、碳青霉烯类药物治疗。如考虑合并肠球菌和葡萄球菌或耐甲氧西林金黄色葡萄球菌（MRSA）感染，可加用糖肽类药物（万古霉素）、达托霉素或利奈唑胺。必要时可加用棘白菌素类药物经验性覆盖念珠菌，但不建议联合使用广谱抗菌药物，还需根据微生物检测报告及药物敏感试验（简称药敏试验）及时调整抗菌药物的使用。使用抗生素后仍需持续监测相关感染指标，随着住院时间的延长，有交叉感染的风险等，应警惕耐药菌的产生，需实时根据微生物检测结果及药敏试验结果调整用药。

（3）呼吸支持：依据病例症状及缺氧程度及时给予有效氧疗措施，包括鼻导管、面罩给氧和经鼻高流量氧疗。有条件者可采用氢氧混合吸入气（H_2/O_2：66.6%/33.3%）治疗。

（4）特殊患者：孕产妇的治疗应考虑妊娠周数，尽可能选择对胎儿影响较小的药物，以及考虑是否终止妊娠后再进行治疗等问题，并告知患者。新生儿、婴儿及儿童的治疗应考虑年龄、体重，酌情减少药量、疗程，对新生儿、婴儿及儿童病例更需持谨慎态度，尽可能选择对患儿影响较小的药物。若需使用如洛匹那韦利托那韦，可能造成相关腹泻、恶心、呕吐、肝功能损害等不良反应，应在知情同意下使用。

（5）中医治疗：应在专业中医师的指导下使用中西医结合的方式治疗，目前推荐的中成药包括金花清感颗粒、连花清瘟胶囊、疏风解毒胶囊、血必净注射液、痰热清注射液等。

（6）其他治疗措施：注意对病例已有基础性疾病的治疗；嘱患者在保证充足休息的情况下适当运动，包括在床上活动四肢、在床边坐、站立及行走。该过程中需注意密切观察患者呼吸困难和氧合情况，防止摔伤等；加强支持治疗，补充足够的蛋白质、热量及维生素；注意水、电解质平衡，维持内环境稳定；密切监测生命体征、指氧饱和度等。根据病情监测血常规、尿常规、C反应蛋白、生化指标（肝酶、心肌酶、肾功能等）、凝血功能、动脉血气分析、胸部影像学等。有条件者可行细胞因子检测。

3. 各种抗病毒药物应用有何注意事项？

参照病例一患者治疗经过。该患者在治疗中应用了喹诺酮类抗生素，需警惕避免同时使用磷酸氯喹抗病毒，因氯喹偶可引起窦房结抑制，导致心律失常、休克，严重时可发生阿–斯综合征而导致死亡；而喹诺酮类抗生素可引起QT间期延长，为避免两药物相互作用，应禁止联合应用。除药物间相互作用外，还应警惕抗病毒药物的不良反应及禁忌证。相关抗病毒药物的不良反应、禁忌证及药物间相互作用整理如下：

（1）α–干扰素：干扰素是一类多功能糖蛋白，通过与细胞表面受体结合，促使细胞产生多种抗病毒蛋白，改变细胞的代谢过程，从而降解病毒RNA，抑制RNA和相关蛋白质的合成。在SARS的治疗中已有多个回顾性研究证实α–干扰素在抗病毒中的作用及优势，在近期MERS治疗中，α–干扰素联合利巴韦林也被认为是较有前景的治疗方式之一。需要说明的是，推荐用法中雾化吸入属于超说明书用药，因此临床医生在应用时需更加谨慎地对待。α–干扰素常见的不良反应有发热、疲劳、头痛、肌痛、关节痛、食欲不振、恶心等；少数患者可能出现粒细胞减少、血小板减少等血象异常。禁忌证：已知对干扰素制品过敏者；有心绞痛、心肌梗死病史以及其他严重心血管病史者；有其他严重疾病不能耐受本品的不良反应者；癫痫和其他中枢神经系统功能紊乱者。

（2）洛匹那韦利托那韦：洛匹那韦利托那韦是病毒的蛋白酶抑制剂，使病毒产生不成熟、没有感染性的病毒颗粒。本药在SARS的治疗中发挥了重要作用，同时也是韩国MERS治疗指南中的推荐用药。洛匹那韦利托那韦最常见的不良反应有腹泻（13.8%～23.8%）、恶心（2.2%～13.5%）、无力或疲劳（3.4%～7.1%）、头痛（1.6%～7.1%）、粪便异常（0～6.0%）、呕吐（1.6%～4.8%）、腹痛（1.1%～4.8%）、出疹（0.6%～3.6%）、失眠（1.1%～2.4%）和疼痛（0.7%～2.4%），其他还有转氨酶活性增高（肝功能测试异常）、甘油三酯和总胆固醇水平增高、高血糖症和身体脂肪分布改变等报道。禁忌证：需要注意的是，肝脏是代谢和消除洛匹那韦的主要器官，而洛匹那韦又有肝不良反应风险，因此肝受损者应慎用；除此之外，本品因无足够的妊娠期安全性证明，原则上不建议孕妇应用；对本品过敏者禁用。

（3）利巴韦林：利巴韦林为合成的核苷类抗病毒药物，进入被病毒感染的细胞后迅速磷酸化，产物作为病毒合成酶的竞争性抑制剂，抑制病毒复制。利巴韦林以往在SARS的治疗中发挥了重要作用，但在MERS治疗中的有效性仍有争议。由于利巴韦林会在红细胞内发生反应，其严重不良反应是溶血性贫血，这种情况一般是可逆的，但对于新型冠状病毒感染的患者，这可能会加重疾病进展，还可能恶化已经存在的心脏疾病。因此，临床医生应严格把控此药的适用范围。除上述溶血性贫血外，利巴韦林的不良反应还有白细胞减少、皮疹、腹泻、胃肠道出血、血清胆红素升高。禁忌证：孕妇或有备孕意向的妇女；有利巴韦林过敏史者；合并血红蛋白病（如地中海贫血或镰状细胞贫血）、不稳定心脏病或痛风、肝功能异常的患者；肾功能不全患者；活动性结核患者。

（4）磷酸氯喹：为氯喹的磷酸盐，是一种通过与核蛋白结合，与病毒DNA形成复合物，从而阻止病毒DNA复制与RNA转录的经典抗疟药物。2003年SARS期间，有研究发现氯喹可以有效预防和阻止SARS-CoV在细胞中的复制，因而广泛使用。本药不良反应较多，小剂量时可有头晕、头痛、眼花、食欲减退、恶心、呕吐、腹痛、腹泻、皮肤瘙痒、皮疹甚至剥脱性皮炎、耳鸣、烦躁等，反应大多较轻，停药后可自行消失；用药量大、疗程长时，可能会有较重的反应，常见者为对眼的毒性，停药后可消失，如药物在体内蓄积，可致视网膜轻度水肿和色素聚集，影响视力；可有致畸作用，不建议孕妇使用；偶可引起窦房结抑制，导致心律失常、休克，严重时可发生阿－斯综合征而导致死亡。因此，结合药物相互作用，禁止此等药与喹诺酮类、大环内酯类等抗生素联合使用，以免 QT 间期延长，导致尖端扭转型室性心动过速的风险；同时建议避免与洋地黄类药物、抗心律失常药物（普鲁卡因胺、胺碘酮等）、多潘立酮、三环类抗抑郁药等联用。本药还可导致药物性精神病、白细胞减少、紫癜、皮疹、皮炎，光敏性皮炎乃至剥脱性皮炎、银屑病、毛发变白、脱毛、神经肌肉痛、轻度短暂头痛等；溶血、再生障碍性贫血、可逆性粒细胞缺乏症、血小板减少等较为罕见。禁忌证：孕妇严禁使用。此外，本品与保泰松同用，易引起过敏性皮炎；与氯丙嗪等合用，易加重肝脏负担；对神经肌肉接头有直接抑制作用，链霉素可加重此不良反应；与肝素或青霉胺合用，可增加出血机会；与氯化铵合用，可加速排泄而降低血中浓度；与单胺氧化酶抑制剂合用可增加毒性；与氟羟强的松龙合用易致剥脱性红皮病；与氯喹同类物（氨酚喹、羟氯喹等）同用时，可使氯喹血中浓度提高。

（5）阿比多尔：阿比多尔是非核苷类广谱抗病毒药物，抗病毒的同时还具有增强免疫的作用，其主要作用是阻断病毒包膜和宿主细胞膜的融合，抑制子代病毒产出，并诱导干扰素产生，增强免疫力，间接实现抗病毒作用。有研究表明，阿比多尔可抑制 SARS-CoV 与 MERS-CoV 在体外繁殖。在此次新冠肺炎治疗中李兰娟院士团队的初步体外细胞试验显示，阿比多尔在 10 ~ 30 μmol /L 浓度下能有效抑制 SARS-CoV-2（未发表数据）。本药的不良反应相对较少，还需在临床使用中进一步评价，不良反应主要表现为恶心、腹泻、头昏和血清转氨酶增高。禁忌证：对本品过敏者禁用。

以上药物介绍均基于指南推荐药物，鉴于目前针对 SARS-CoV-2 的治疗仍未有确认有效的药物，以及各种药物本身的毒副作用和药物相互作用，为更加安全有效地治疗 SARS-CoV-2 感染的患者，特列出以上药物的相关不良反应及禁忌证。同时治疗新冠肺炎不建议同时应用 3 种及以上抗病毒药物，出现不可耐受的毒副作用时应停止使用相关药物。

4. 如何合理应用糖皮质激素?

参照病例二患者的治疗经过。该患者诊断为新冠肺炎危重型，在接受抗病毒、抗感染、对症支持等多方位治疗后，病情仍未得到有效的控制，且氧合指数进行性下降。诊疗方案第七版建议对于氧合指标进行性恶化、影像学进展迅速、机体炎症反应过度激活状态的患者，酌情短期内（3 ~ 5 日）使用糖皮质激素，且为避免激素治疗的副作用，多个诊疗方案对激素的剂量也提出限制（详见下文）。

病例二中患者采用了“甲泼尼龙 40 mg × 5 天”的治疗方案，并在病情得到控制后逐渐减少激素用量至停药。回顾此患者的治疗过程，对于新冠肺炎患者的激素治疗应当是谨慎且适当的，激素使用的时机、剂量、疗程以及可能产生的副作用都需要格外关注。鉴于 SARS 治疗的经验教训，此次对新冠肺炎在使用激素治疗方面需更加谨慎，WHO 指南仍然建议如无特殊情况，尽量不要应用糖皮质激素。上述第七版诊疗方案建议中，临床医生需着重注意“短期内”和“建议治疗剂量”，避免长期使用糖皮质激素对患者产生的侵袭性真菌感染和股骨头坏死等严重不良反应，严格把控治疗剂量，应当注意较大剂量糖皮质激素由于免疫抑制作用，会延缓对冠状病毒的清除。同时多个诊疗方案也对“疗程”和“剂量”做出了定义，《军队支援湖北医疗队新型冠状病毒感染疾病诊疗方案（试行第一版）》建议最高日剂量不超过相当于甲泼尼龙 160 mg，疗程不超过 7 日，注意个体化差异，反对大剂量激素冲击疗法。《上海市 2019 冠状病毒病综合救治专家共识》提出激素剂量控制在 20 ~ 40 mg/d，重症患者控制在 40 ~ 80 mg/d，疗程一般为 3 ~ 6 日。《重症新型冠状病毒肺炎诊疗与管理共识》推荐用法为：普通型，40 mg/d，5 日；重型，40 ~ 80 mg/d，7 ~ 10 日；危重型，80 ~ 160 mg/d，7 ~ 10 日。对于糖皮质激素的使用时机，众多共识的建议均较为苛刻，强调患者氧合指标恶化、影像学进展迅速或面临插管风险时考虑激素的应用，湖北专家组《新型冠状病毒肺炎糖皮质激素使用的建议》中对糖皮质激素治疗的时机进行了量化：成人（年龄≥ 18 岁）；经过 PCR 或血清抗体确诊的新型冠状病毒感染患者；症状（包括发热、咳嗽或其他相关感染症状）发生 10 日以内，影像学证实为肺炎且快速进展；静息未吸氧状态下，患者 SpO_2 ≤ 93% 或呼吸急促（呼吸频率≥ 30 次 / 分）或氧合指数≤ 300 mmHg。从以上各版方案中不难看出，激素的使用仍存在较大争议，这就要求临床医生在使用过程中充分评估患者病情，排除禁忌证、把握适应证，短时、适量地使用激素治疗。

三、治疗体会

病例一患者的流行病学、临床表现、实验室检查、胸部 CT 等均为新冠肺炎普通型的典型发病特征，并在经过抗病毒、抗感染以及其他对症支持治疗后病情逐步好转，直至两次核酸检测阴性后痊愈出院。在该病例的治疗中，当地医院按照诊疗方案中针对新冠肺炎普通型患者的治疗措施进行救治，治疗效果明显且迅速，治疗中涉及了新旧诊疗方案更改后的抗病毒联合使用建议（第七版诊疗方案较第五版增加了“不建议同时应用 3 种及以上抗病毒药物”），使治疗中的用药更加规范、合理，避免药物间相互作用可能产生的不良反应，这一建议也充分说明了目前的治疗药物的疗效还需在临床应用中进一步评价。

病例二患者入院即诊断为新冠肺炎（重型），给予抗病毒、抗感染等联合治疗效果不佳，转至市人民医院后病情仍呈进行性发展，诊断改为危重型。加用间断使用无创呼吸机辅助呼吸、糖皮质激素抗炎治疗后暂且稍稍稳定，治疗 2 日后，患者病情改善仍不明显，经多位省级专家会诊后调整激素用法，由“静脉滴注”改为“静脉注射”，病情才得以控制。激素治疗 5 日后，复查化验结果、肺部 CT 及患者体征均较前好转，酌情短期使用激素治疗（3 ~ 5 日），减少激素使用剂量，并逐渐减量至停药。从该患者的治疗经过来讲，当地市人民医院在充分评估了患者病情后依据诊疗方案给予了合理的激素治疗，严格控制激素的用量、用法、疗程，虽未改变患者危重型的诊断分型，但及时控制住了病情进行性发展的趋势，稳定甚至改善了患者多项检查指标和肺部影像学，为患者进一步转诊至省级医院治疗争取到了时间可能性、患者可能性和转运可能性。激素治疗在医学界各类病种治疗上都是一把双刃剑，如何规避风险又用其所长是临床医生们一直所追求的，但这一切的基础都还在于熟悉掌握激素应用的禁忌证和适应证，只有把握用药原则，才能在关键时刻放手一搏。

第二节　呼吸支持治疗

鼻导管氧疗

一、病例

1. 基本情况

患者，男，50 岁，否认既往基础疾病。

2. 主诉及现病史

以“间断发热、乏力、咳嗽 6 天”为主诉急诊入院。入院 6 天前无明显诱因出现发热，最高体温 38.5 ℃，轻微咳嗽，伴胸闷、气短，无咳痰、咯血、盗汗等症状，就诊于当地医院，予以退热等药物治疗（具体药物不详），仍间断发热，咳嗽、胸闷、气喘逐渐加重。行胸部 DR 示双肺多发斑片状高密度影，边缘模糊。血常规：

白细胞 6.59×10^9/L，中性粒细胞百分比 82.5%，淋巴细胞百分比 12.9%。患者有 11 天疫区经商史，疑诊为“新冠肺炎？”，为求进一步治疗急诊收入我院。发病来，神志清，精神、饮食及睡眠差，大小便正常，体重无明显变化。

3. 入院查体

神志清，精神一般，体温 38.5 ℃，脉搏 110 次 / 分，呼吸 28 次 / 分，血压 173/110 mmHg，血氧饱和度 92%，听诊双肺呼吸音粗，双肺可闻及干、湿啰音。心率 110 次 / 分，律齐，各瓣膜未闻及明显病理性杂音。

4. 辅助检查

当地医院查胸部 DR：双肺纹理增重紊乱，双肺肺野多发斑片状高密度影，边缘模糊，心影增大，双侧肺门影尚可，双侧膈肌及肋膈角锐利。诊断意见：心影增大，双侧肺炎。血常规：白细胞 6.59×10^9/L，中性粒细胞百分比 82.5%，淋巴细胞百分比 12.9%。

5. 入院诊断

新冠肺炎（重型）？流行性感冒并肺炎？细菌性肺炎？ SARS？

6. 诊疗经过

入院当天给予心电监护，鼻导管吸氧 3 ~ 4 L/min，SpO_2 90% ~ 92%，呼吸频率 24 次 / 分。血气分析：pH 7.48，$PaCO_2$ 40 mmHg，PaO_2 50 mmHg，HCO_3^- 29.8 mmol/L，Lac 1.4 mmol/L，BE 5.8 mmol/L，SaO_2 88%。患者静息状态下，血氧饱和度≤ 93%，氧合指数≤ 300 mmHg。完善化验，血常规示白细胞 6.23×10^9/L、中性粒细胞百分比 93.61%、淋巴细胞计数 0.3×10^9/L、淋巴细胞百分比 4.82%，流感病毒 A（+），C 反应蛋白 30.02 mg/dL，咽拭子核酸检测阳性，且合并乙肝小三阳，诊断为新冠肺炎重型。其他器官功能无明显异常。及时更换面罩吸氧 6~8 L/min，予以“洛匹那韦利托那韦片 2 粒 bid+ 连花清瘟胶囊抗病毒；莫西沙星针 400 mg qd 静脉滴注抗感染；血必净 + 甲泼尼龙琥珀酸钠 40 mg bid 抗炎；多索茶碱 + 氨溴索针化痰平喘；干扰素 α 2b 注射液 500 万 IU 雾化 bid”治疗。入院治疗第 3 天喘息减轻，更换鼻导管吸氧 2 ~ 3 L/min，SpO_2 94% ~ 96%。复查血气分析：pH 7.51，$PaCO_2$ 36 mmHg，PaO_2 59 mmHg，HCO_3^- 28.7 mmol/L，Lac 2.0 mmol/L，BE 5.6 mmol/L，SaO_2 92%。调整治疗“停用莫西沙星针，甲泼尼龙琥珀酸钠减量为 40mg qd”。入院第 10 天间断鼻导管吸氧（2 ~ 3 L/min），SpO_2 95% ~ 99%，呼吸频率 20 次 / 分。复查血气分析：pH 7.51，$PaCO_2$ 39 mmHg，PaO_2 71 mmHg，HCO_3^- 31.1 mmol/L，Lac 1.4 mmol/L，BE 7.5 mmol/L，SaO_2 96%。停用氧疗，加用中药辨证治疗，经会诊患者确定由重型转为轻型。12 天后，复查两次核酸阴性，

解除隔离。

二、病例剖析

1. 该新冠肺炎患者氧疗的目的是什么？目前应用的主要氧疗手段是什么？

新冠肺炎可能会出现呼吸困难和／或低氧血症，严重者迅速进展为 ARDS，而氧疗和机械通气是最基本和最重要的呼吸支持手段。ARDS 患者必须及时进行适当的氧疗，纠正低氧血症，降低呼吸功，提高氧输送效率，改善组织氧供，并且减少心肌做功。

ARDS 患者的低氧血症是肺泡内渗出和肺不张所引起的分流样效应，仅仅提高吸氧浓度起到的作用有限，需应用机械通气及 PEEP 治疗。PEEP 可以增加功能残气量，使萎陷的肺泡复张。因此病情进展到不同的程度，需要不同的呼吸支持，应制订从标准氧疗开始的阶梯性治疗方案和阶段性评价方案，病情好转后及早降低支持强度，避免治疗的副作用和不必要的设备浪费，促进患者及早出院。结合病例的情况，该患者需要氧疗，早期依据氧合情况选择面罩低流量吸氧。

目前主要应用于新冠肺炎的氧疗手段主要有：经鼻导管或面罩氧疗，经鼻高流量氧疗，无创正压通气，有创机械通气。

2. 该患者是否适合氧疗？如何选择氧疗装置？

氧疗适用于所有存在组织缺氧和低氧血症的患者。

氧疗适应证：低氧血症；呼吸窘迫；低血压或组织血管低灌注状态；低心排血量和代谢性酸中毒；呼吸、心搏骤停等。静息吸空气条件下 $SaO_2 \leqslant 93\%$，或活动后 $SaO_2 < 90\%$，或氧合指数为 200 ~ 300 mmHg，或不伴呼吸窘迫，均推荐持续氧疗。

选择氧疗需考虑的患者因素：缺氧原因及严重程度；患者年龄（新生儿、小孩或成人）；患者意识程度；人工气道存在与否；自主呼吸有无、是否稳定以及分钟通气量大小。

3. 该患者氧疗目标是什么？

通常推荐氧疗目标：予以合适的氧疗后 SaO_2 上升至 94%~98%，活动后 $SaO_2 \geqslant 90\%$；静息时无呼吸窘迫，或呼吸窘迫改善。在吸入适当浓度氧的前提下，动脉血氧饱和度＞ 90% 或动脉氧分压＞ 60 mmHg 是保证氧输送的前提，在此基础上应尽量降低吸入氧浓度，避免氧疗并发症出现。

4. 该患者应用的鼻导管及面罩吸氧有什么特点?

（1）鼻导管吸氧：鼻导管、鼻塞吸氧的氧浓度一般不会超过 40%，故适用于有自主呼吸，需要吸入氧浓度较低的患者。鼻导管吸氧需具备的指征：潮气量 300 ~ 700 mL；呼吸频率低于 25 ~ 30 次 / 分；呼吸规则而稳定。不符合以上条件的患者应及时采用高流量吸氧。建议鼻导管氧流量一般不超过 6 L/min，因为此时鼻咽腔解剖无效腔已被氧气完全预充，提高氧流量不能增加吸入氧浓度，若提高吸入氧浓度，需加用氧储气囊。该患者初始适合应用鼻导管吸氧。

鼻导管吸氧优点：易于耐受，较为舒适，不影响口腔护理及进食；实施方便。缺点：额外吸入空气，使吸入氧浓度不稳定；吸入氧浓度受患者呼吸模式的影响大；易引起堵塞；插入时易损伤鼻黏膜。

目前采用的鼻导管吸氧法主要包括：

1）鼻咽导管吸氧法：导管自鼻孔插入鼻咽腔，常用氧流量为 2 ~ 3 L/min，吸入氧浓度小于 30%。

2）鼻前庭导管吸氧法：导管置于鼻前庭，氧流量可达 6 ~ 8 L/min，吸入氧浓度可达 35% ~ 50%，可湿化鼻腔。

3）鼻塞吸氧：此法舒适，不易被分泌物堵塞。

4）气道内给氧法：适用于脱离呼吸机但仍保留气管插管或气管切开患者，简单易行，但需注意供氧过程中供氧管插入过深损伤气道，或氧流量过高导致气道湿化不足。黏稠的分泌物易堵塞导管，需注意经常清洗。

鼻导管吸入氧浓度计算公式：吸入氧浓度 =21+4 × 吸入氧流量（L/min）。但吸入氧浓度受潮气量及呼吸频率影响，张口呼吸、说话、咳嗽和进食时，吸入氧浓度都会减低。潮气量越大或呼吸频率越快，吸入氧浓度越低；潮气量越小或呼吸频率越慢，吸入氧浓度越高。

鼻导管吸氧氧流量与吸入氧浓度的关系见表 1–7–2。

表1–7–2　鼻导管吸氧氧流量与吸入氧浓度的关系

氧流量（L/min）	吸入氧浓度（%）
1	25
2	29
3	33
4	37
5	41
6	45

（2）面罩吸氧：目前应用的吸氧面罩包括普通面罩、附储气袋面罩、无重复呼吸和部分重复呼吸面罩。

当患者需要较低氧流量来提供较高的吸入氧浓度（FiO_2 > 60%）维持氧饱和度时可加用一个 600 ~ 1 000 mL 的附储氧袋面罩。氧流量一般设定为 5 ~ 10 L/min，以确保储气袋适当充盈和将面罩内 CO_2 冲洗出。

面罩吸氧氧流量与吸入氧浓度的关系见表 1–7–3。

表1–7–3　面罩吸氧氧流量与吸入氧浓度的关系

氧流量（L/min）（面罩吸氧）	吸入氧浓度（%）	氧流量（L/min）（加储气袋面罩）	吸入氧浓度（%）
5~6	40	6	60
6~7	50	7	70
7~8	60	8	80
		9	90
		10	99

部分重复吸氧面罩允许患者重复呼吸部分呼出气，以减少氧气消耗。理想情况下，患者呼出气的 1/3 进入储气袋，与储气袋中的纯氧混合。呼出气的前 1/3 主要来自解剖无效腔，当氧流量为 6 ~ 10 L/min 时，吸入氧浓度可达 35% ~ 60%。无重复呼吸面罩则是在储气袋与面罩间装一单向活瓣，确保呼气相氧气直接进入储气袋，吸气相氧气流向面罩和储气袋。

三、治疗体会

本例患者为一典型新冠肺炎重型患者，中年男性，合并乙型肝炎，既往体健，无其他器官功能损伤，PaO_2/ FiO_2 在 150 ~ 300 mmHg，予以鼻导管吸氧未达到氧疗目标，即 SaO_2 上升至 94% ~ 98%，活动后 SaO_2 ≥ 90%。该患者及时更换面罩吸氧后，达到氧疗目标，且经治疗后病情逐渐好转，后逐渐过渡至鼻导管，直至不需氧疗、好转出院。重型患者接受鼻导管或面罩吸氧时，需密切评估呼吸窘迫和 / 或低氧血症是否缓解，及时调整给氧流量及方式。予以氧疗需动态观察患者氧合是否达标，静息时呼吸窘迫是否改善。当低流量条件下 SaO_2 持续> 98%，宜暂停吸氧，观察 SaO_2 变化，评估病情。

经鼻高流量氧疗

一、病例

1. 基础情况

患者，男，79 岁，既往有慢性阻塞性肺疾病 20 年。

2. 主诉及现病史

以“发热、咳嗽 6 天余”为主诉急诊入院。患者 6 天前无明显诱因出现咳嗽、发热，体温 37.3℃，无咳痰，无寒战、盗汗等症状，在家口服药物治疗（具体用药不详），效果欠佳，后于当地医院诊治，仍间断发热，伴胸闷、气短，期间存在与新冠肺炎确诊患者密切接触史。今日送至我院发热门诊处，疑诊为“新冠肺炎？”收入我院。发病来，神志清，精神、饮食及睡眠一般，大小便正常，体重无明显变化。

3. 入院查体

神志清，精神一般，体温 37.2 ℃，脉搏 96 次 / 分，呼吸 21 次 / 分，SpO_2 92%，血压 135/93 mmHg。听诊双肺呼吸清音，双肺可闻及干、湿啰音。心率 96 次 / 分，律齐，各瓣膜未闻及明显病理性杂音。

4. 辅助检查

当地医院胸部 CT：慢性支气管炎伴肺气肿并右肺肺大疱；两肺炎性改变（建议抗炎治疗后复查）；轻度肺间质纤维化并双侧胸膜增厚。

血常规：白细胞 2.44×10^9/L，淋巴细胞计数 0.72×10^9/L，中性粒细胞百分比 60.1%。

5. 入院诊断

发热待查：新冠肺炎？细菌性肺炎？慢性支气管炎；肺大疱。

6. 诊疗经过

入院当天予以心电监护，鼻导管吸氧 2 ~ 3 L/min，血氧饱和度 90% ~ 95%，呼吸频率 24 次 / 分，行核酸检测阳性。血常规：白细胞 5.82×10^9/L，淋巴细胞计数 4.82×10^9/L，中性粒细胞百分比 54.5%。C 反应蛋白 66.31 μg/mL，呼吸道病毒：IVA 阳性。余器官功能未见明显异常。患者于静息状态下，血氧饱和度≤ 93%，$PaO_2/FiO_2 \leq 300$ mmHg。诊断为新冠肺炎重型。予以“洛匹那韦利托那韦片 2 粒 bid 口服抗病毒 + 莫西沙星针 400 mg qd 静脉滴注抗感染；血必净 50 mL q12h 静脉滴注 + 甲泼尼龙琥珀酸钠 40 mg bid 静脉注射治疗；重组人干扰素 α 2b 注射液 500 万 IU bid 雾化吸入抗病毒治疗；中药辨证施治；控制出入液量”等治疗。入院第 3 天患者出现呼吸窘迫，鼻导管吸氧 3 ～ 5 L/min，呼吸频率 22 ～ 26 次 / 分，SpO_2 88% ～ 92%。查血气分析：pH 7.45，$PaCO_2$ 43 mmHg，PaO_2 54 mmHg，HCO_3^- 28.9 mmol/L，Lac 0.8 mmol/L，BE 5.9 mmol/L，SaO_2 89%。入院第 5 天患者持续呼吸窘迫状态，呼吸频率 25 ～ 28 次 / 分，SpO_2 88%。查血气分析：pH 7.5，$PaCO_2$ 39 mmHg，PaO_2 44 mmHg，HCO_3^- 29.8 mmol/L，Lac 1.0 mmol/L，BE 6.7 mmol/L，SaO_2 84%。予以持续高流量湿化吸氧，氧流量 45 L/min，氧浓度 70%。入院第 7 天复查血气分析：pH 7.54，$PaCO_2$ 38 mmHg，PaO_2 50 mmHg，HCO_3^- 32.5 mmol/L，Lac 1.1 mmol/L，BE 6.7 mmol/L，SaO_2 90%。复查肺部 CT 见肺部炎症明显扩大，提示为危重型，随时可能需要机械通气、呼吸机辅助呼吸治疗，转入上级医院。

二、病例剖析

1. 该新冠肺炎患者采用的经鼻高流量氧疗有何特点？

经鼻高流量氧疗（high-flow nasal cannula oxygen therapy，HFNC）是指通过高流量鼻塞持续提供可调控并相对恒定的吸氧浓度（21% ～ 100%）、温度（31 ～ 37 ℃）和湿度的高流量（40 ～ 60 L/min）氧疗方式。HFNC 系统内部有涡轮及流量感受器，可提供流速 40~60 L/min，将空氧混合气体按照设定输出，因此吸入氧浓度可控，并不随患者呼吸状态改变而变化。其加温湿化罐及内置加热线路的呼吸管路可提供 37 ℃、相对湿度 100% 的气体，有效保护黏液纤毛转运系统功能，稀释呼吸道分泌物，保持呼吸道的通畅和湿润，维持呼吸道的正常功能，有效预防下呼吸道感染等并发症。

经鼻高流量氧疗的优点：①提供较准确的、不同氧浓度的气体，而且氧浓度不受患者呼吸模式影响。②气流完全由系统提供，可根据患者需要调整气体的温度和湿度。③较普通氧疗具有高效、舒适、无明确禁忌证等特点。经鼻高流量氧疗的鼻塞选择透水不透气的特殊材质，一定程度上避免冷凝水的形成；而且经鼻高流量氧疗的鼻塞没有将鼻孔完全密封，提高了患者的舒适度和耐受度。鼻塞孔径可分为 S、M、L 号，建议选取小于鼻孔内径 50% 的鼻导管。鼻尖柔软且带有一定的弧度，防止高速气流直接冲击患者的额窦，从而提高了患者的舒适度及依从性。

2. 该病例特点是什么？为什么该患者需要 HFNC？

该病例患者是一位合并 20 年慢性阻塞性肺疾病的老年男性，基础肺功能差，从发病 2 周内迅速进展为 ARDS，且呼吸窘迫逐渐加重，由重型转为危重型。

ARDS 患者的低氧血症是肺泡内渗出和肺不张所引起的分流样效应，仅仅提高吸氧浓度起到的作用有限，需应用呼气末正压（PEEP）治疗。

HFNC 的临床效应：

（1）产生 PEEP 效应：HFNC 通过高流量气流可在气道内产生一定的呼气末正压，促进萎陷肺泡复张（表 1-7-4）。PEEP 效应与气体流速、张口呼吸、体重指数、性别等有关，流速越高产生的 PEEP 越高，张口呼吸会降低 PEEP 水平。

表1-7-4　HFNC吸入氧流量与产生PEEP的关系

男性闭口呼吸		女性闭口呼吸	
氧流量（L/min）	PEEP（cmH_2O）	氧流量（L/min）	PEEP（cmH_2O）
20	2.2（2. 0~2. 9）	20	3.7（2. 0~4.0）
40	4.1（3.2~5.2）	40	7.2（5.9~7. 7）
60	5.4（5.0~6.0）	60	8.7（7.7~9. 7）

（2）减少鼻咽部解剖无效腔：HFNC 可通过高流速气体清除鼻咽部解剖无效腔内未进行交换的气体。

（3）增加呼气末肺容积：通过 PEEP 效应促进萎陷肺泡复张，增加呼气末肺容积，改善氧合并促进 CO_2 排出。

（4）保护气道黏膜，增强黏膜纤毛的清理能力：呼吸道内保持 37℃温度和 95%~100% 湿度是维持黏膜纤毛系统正常清除功能的必要条件。成人呼吸道每日蒸发水量达 500 mL，以湿化吸入空气。与无创及其他氧疗相比，HFNC 主要提供相对精确的恒温和恒湿的高流量氧疗,气体通过充分湿化及加热,可缓解气道痉挛,改善气道黏膜纤毛的运动功能，湿化气道分泌物及湿化气体，显著提高患者的气道清除能力，提高患者的舒适度及依从性。

（5）减少机体代谢：将吸入气体加温至 37 ℃，保持相对湿度 100% 是上呼吸道的正常的生理功能之一，需要消耗一定的热量，而 HFNC 代替了气道的温、湿化作用，减少了呼吸道的代谢功。

（6）降低上呼吸道气道阻力及减少患者的呼吸功：在吸气时 HFNC 提供的流量对鼻咽腔有一定的机械性支撑作用，从而降低吸气阻力。

3. 该新冠肺炎患者是否适合 HFNC？

HFNC 适应证：①轻、中度低氧血症（100 mmHg ≤ PaO_2/FiO_2 < 300 mmHg）；②轻度呼吸窘迫（呼吸频率> 24 次 / 分）；③轻度通气功能障碍（pH ≥ 7.3）；

④对传统氧疗或无创正压通气不耐受或有禁忌证者。

HFNC 目前的临床应用：①急性呼吸衰竭或慢性呼吸衰竭急性加重，接受鼻导管或面罩吸氧 1 ~ 2 小时氧合未达到治疗目标，低氧血症或呼吸窘迫无改善，甚至恶化；氧合指数 150 ~ 200 mmHg，均推荐 HFNC。重型新冠肺炎患者氧合指数在 200 ~ 300 mmHg 时，首选经鼻高流量氧疗。②拔管后的序贯呼吸治疗。③拒绝气管插管患者。④免疫抑制或心功能不全患者的呼吸治疗。⑤辅助气管插管。⑥辅助气管镜检查。

HFNC 相对禁忌证：①重度Ⅰ型呼吸衰竭（$PaO_2/FiO_2 < 100$ mmHg）；②通气功能障碍（pH < 7.30）；③矛盾呼吸；④气道保护能力差，有误吸高危风险；⑤血流动力学不稳定，需要应用血管活性药物；⑥因面部或上呼吸道手术不能应用 HFNC；⑦鼻腔严重堵塞；⑧ HFNC 不耐受。

HFNC 绝对禁忌证：①心搏、呼吸骤停，需紧急行气管插管有创机械通气；②自主呼吸微弱、昏迷；③极重度Ⅰ型呼吸衰竭（$PaO_2/FiO_2 < 60$ mmHg）；④通气功能障碍（pH < 7.25）。

因此该患者非常适合及时应用 HFNC，并密切注意患者呼吸状态及氧合指数变化，必要时及时更换无创或有创机械通气。

4. 该患者应用 HFNC 时如何合理进行参数设置？使用中的注意事项有哪些？

该患者 HFNC 参数设置：①Ⅰ型呼吸衰竭，气体流量初始设置 30 ~ 40 L/min；滴定 FiO_2 维持指氧饱和度（SpO_2）在 92% ~ 96%，结合血气分析动态调整；若没有达到氧合目标，可以逐渐增加吸气流量和提高 FiO_2（最高至 100%）。②Ⅱ型呼吸衰竭，流量初始设置 20 ~ 30 L/min，根据患者耐受性和依从性调节；如果患者二氧化碳潴留明显，流量可设置在 45 ~ 55 L/min 甚至更高，达到患者能耐受的最大流量；滴定 FiO_2 维持 SpO_2 在 88% ~ 92%，结合血气分析动态调整。③温度设置范围 31 ~ 37 ℃，依据患者舒适性和耐受度以及痰液黏稠度适当调节。④原则上优先调整流量，但在紧急情况下可先调整氧浓度以快速获得满意氧合。

使用 HFNC 中需注意事项：①建议卧位或头高位（> 20°）；②选择小于鼻孔内径 50% 的鼻导管；③严密监测生命体征、呼吸运动及血气分析的变化，及时调整；④舌后坠伴 HFNC 效果不佳者，给予口咽通气道打开上气道，然后将 HFNC 鼻塞与口咽通气道开口处连通，如不能改善，可考虑无创通气其他呼吸支持方式；⑤避免湿化过度或湿化不足，密切观察气道分泌物性状变化，防止痰堵窒息等发生；⑥注意管路积水现象并及时处理，警惕误入气道引起呛咳和误吸，保持患者鼻塞位置高度高于机器和管路水平；⑦如出现异常高温，应立即停机，避免灼伤气道；⑧建议最低流量最好不小于 15 L/min；⑨注意调节鼻塞固定松紧，避免固定带过紧引起颜面部皮肤损伤。

氧疗过程中注意事项：①需密切注意病情特点、变化及进展，及时调整给氧方式及调节流量。②注意湿化及加温。气管插管及气管切开时，呼吸道湿化功能丧失，需借助物理方法使吸入气体保持有效湿化，否则会引起呼吸道黏膜损伤或分泌物干结。③对导管、湿化加温装置、管道系统等，应及时更换和清洗消毒，以防交叉感染；吸氧导管应随时检查有无分泌物堵塞，及时更换。④氧疗效果评价：观察血压、脉搏、组织灌注状态；观察潮气量、呼吸频率和呼吸功；氧疗期间需根据病情变化，反复监测动脉血气，根据氧分压水平、二氧化碳分压水平和 pH，判断氧疗效果、通气状态和酸碱平衡状态。

预防 HFNC 感染的方法：①每次使用完毕后应为 HFNC 装置进行终末消毒，HFNC 连接自带的消毒回路进行仪器内部消毒即可；② HFNC 表面应用 75% 酒精或 0.1% 有效氯进行擦拭消毒；③ HFNC 鼻导管、湿化罐及管路为一次性物品，按医疗垃圾丢弃；④ HFNC 的空气过滤纸片应定期更换，建议 3 个月或 1 000 小时更换一次。

5. 如何评价该患者经鼻高流量氧疗的效果?

予以该新冠肺炎患者 HFNC 后，其外周血氧饱和度达不到 94% ~ 98%，且呼吸窘迫无明显改善，甚至进一步加重，氧合指数＜ 150 mmHg，且在充分氧疗后仍 PaO_2 ＜ 50 mmHg，因此该患者经鼻高流量氧疗效果不佳。

评价氧疗疗效应包括心肺系统的评价：

（1）心血管系统评价：主要观察血压、脉搏和灌注状态，将其与基础状态比较。如缺乏基础状态的资料，应动态观察和评价。心律失常可能是缺氧的后果。观察患者的每小时尿量、意识状态、皮肤颜色、湿度、温度和毛细血管再充盈时间，对灌注状态进行评估。

（2）呼吸系统评估：主要包括观察潮气量、呼吸频率、呼吸节律是否规则及呼吸功。当呼吸功增加时，患者往往存在呼吸困难，并表现为动用辅助呼吸肌。

（3）动脉血气监测：根据病情变化反复监测动脉血气。根据动脉血氧分压水平，判断氧疗效果；根据动脉二氧化碳分压和 pH 值水平，判断患者的通气状态和酸碱平衡状态。

原发病控制后逐渐降低 HFNC 参数，当吸气流量＜ 20 L/min，且 FiO_2 ＜ 30% 时，可考虑撤离 HFNC，序贯鼻导管或面罩吸氧。

HFNC 氧疗效果及评价要求：重型新冠肺炎患者接受 HFNC 治疗时，需密切评估呼吸窘迫和/或低氧血症是否缓解，氧合指数进行性下降至< 200 mmHg，或血氧饱和度< 93% 伴或不伴有呼吸频率> 30 次/分，表示 HFNC 效果不佳，可转为无创正压通气（noninvasive positive pressure ventilation，NPPV）。HFNC 1 ~ 2 小时内病情无改善甚至恶化，应及时进行气管插管和有创机械通气。而氧合指数≤ 150 mmHg 时，尽早行有创机械通气治疗。当 SaO_2 在 94% ~ 98%，活动后 SaO_2 ≥ 90%，则呼吸窘迫改善；若活动后 SaO_2 < 90%，需控制活动强度，避免大、小便过度屏气；若较低送气流量和较低 FiO_2 ≤ 60% 条件下，SaO_2 持续> 98%，宜改用经鼻导管或面罩氧疗，观察 SaO_2，评估病情。

6. 该患者何时需将经鼻高流量氧疗转换为更高水平的支持？

该患者可进一步由 HFNC 改为更高水平的呼吸支持。开始无创通气的时机是接受 HFNC 或经面罩氧疗 1 ~ 2 小时氧合达不到治疗要求、呼吸窘迫无改善；治疗过程中低氧血症和（或）呼吸窘迫加重；或氧合指数 150 ~ 200 mmHg。治疗 1 ~ 2 小时后 SaO_2 94% ~ 98%，呼吸窘迫改善，说明有效。FiO_2 ≤ 40%，SaO_2 持续> 98%，说明病情明显改善，宜改用 HFNC 或经面罩氧疗，观察 SaO_2，评估病情。

NPPV 转换为有创通气的时机：接受 HFNC 或 NPPV 治疗 1 ~ 2 小时后达不到治疗要求、呼吸窘迫无改善；或治疗过程中低氧血症和/或呼吸窘迫加重；或氧合指数< 150 mmHg。

该患者应及时开启机械通气，如果实施机械通气过晚，患者会因严重低氧及二氧化碳潴留而出现多脏器功能受损，此时机械通气的疗效显著降低。因此机械通气宜早实施。实施机械通气的时机：经积极治疗后病情仍继续恶化；意识障碍；呼吸形式严重异常，如呼吸频率> 35 ~ 40 次/分或< 6 ~ 8 次/分，或呼吸节律异常，或自主呼吸微弱或消失；血气分析提示严重通气或氧合障碍，PaO_2 < 50 mmHg，尤其是充分氧疗后仍< 50 mmHg，$PaCO_2$ 进行性升高，pH 动态下降。

从呼吸生理指标看，符合以下任何一项时，即需开始机械通气：①自主呼吸频率高于正常 3 倍或低于正常 1/3；②潮气量低于正常 1/3；③生理死腔通气量/潮气量高于 60%；④肺活量低于 10 ~ 15 mL/kg；⑤ $PaCO_2$ > 50 mmHg（COPD 患者除外），并且有继续升高的趋势或出现精神症状；⑥动脉血氧分压低于正常 1/3，或肺泡动脉氧分压差> 50 mmHg（吸空气）或> 300 mmHg（吸纯氧）；⑦最大吸气负压低于 25 cmH_2O。是否需要行机械通气，重点还是根据患者病情结合医师的临床经验来综合判断。

7. 过度氧疗有没有并发症？

预防或逆转低氧血症而过度暴露于氧气中，可能造成高氧血症。高氧血症的不良影响包括吸收性肺不张、通气血流比例失调、冠状动脉及外周血管收缩、心排血量减少、脑血流减少及氧化应激等。与保守氧疗策略相比，高氧疗（SpO_2 中位数 96%，范围 94% ~ 99%）会增加患者死亡率。对内科急性患者建议维持血氧饱和度不超过 96%（上限）。

过度氧疗可能会导致去氮性肺不张、氧中毒及晶状体后纤维组织形成。

（1）去氮性肺不张：吸入氧浓度高于 50% 可引起去氮性肺不张，导致解剖样分流增加。当提高吸氧浓度，特别是吸纯氧时，可发生两种效应：①通气不良的肺泡存在低氧性肺血管痉挛，当肺泡氧分压升高，其周围痉挛的毛细血管明显扩张，血流增加；②肺泡内氮气被洗出，氮气张力明显减低，肺泡内主要含有的氧气被迅速吸收后，肺泡萎陷，形成肺不张，导致解剖分流增加。预防去氮性肺不张的方法：①吸入氧浓度尽量不要超过 50%；②加用适量 PEEP；③鼓励患者排痰，减少气道堵塞；④注意对吸入气体的加湿和加温。

（2）氧中毒：吸入 60% 氧气 1 ~ 2 天、吸入纯氧 6 小时便可致肺损伤。高浓度吸氧（一般指吸入氧浓度高于 60%），可产生较多的氧自由基，超过了组织抗氧化系统的清除能力。氧自由基可损伤组织细胞，使其丧失呼吸功能，造成氧中毒。需吸入高浓度氧气时尽早给予机械通气。

（3）晶状体后纤维组织形成：多见于新生儿，长时间、高浓度吸氧可导致失明。

三、治疗体会

该例患者为一位典型由重型转为危重型的新冠肺炎患者，老年男性，既往合并 20 年慢性阻塞性肺疾病，基础肺功能差，发病 2 周内迅速进展为 ARDS，且呼吸窘迫逐渐加重，予以鼻导管吸氧未能达到氧疗目标，且呼吸窘迫逐渐恶化，氧合指数降低至 150 ~ 200 mmHg，积极更换 HFNC 辅助呼吸。然而采用 HFNC 氧疗后外周血氧饱和度达不到 94% ~ 98%，且呼吸窘迫无明显改善，甚至进一步加重，氧合指数＜ 150 mmHg，在充分氧疗后 PaO_2 仍＜ 50 mmHg，患者非常有必要行有创机械通气治疗，否则呼吸功逐渐增加，氧输送进一步下降，组织缺氧加重，心肌做功明显加重，甚至发展为多器官功能衰竭。

无创正压通气（NPPV）

一、病例

1. 基本情况

患者，男，58 岁。

2. 主诉及现病史

因“发热咳嗽 12 天，进行性加重伴胸闷、气喘 5 天”为主诉入院。入院 12 天前受凉后出现发热，最高体温 37.5 ℃，伴咳嗽，干咳为主，偶尔咳少量白色黏痰，无明显头晕、头痛、乏力，无恶心、呕吐，无胸闷、胸痛、心悸、气短，无腹痛等症状。在当地诊所按“上呼吸道感染”行退热等对症支持治疗，症状无明显改善。8 天前至当地县医院留观治疗，留取咽拭子行新型冠状病毒核酸检测，结果为阳性。胸部 CT 检查示双肺散在斑片状絮状高密度影，边界模糊，考虑肺部感染。给予“左氧氟沙星 0.4 qd 静脉滴注 + 甲泼尼龙 40 mg q8h+ 干扰素 α 2b 600 万 IU bid 雾化吸入 + 洛匹那韦利托那韦 400 mg bid 口服”抗菌、抗病毒、抗炎等对症治疗。5 天前患者症状加重，出现胸闷、气喘等症状，即转入当地市级传染病医院继续治疗，调整治疗方案给予“莫西沙星针 0.4 g qd 静脉滴注 + 甲泼尼龙 80 mg q12h+ 干扰素 α 2b 600 万 IU bid 雾化吸入 + 洛匹那韦利托那韦 400 mg bid 口服”治疗。胸闷症状呈进行性加重，出现呼吸衰竭，指氧饱和度在 80% 左右，经省级专家会诊后转入省级三甲定点医院进一步治疗，急诊以“①新冠肺炎；②呼吸衰竭；③冠心病；④高血压病”为诊断收入 ICU。患病以来神志清，精神差，饮食、睡眠差，大便小便正常，体重无明显减轻。

3. 入院查体

神志清，精神差，急性面容，表情忧虑，呼吸急促，无反常呼吸，面罩吸氧 10 L/min，指氧饱和度 71%，体温 37.8 ℃，脉搏 89 次 / 分，呼吸 42 次 / 分，血压 131/84 mmHg。胸部正中可见长约 20 cm 手术瘢痕，愈合良好。

4. 辅助检查

新型冠状病毒核酸检测（当地疾控中心）：阳性。

胸部 CT（当地县医院）：双肺散在斑片状及絮状高密度影，边界模糊，胸骨呈术后改变。

血气分析（当地传染病院）：pH 7.52，$PaCO_2$ 32 mmHg，PaO_2 43 mmHg。

5. 入院诊断

新冠肺炎；Ⅰ型呼吸衰竭；冠状动脉搭桥术后状态；下肢深静脉血栓形成；

高血压 3 级（很高危）。

6. 诊疗经过

入院 12 天前患者受凉后出现发热，体温最高至 37.5 ℃，伴咳嗽，咳少量白色黏痰，在当地诊所按“上呼吸道感染”行退热等对症支持治疗，症状无明显改善。8 天前至当地县医院留观治疗，留取咽拭子行新型冠状病毒核酸检测，结果为阳性。胸部 CT 检查示双肺散在斑片状絮状高密度影，边界模糊，考虑肺部感染。给予抗菌、抗病毒、抗炎等对症治疗。5 天前患者出现胸闷、气喘，转入当地市级传染病院继续治疗。入院当天患者胸闷症状进行性加重，出现呼吸衰竭，指氧饱和度在 80% 左右。血气分析：pH 7.52，$PaCO_2$ 32 mmHg，PaO_2 43 mmHg。遂立即转入省级三甲定点医院进一步治疗。入院后立即给予高流量吸氧（流量 60 L/min，吸氧浓度 90%），心电监护，保持气道通畅，同时完善相关检查，患者新冠肺炎诊断明确，暂时给予“利巴韦林注射液 0.5 g q12h 静脉滴注 + 甲泼尼龙琥珀酸钠 80 mg q12h 静脉滴注 + 头孢哌酮舒巴坦 3.0 g q8h 静脉滴注 + 血必净 100 mL q12h 静脉滴注 + 洛匹那韦利托那韦 400 mg bid 口服”联合治疗，予以干扰素 α 2b 雾化、退热等对症处理。入院当天夜间，为缓解患者胸闷症状，加用储氧面罩 10 L/min 吸氧联合高流量吸氧，患者呼吸平稳，无胸闷气喘症状，无呼吸费力表现。入院第 2 天上午，患者主诉胸闷、气短、食欲减退，继续给予储氧面罩 10 L/min+ 高流量（流量 60 L/min，吸氧浓度 90%）吸氧，指氧饱和度维持在 87% 左右，脉搏 71 次 / 分，呼吸 30 次 / 分，血压 137/86 mmHg，氧合指数 57 mmHg。神志清，精神欠佳，可自行咳出少量白色黏痰，双肺呼吸音粗。入院当天胸片回示：双肺炎症。患者肺部影像学表现较重，考虑肺部感染 + 肺部渗出。治疗上给予脱水、液体负平衡，同时给予抗病毒、抗感染等。患者血氧饱和度较低，建议给予呼吸机辅助呼吸，必要时行气管插管。当天请全院会诊，结果：加强气道管理，排查是否存在真菌、细菌感染，逐渐减量甲泼尼龙，加强液体管理，关注心脏情况。入院第 3 天，患者仍诉胸闷、气短，氧疗同前，指氧饱和度在 88% ~ 95%，有好转趋势，左侧卧位时指氧饱和度在 90% 以上，胸片较前无明显变化。治疗上加强翻身、叩背、吸痰。入院第 5 天患者仍诉感胸闷、气短，储氧面罩吸氧 10 L/min+ 高流量吸氧（流量 60 L/min，吸氧浓度 90%）支持下，指氧饱和度在 90% 以下，脉搏 88 次 / 分，呼吸 30 次 / 分，血压 149/85 mmHg。给予无创呼吸机辅助通气，1 小时后复查血气：pH 7.36，$PaCO_2$ 45 mmHg，PaO_2 105 mmHg。血气指标明显好转，但由于患者耐受较差，间断换为储氧面罩吸氧 10 L/min+ 高流量吸氧（流量 60 L/min，吸氧浓度 90%）。入院第 7 天患者不能耐受无创呼吸机辅助通气，胸闷气喘，心率 88 次 / 分，血氧饱和度持续低于 90%，较前无改善，氧合指数持续低于 100 mmHg，给予患者气管插管有创呼吸机辅助呼吸。

二、病例剖析

1. 如何评价该患者应用无创机械通气的时机？新冠肺炎患者应用 NPPV 的适应证、禁忌证是什么？

该患者为中年男性，病情由轻到重，呈进行性发展，在疾病进展第 5 天经核酸检测确诊为新冠肺炎。该患者从发热、干咳进展到胸闷、气促用了 8 天，从出现症状到进展为呼吸衰竭状态用了约 12 天，符合重型患者的发展规律。入院前在外院查血气：pH 7.52，$PaCO_2$ 32 mmHg，PaO_2 43 mmHg，符合 Ⅰ 型呼吸衰竭的标准。入院时患者神志清，精神差，面罩吸氧 10 L/min，呼吸急促（42 次 / 分），指氧饱和度仅为 71%。入院后根据患者血气结果及呼吸状态立即给予高流量氧疗（流量 60 L/min，吸氧浓度 90%），应用 1 小时后查血气：pH 7.36，$PaCO_2$ 45 mmHg，PaO_2 105 mmHg。呼吸频率较入院时改善，但氧合指数过低，随后给予储氧面罩 10 L/min 联合高流量吸氧，患者呼吸平稳，无胸闷、气喘症状，无呼吸费力表现。入院第 3 天，患者在侧卧位、机械排痰干预后，血氧饱和度波动在 88% ~ 95%，较前好转，呼吸 27 次 / 分，心率 66 次 / 分，但仍有胸闷、气短表现，患者整体生命体征趋于平稳，且有好转趋势，遂继续给予储氧面罩 10 L/min+ 高流量吸氧（流量 60 L/min，吸入氧浓度 90%）治疗。入院第 4 天下午，患者出现烦躁症状，气促明显，此时体温正常，脉搏 54 次 / 分，呼吸 25 次 / 分，考虑患者年龄较大，气促症状持续不缓解，氧合指数偏低，遂给予无创呼吸机辅助呼吸。患者自入院以来血氧饱和度波动在 87% ~ 95%，氧合指数波动在 53 ~ 96 mmHg，胸闷、气促无明显改善，体温正常或为低热，心率均在 80 次 / 分以下。

结合以上病史特点、检查结果及临床症状，该患者低氧血症与临床症状并不匹配，氧合指数持续低于 100 mmHg，但呼吸窘迫症状并不明显，从而错过了应用无创 / 有创机械通气的最佳时机。这类患者病情进展迅速，往往在几个小时内迅速恶化，应当加强监测，短时间病情无改善甚至恶化时应尽早采取干预措施（如无创通气或予以气管插管行有创通气），改善氧合和通气功能，降低患者吸气阻力，减少吸气肌做功、降低耗氧量，以利于呼吸肌休息和肺功能改善。

新冠肺炎患者应用 NPPV 的适应证：①血氧饱和度＜ 93%，伴或不伴有呼吸＞ 30 次 / 分；② PaO_2/FiO_2 在 150 ~ 200 mmHg。

当新冠肺炎患者接受鼻导管氧疗或经鼻高流量氧疗后出现呼吸窘迫和 / 或低

氧血症无法缓解，符合①②任何一条，选择 NPPV 治疗。

新冠肺炎患者应用 NPPV 的禁忌证：①意识障碍；②严重心律失常；③休克［或静脉去甲肾上腺素用量＞0.1 μg/（kg·min）］；④急性呼吸性酸中毒（pH＜7.25）；⑤气道引流障碍。

当新冠肺炎患者存在或在使用 NPPV 过程中出现①②③④⑤任何一条，则立即进行气管插管有创机械通气。当新冠肺炎患者合并以下情况时，应当选择其他氧疗方式或有创机械通气：①误吸；②严重消化道出血；③影响口 / 鼻面罩的面部缺损或面部创伤。

2. 哪些患者使用 NPPV 的成功率高？如何提高 NPPV 的成功率？

该患者在应用无创之后，血气指标明显好转，但患者烦躁，耐受差，不能长时间进行无创呼吸机辅助通气。NPPV 并非对所有患者都适用，不恰当地应用会延误 IPPV 的时机，过度应用则造成资源浪费。因此，选择合适的病例进行 NPPV，是成功应用的关键。治疗成功的患者在使用 NPPV 后往往能够很快耐受，在较短时间内出现呼吸频率减慢和呼吸困难症状缓解。

NPPV 治疗成功的患者的特点：①神志较好，依从性好，人机同步较好；②面部无缺陷，漏气量较少；③分泌物少或自主咳嗽咳痰能力较强；④ APACHE Ⅱ（急性生理和慢性健康状况Ⅱ评分）评分较低。

提高 NPPV 成功率的方法：①在应用前根据患者的面部情况选择合适的面罩，有助于减少漏气量和提高患者的舒适度。在新冠肺炎期间医疗资源有限，如果面罩不合适导致漏气量较大，应当尽早进行气管插管，以免延误病情。②在进行 NPPV 应用前，应向患者解释进行无创呼吸机治疗的目的和重要性，在治疗过程中可能出现的不适和需要患者配合的内容，以及紧急摘除无创面罩的方法等，安抚患者紧张焦虑的情绪，以取得理解和合作。③在戴上无创面罩前，应清除患者口鼻分泌物、食物残渣，避免无创通气压力将分泌物吹入下呼吸道，增加气道阻力，引起继发感染，甚至发生窒息的风险。④在进行 NPPV 前，应避免过饱饮食，如无特殊情况，最好在进食后 30 分钟至 1 小时使用无创呼吸机。⑤在使用 NPPV 过程中，嘱咐患者尽量闭口用鼻呼吸，最好床头抬高大于 30°，以免患者尤其是老年人出现恶心、呕吐而导致误吸。对于有腹胀的患者，可试用促胃动力药或者留置胃管进行胃肠减压，必要时肛管排气。

3. 对新冠肺炎患者应用 NPPV 时应注意哪些问题？

对新冠肺炎患者应用 NPPV 时有几个关键点需要注意：

（1）操作方法：在为患者进行无创通气时，要注意应当先戴好面罩，再连接呼吸机管路启动呼吸机送气，这一步非常重要和关键。如果先让呼吸机送气，会使机器计算的基线严重偏移，导致呼吸机的漏气补偿量过大，远超实际漏气量，当为患者戴上面罩时，会让患者感到气流很大、很冲，难以耐受。因此，正确进行无创通气十分重要。

（2）漏气问题：呼吸机在无创支持模式下，其漏气补偿功能具有一定的限制，即当每秒漏气超过 400 mL 或每分钟 25 L 时，代偿功能难以满足通气需求。漏气量过大会减慢吸气流速，影响呼气阀开放，导致吸呼切换障碍，吸气时间延长，进而出现内源性 PEEP，增加人机对抗的概率。此时需调节面罩位置或更换型号以减少漏气。ICU 内的重型及危重型新冠肺炎患者由于呼吸窘迫，情绪大多较为急躁，一旦自我感觉呼吸支持力度不够，很难配合医护人员调整面罩位置，造成无创支持达不到应有效果。处理办法：第一，面罩充气不要过饱，以利于面罩和患者面部更好地贴合，此外还可以在患者相对平稳时使用防压疮贴进行“查漏补缺”。第二，可以适当降低支持压力，调整吸呼切换阈值，即调高吸气相向呼气相转换时气流流速占峰流速的百分比，以避免吸气时间延长。第三，周期性取下面罩，更换为高流量氧疗，也有助于减少内源性 PEEP 产生，提高患者舒适度。

（3）气道湿化问题：加热湿化器通过主动提高吸入气体的温度和水蒸气含量，避免包括鼻腔黏膜在内的整个呼吸道出现干燥，促进纤毛运动，有利于气道分泌物清除，减少肺不张。成人气道黏膜干燥可导致呼吸阻力最高增加至基础值 6 倍以上，此外结痂的气道分泌物会导致气道堵塞，引起严重后果。在本次新冠肺炎救治中我们发现，气道湿化不足的问题经常出现，特别是需要有创机械通气的患者，在为其进行插管操作时，经常发现其口咽壁有大量碎渣样痰痂，甚至难以通过负压吸痰清除，需要用手抠取后才能进行气管插管，这些患者的下呼吸道干燥程度必然不容乐观。建议采用加一次性可持续滴注灭菌注射用水的加湿器，避免出现干烧或溢出状况；统一提高湿化档位，加强医护巡视，或直接规定呼吸管路内冷凝水处置的时间间隔。

4. 该患者应用 NPPV 时应关注哪些方面？具体观察要点是什么？

根据以往救治经验，当应用 NPPV 治疗 MERS 或其他严重肺部疾患时，NPPV 治疗失败的风险较高。所以在应用 NPPV 治疗期间，应密切监测患者的各项生命体征及症状，避免或尽早发现临床恶化情况。具体如下：

（1）呼吸系统：呼吸困难的程度、呼吸频率、胸腹活动度、辅助呼吸肌活动、呼吸音、人机协调性等。

（2）循环系统：心率、血压等。

（3）通气参数：潮气量（VT）、压力、频率、吸气时间、漏气量等。

（4）血气和血氧饱和度：SpO_2、pH、$PaCO_2$、PaO_2 等。

（5）不良反应：胃胀气、误吸、面罩压迫、口鼻咽干燥、鼻面部皮肤压伤、排痰障碍、不耐受、恐惧（幽闭症）、气压伤等。

应用 NPPV 过程中的观察要点（NPPV 上机后密切观察 2 小时）：①如果 VT ≤ 9 mL/kg，RR ≤ 30 次 / 分，PaO_2/FiO_2 稳定或好转，继续 NPPV 治疗。②如果 VT 在 9 ～ 12 mL/kg，PaO_2/FiO_2 稳定，可使用 NPPV 密切观察 6 小时；如果 VT ≤ 9 mL/kg，则继续 NPPV；如果 VT ＞ 9 mL/kg，则停止 NPPV 改为气管插管有创机械通气。③如果 VT ＞ 12 mL/kg，或 PaO_2/FiO_2 进一步恶化，则应立即停止 NPPV，改为气管插管有创机械通气。

5. 新冠肺炎患者应用 NPPV 时应如何选择模式？参数应该如何调节？

新冠肺炎患者常选择双水平气道正压呼吸机，常用 S/T 模式或 AVAPS 模式。

（1）S/T 模式：为自主呼吸 / 时间切换压力控制模式，使用较为普遍。当患者的自主呼吸频率＞呼吸机预设频率时，自主呼吸触发，呼吸机与患者呼吸频率保持完全同步，为压力支持流速切换。当自主呼吸频率＜呼吸机预设频率时，为时间触发，呼吸机按照提前预设的频率工作，为压力控制时间切换。

（2）AVAPS 模式：为平均容量保证压力调节模式，该模式虽有潮气量设置，但“平均容量保证”不等于“容量控制”，实质上它是个压力目标型通气。该模式是自动监测患者潮气量水平，若低于或高于预设的值，便会自动调节支持压力水平，来保证预设的目标潮气量。该模式在夜间低通气、有进展性肺部疾病的患者有一定优势。

在 NPPV 使用期间，密切观察 2 小时，根据患者呼吸状态、潮气量和血氧饱和度动态调整 NPPV 参数（表 1–7–5）。

表1–7–5　NPPV参数

呼吸机参数	调节说明
吸气相压（IPAP）	初始参数设置为IPAP: 8~10 cmH_2O（1 cmH_2O =0. 098 kPa）。 经过5~20分钟逐步升高至合适水平（达到患者最高耐受值后下降2 cmH_2O）。IPAP常用范围10~25 cmH_2O， 最大值不宜超过25 cmH_2O，以免超过食管下端贲门括约肌张力而引起胃肠胀气。而实际呼吸机对患者的压力支持PS=IPAP–EPAP。压力支持PS值越高，对患者的支持越大，潮气量越高，氧分压越高，二氧化碳分压越低。

续表

呼吸机参数	调节说明
呼气相压（EPAP）	初始设置为EPAP: 5~8 cmH_2O，FiO_2 为100%。 其作用相当于PEEP，可以增加功能残气量、扩张陷闭肺泡、改善氧合、对抗PEEPi（内生性呼气末正压）、降低呼吸功；同时增加EPAP，可以降低二氧化碳重复吸入的潜在危险（更高的压力将使呼气口产生更多的流量，有助于排出回路中的二氧化碳，进而防止重复吸入）。
呼吸频率	当患者的呼吸周期小于60/RR时，为S（S/T模式下）通气；当患者呼吸周期大于60/RR时，为T通气。一般设置10~20次/分，设置过低无法保证最低通气需求，设置过高可能会干预患者的自主呼吸。
吸气时间	Ti一般是在T通气时控制患者的吸气时间，在S通气时不起作用（自主转换）。一般设置0.8~1.2 s。
压力上升时间	触发吸气后压力达到目标压力（即IPAP）的速度，一般设置0.05~0.3 s（或2~3档），上升太快患者会感觉气流大，太慢会增加患者吸气做功。调整目的是提高舒适度。
吸氧浓度	根据患者血氧饱和度和血气分析来进行调节。

三、治疗体会

本例患者以“发热、咳嗽”为首发症状，且有疫区接触史，属于典型的新冠肺炎病例，病情由轻到重，呈进行性发展，在出现症状后第 5 天确诊为新冠肺炎，第 8 天出现胸闷、气促症状，第 12 天出现呼吸衰竭。新冠肺炎重症患者一般在发病 1 周后出现呼吸困难、低氧血症、急性呼吸窘迫综合征、脓毒症休克等。而从该患者的就诊时间来看，发病较早，虽然就医比较及时，但当时各地区对病情还未予以足够重视，加之患者家在农村，当地诊所消息闭塞，按“上呼吸道感染”行退热等对症支持治疗。随后患者又辗转 3 家医院，当转至省级医院时已经出现呼吸衰竭状态，且血氧饱和度仅 71%，氧合指数小于 100 mmHg，入院时已经达到重症病例标准，给予高流量吸氧后氧合指数仍持续低于 100 mmHg，此时应尽早应用无创或有创呼吸机辅助通气，密切观察，评估患者肺功能，而不是在高流量基础上加用储氧面罩吸氧，继续观察。按照试行指南推荐，未及时给予一定的呼吸支持治疗是该病例救治未成功的重要因素之一。该患者机械通气治疗延迟的一部分原因在于其低氧血症与临床症状并不匹配，氧合指数持续低于 100 mmHg，但呼吸窘迫症状并不明显，血氧饱和度也多维持在 87% ~ 90%，且心率始终低于 80 次 / 分，与我们常见的 ARDS 患者症状不同。结合全国大量新冠肺炎病例的回顾性研究，在患者呼吸驱动加强、活动耐力差的时候就应当尽早干预，该病例上无创、有创呼吸机辅助通气的时机均偏晚，错过了应用无创机械通气的最佳时机。

对此类患者应该加强监测，结合实验室检查及影像学相关指标（外周血淋巴细胞进行性下降，外周血炎性因子如 IL-6、C 反应蛋白进行性上升，乳酸进行性升高；肺内病变短期内迅速进展），尽早采取呼吸干预措施，改善氧合及通气功能，降低患者的吸气阻力，减少吸气肌做功、降低耗氧量，为肺功能的恢复争取时间。

有创正压通气（IPPV）

一、病例

1. 基本情况

患者，女，87 岁。

2. 主诉及现病史

9 天前无明显诱因出现发热，最高体温 37.8 ℃，伴全身酸痛，无明显胸闷、咳嗽等症状，无寒战、恶心、呕吐等症状，次日就诊于当地医院，查血常规（当地医院）提示白细胞 4.6×10^9/L、淋巴细胞计数 0.96×10^9/L、中性粒细胞计数 3.36×10^9/L，甲型及乙型流感病原学检测阴性，胸部 CT 示双肺磨玻璃影（未见 CT 片），经当地新冠肺炎医疗救治专家组会诊后转入当地市人民医院，查血常规（当地市人民医院）示白细胞 2.4×10^9/L、淋巴细胞计数 0.24×10^9/L、中性粒细胞百分比 86.9%，pro-BNP 1 020 pg/mL。5 天前上述症状加重，体温最高升至 38.8 ℃，同时出现胸闷、气喘等症状，复查胸部 CT 示两肺叶多发大小不等片状磨玻璃影及结节影，并示钙化灶，余肺叶未见明显异常，两侧胸膜增厚，纵隔内未见明显肿大淋巴结，心影增大，肺动脉增宽，动脉粥样硬化，肝脏斑点状致密影（未见 CT 片）。4 天前新型冠状病毒核酸检测阳性，予以“干扰素”“洛匹那韦利托那韦”、中成药（具体不详）等抗病毒治疗，并给予“人免疫球蛋白”“白蛋白”、促进胃肠动力药、促消化药等对症支持治疗，效果欠佳。2 天前出现神志不清，精神差，持续发热，复查感染指标高，G 试验增高。1 天前加用“卡泊芬净 50 mg qd 静脉滴注”抗真菌治疗，因腹泻停用“洛匹那韦利托那韦”，换为“阿比多尔”，患者胸闷、气促呈进行性加重。今为进一步诊疗，经专家会诊后转入当地省级定点医院，急诊以“①新冠肺炎（危重型）；②呼吸衰竭；③冠心病；④高血压病”为诊断收入感染 ICU。自发病以来，神志清，精神差，饮食、睡眠欠佳，小便正常，间断腹泻，体重无明显异常。

3. 家族史及疫区接触史

患者 1 月底与 3 个儿子及其子女家庭聚餐，3 天后出现发热，随后确诊为新冠肺炎；大儿子的女儿（无武汉旅居史及武汉人或其他新冠肺炎确诊人员接触史）

于聚餐前两天出现发热，聚餐4天后入住当地医院留观病房，肺部CT提示病毒性肺炎，3次查病毒核酸阴性出院；二儿子及二儿媳于聚餐10天后确诊为新冠肺炎；其余聚餐家庭成员经当地疾控中心检测均排除新冠肺炎。

4. 入院查体

神志清，精神差，体温37.3℃，脉搏101次/分，呼吸32次/分，血压138/90 mmHg，指氧饱和度93%，心前区无隆起，心尖搏动正常，心浊音界正常，心率101次/分。腹平坦，无腹壁静脉曲张，腹部柔软，无压痛、反跳痛，无包块。肝、脾未触及，Murphy征阴性，肾脏无叩击痛。

5. 辅助检查

血常规示白细胞总数和淋巴细胞计数下降；甲流、乙流病毒抗原阴性；CT提示双肺内多发磨玻璃影。

6. 入院诊断

新冠肺炎（危重型）；急性呼吸衰竭；ARDS；冠心病；高血压病；股骨头置换术后。

7. 诊疗经过

患者以“间断发热9天”为主诉入院，最高体温约37.8℃，伴全身酸痛，次日到当地医院就诊，甲型及乙型流感病原学检测阴性，胸部CT示双肺磨玻璃影。5天前上述症状加重，同时出现胸闷、气喘等症状，最高体温38.8℃。4天前新型冠状病毒核酸检测阳性，予以干扰素、阿比多尔、洛匹那韦利托那韦、人免疫球蛋白、白蛋白、中成药抗病毒治疗效果差。两天前出现神志不清，精神差，持续发热，复查感染指标高，专家会诊后由当地市人民医院收入当地省人民医院感染ICU。入院后给予心电监护，卧床，无创机械通气，完善血常规、尿常规、凝血功能、肝肾功能、电解质等相关检查，进一步明确病情。给予高流量氧疗，流量50 L/min，氧浓度60%。血气分析示PaO_2 62 mmHg、$PaCO_2$ 36 mmHg，心率103次/分，呼吸31次/分，血压129/51 mmHg，指氧饱和度93%，氧合指数103 mmHg，符合呼吸衰竭标准，达到新冠肺炎危重型诊断标准。患者持续存在呼吸困难，呼吸急促。入院1天后患者持续高流量吸氧（流量50 L/min，吸氧浓度90%），指氧饱和度94%左右，氧合指数小于100 mmHg（较前降低）并进一步下降，给予经口气管插管行机械通气，给予镇痛镇静，RASS评分−2分，PCV模式下PC 14 cmH_2O、PEEP 10 cmH_2O，氧浓度70%，实施肺保护性通气策略，即小潮气量（4 ~ 8 mL/kg理想体重）和低吸气压力（平台压≤30 cmH_2O，驱动压< 15 cmH_2O）进行机械通气，复查血气，氧合指数123 mmHg，较插管前有改善。

评估患者肺的可复张性，给予滴定 PEEP，实施肺复张，并给予布地奈德、乙酰半胱氨酸雾化吸入，其余给予 CRRT、抗凝、补充白蛋白、镇痛镇静、营养支持、抗炎、维持内环境稳定等治疗。患者氧合指数改善不明显，感染指标日趋恶化，每日测算患者肺顺应性，并调整呼吸机参数。入院第 12 天，患者心率 40 次 / 分，血压下降，立即给予胸外按压，给予阿托品、肾上腺素静脉注射，后恢复自主心律，抢救成功；入院第 13 天 18：55 患者血压降至 50/32 mmHg，立即上调去甲肾上腺素泵入剂量，血压仍不改善；19：00 患者心率下降至 32 次 / 分，血氧饱和度测不出，血压 30/17 mmHg，立即给予胸外心脏按压，给予肾上腺素、阿托品等抢救药物应用，持续去甲肾上腺素泵入；19：13 患者未恢复自主心律，按压心率 130 次 / 分，血压测不出，瞳孔对光反射消失，继续胸外按压和抢救药物应用；19：25 患者仍未恢复自主心律，血压测不出，瞳孔对光反射消失，继续胸外按压和抢救药物应用。19：35 床旁心电图检查结果示全心停搏，双侧瞳孔散大固定，大动脉搏动消失，宣告临床死亡。

二、病例剖析

1. 该患者应用气管插管的指征有哪些？新冠肺炎气管插管的适应证有哪些？

该患者为老年女性，急性起病，病情进展较快，入院后给予高流量吸氧，流量 50 L/min，氧浓度 60%，血气示氧合指数 103 mmHg，符合中重度 ARDS，因患者年龄较大，同时有冠心病病史，且不配合，未予无创呼吸机辅助呼吸。持续高流量氧疗，次日氧合指数小于 100 mmHg 并进一步下降，给予经口气管插管行机械通气。

根据《新型冠状病毒肺炎诊疗方案》和《重症新型冠状病毒肺炎管理专家推荐意见》推荐，新冠肺炎患者接受高流量氧疗或无创通气，若短时间（2 ~ 6 小时）内病情无改善甚至恶化，特别是氧合指数下降，应当及时进行气管插管和有创机械通气。

新冠肺炎气管插管适应证如下：

（1）重型患者氧合指数（PaO_2/FiO_2）在 200 ~ 300 mmHg 时，首选经鼻高流量氧疗（HFNC），使用期间密切观察生命体征和氧合情况，若氧合状态进行性发展至 $PaO_2/FiO_2 < 200$ mmHg，或血氧饱和度< 93% 伴或不伴有 RR > 30 次 / 分，预示 HFNC 成功率低，可转为无创通气（NIV）。如果以上患者同时伴有以下任意一项：意识障碍、严重心律失常、休克［或静脉去甲肾上腺素用量> 0.1 μg/（kg·min）］，急性呼吸性酸中毒（pH < 7.25）或气道引流障碍，则转为气管

插管有创机械通气。

（2）重型患者 PaO_2/FiO_2 在 150 ～ 200 mmHg 时，初始选择 NIV 治疗，NIV 观察时间 2 小时，如果 VT ≤ 9 mL/kg，RR ≤ 30 次 / 分，PaO_2/FiO_2 稳定或好转，继续 NIV 治疗；如果 VT 在 9 ～ 12 mL/kg，PaO_2/FiO_2 稳定，可使用 NIV 密切观察 6 小时；如果 VT ＞ 12 mL/kg，或 PaO_2/FiO_2 进一步恶化，则应立即停止 NIV，改为气管插管有创机械通气。

（3）对于氧合指数≤ 150 mmHg 的患者，尽早实施有创机械通气治疗。

2. 新冠肺炎患者气管插管有哪些注意事项和防护措施？

由于防护措施的限制，即便是经验丰富的重症及麻醉学专家，在进行紧急气道操作时，所耗时间也较平时增多；而且需要进一步呼吸支持的患者，其肺部损害更为严重，对插管之前的给氧去痰操作反应欠佳，加之在决定进行紧急插管治疗时患者多已处于低氧状态，氧储备差，“及时处置”很可能仍是在缺氧状态下进行，风险极大。建议及时准确评估，避免反复评估、等待，减少紧急气道管理，实施“关口前移”，由经验丰富的气道管理专家和护士配合，以增加气管插管的时效性。

为疑似患者或确诊患者实施可能产生气溶胶的操作（如气管插管、无创通气、气管切开、心肺复苏、插管前手动通气和支气管镜检查等）时应采用三级防护：①采取空气隔离措施；②佩戴医用防护口罩，并进行密闭性能检测；③做眼部防护（如戴护目镜或防护面罩）；④戴全面型呼吸防护器或正压式头套；⑤穿防体液渗入的长袖隔离衣，戴手套；⑥操作应当在通风良好（每小时至少 12 次气体交换的负压病房或至少每人 160 L/s）的单间进行操作；⑦房间中人数限制在患者所需护理和支持的最低数量。气管插管时应予患者充分镇痛镇静，建议应用可视喉镜实施气管插管。

3. 对新冠肺炎患者行有创机械通气时镇痛镇静如何实施？

呼吸急促是重型新冠肺炎的临床表现之一。正常人平静呼吸时，呼吸肌的氧耗占全身总氧耗的 3% ～ 5%，而 ARDS 患者呼吸肌的氧耗可增至全身总氧耗的 50% 以上，此时机体通过增加心排血量等增加氧输送的代偿是有限的，当氧输送不能满足氧消耗时，机体必然出现缺血、缺氧，而肠道、肾脏等内脏器官最容易受到缺血、缺氧的打击，而实施镇痛镇静能够降低患者氧耗，由此可能避免内脏器官缺氧。机械通气期间应制订镇痛镇静方案，包括制定镇痛镇静目标和评估镇痛镇静效果的标准，避免长时间深镇静，早期唤醒患者并进行肺康复治疗。

根据患者病情的严重程度和不同的病理生理状态给予不同的治疗策略：

（1）深度镇痛镇静＋肌松策略：ARDS 指南推荐 ARDS 患者维持轻度镇静，保留自主呼吸，避免使用肌松剂。恰恰相反的是，肌松剂能够改善预后，原因是对于重症 ARDS 患者要实施肺保护性通气策略，小潮气量必然使患者不适，明显加重呼吸窘迫，增加人机对抗和人机不同步，可给予深度镇痛镇静；当患者使用镇静药物后仍存在人机不同步，无法控制 VT，可短时间使用肌松药，恰当的肌松药应用能增加胸壁顺应性，促进人机同步，减少机体氧耗和呼吸功，避免患者自主吸气努力程度过大导致跨肺压的显著增加和肺组织的过度牵张，甚至可能会减少机械通气相关性肺损伤（VALI）的发生。

（2）中度镇痛镇静策略：适用于 ARDS 病情改善或者呼吸窘迫不明显者，常用 Ramsay 评分或 RASS 评分来评估镇痛深度，滴定镇静水平，以 Ramsay 评分 3 ～ 4 分或 RASS 2 ～ 1 分作为镇静目标。中度镇痛镇静可保留自主呼吸，有助于预防谵妄和 ICU 获得性肌无力的发生，有利于减少呼吸机相关性肺炎的发生，改善患者的预后。

（3）机械通气相关性肺损伤轻度镇痛镇静策略：适用于 ARDS 显著改善者，以 Ramsay 评分 2 ～ 3 分为目标，为脱机做准备，能保证患者的睡眠。

4. 对新冠肺炎患者实施肺保护性通气可采取哪些策略?

有创机械通气采用肺保护性通气策略，即小潮气量［4 ～ 8 mL/kg（理想体重）］和低吸气压力（平台压≤ 30 cmH_2O，驱动压＜ 15 cmH_2O）进行机械通气，减少呼吸机相关性肺损伤。模式的选择及初始参数的设置见表 1–7–6，通气目标见表 1–7–7。

表1–7–6　模式的选择及初始参数的设置

模式及参数	推荐初始参数值
模式	急性期大多数时间采用A/C（CMV）模式，轻度ARDS患者或恢复期采用压力支持通气模式
容量/压力控制	容量/压力
潮气量	4~8 mL/kg且平台压≤30 cmH_2O
呼吸频率	20~40次/分，但应避免产生内源性PEEP
吸气时间	保证人机的同步性（0. 5/0. 8 s），在控制通气时可给予短时的吸气末暂停
FiO_2	根据SpO_2或PaO_2目标调节
PEEP	10~20 cmH_2O，以最小值达到SpO_2或是PaO_2目标

表1-7-7　通气目标

参数	目标值
PaO_2	55~88 mmHg；SpO_2 88%~95%
$PaCO_2$	尽可能维持在40 mmHg
pH	7.20~7.40，可采用允许性高碳酸血症以避免较高的平台压
PEEP	根据维持肺泡扩张的需要
平台压	当胸廓顺应性正常时，平台压≤30 cmH_2O
潮气量	6 mL/kg IBW（4~8 mL/kg IBW）

初始设置是以理想体重按照以下公式进行计算：男性理想体重（kg）=50＋0.91×[身高(cm)−152.4]，女性理想体重(kg)=45.5＋0.91×[身高(cm)−152.4]。VT设定后，需监测压力指标，将吸气平台压控制在30 cmH_2O以下，驱动压控制在15 cmH_2O以下，若平台压＞30 cmH_2O或驱动压＞15 cmH_2O，需按照1 mL/kg速度逐步降低VT，直至吸气平台压≤30 cmH_2O和驱动压＜15 cmH_2O或VT降低到4 mL/kg（理想体重）。

降低VT同时，为保证肺泡分钟通气量，避免CO_2潴留，相应加快呼吸频率。加快呼吸频率后，注意观察呼吸机流速时间曲线的呼气时间流速在呼气末是否达到基线。如不能达到基线，则需减慢呼吸频率或调整吸呼比，缩短吸气时间（保证有效的吸气时间下），相对应延长呼气时间。如果CO_2仍然进行性升高，建议行俯卧位通气（PPV）或体外膜肺氧合（ECMO）治疗。

5. 如何评价肺复张性？肺复张与PEEP滴定有哪些方法？

ARDS患者的低氧血症是肺泡内渗出和肺不张所引起的分流样效应，仅仅提高吸氧浓度起到的作用有限，需肺复张或者高PEEP治疗。对于中重度的ARDS患者，首先需要评估肺的可开放性，建议使用的方法为将呼吸机的PEEP从5 cmH_2O增加到15 cmH_2O，15分钟后评价氧合是否改善、$PaCO_2$是否下降、肺顺应性是否改善。上述3条中，满足2条即认为肺具有可复张性。

具有可复张性的患者均应实施肺复张，常用的肺复张方法主要有以下3种：①控制性肺膨胀法（sustained inflation，SI）。采用持续气道正压方式，设置正压水平为30 ~ 45 cmH_2O，持续30秒。②PEEP递增法。采用压力控制模式，将气道压力上限设置在35 cmH_2O，将PEEP每30秒上升5 cmH_2O，高压水平也上升5 cmH_2O。当气道高压达到上限35 cmH_2O水平时，仅提高PEEP水平直至35 cmH_2O，维持30秒。③压力控制法。同时提高高压水平和PEEP水平，一般高压升高至 40 ~ 45 cmH_2O，PEEP 15 ~ 25 cmH_2O，维持 1 ~ 2 分钟。对于血流动力学不稳定和有气压伤高危风险患者应慎重。

如果肺复张有效，则说明原设置的 PEEP 低，不足以避免呼气末肺泡塌陷，因此肺复张后要滴定 PEEP，常用的方法有：①最佳氧合法。将 PEEP 设置为 20 cmH_2O，每 2 分钟减少 2 cmH_2O，直至氧合出现明显下降。氧合下降前的 PEEP 可认为是此时患者需要的最佳 PEEP。②氧浓度 –PEEP 表格法（表 1–7–8）。③ P–V 曲线法。在呼吸机波形 P–V 曲线上，最佳 PEEP 为吸气支低位拐点值 +2 cmH_2O。

表1–7–8　ARDS NET 推荐的FiO_2 PEEP

低PEEP/高 FiO_2				高PEEP/低 FiO_2			
FiO_2	PEEP	FiO_2	PEEP	FiO_2	PEEP	FiO_2	PEEP
30%	5	70%	14	30%	5	50%	18
40%	5	80%	14	30%	8	50%~80%	20
40%	58	90%	14	30%	10	80%	22
50%	8	90%	16	30%	12	90%	22
50%	10	90%	18	30%	14	100%	22
60%	10	100%	18~24	40%	14	100%	24
70%	10			40%	16		
70%	12			50%	16		

6. 有创机械通气如何雾化？

有创机械通气患者可常规进行雾化治疗，抗病毒治疗可试用 α–干扰素（成人每次 500 万 U 或相当剂量，加入灭菌注射用水 2 mL，每日 2 次雾化吸入），气道分泌物太过黏稠，可试用吸入用乙酰半胱氨酸（0.3 g/ 次，2 次 / 日雾化吸入）。

7. 撤离有创机械通气需要满足哪些条件？自主呼吸试验可采用哪些方法？

患者经过治疗后病情改善，若平台压 $<$ 30 cmH_2O，$FiO_2 \leq 40\%$，PEEP $\leq$ 5cmH_2O，可将呼吸机由控制模式更改为压力支持模式，当满足以下条件可以考虑撤离有创呼吸机：①神志清醒；②循环稳定，即无血管活性药物，或多巴胺 $<$ 5 μg/（kg · min）或去甲肾上腺素 $<$ 20 μg/min；③呼吸机条件为压力支持通气、$FiO_2 \leq 40\%$、PEEP $\leq$ 5 cmH_2O、$SpO_2 > 95\%$ 或 $PaO_2/FiO_2 \geq 250$ mmHg、35 mmHg $\leq PaCO_2 \leq$ 50 mmHg 或浅快呼吸指数［RR/VT（L）］$\leq$ 105。

建议拔管前做自主呼吸试验（spontaneous breathing trial，SBT），可采用以下几种方法：① T 管法，将患者与呼吸机断开，经气管插管吸氧；②持续正压通气（continuous positive airway pressure，CPAP），压力设置在 5 cmH_2O 水平；③压力支持通气（pressure support ventilation，PSV），PEEP ≤ 5 cmH_2O，压力支持水平设为 5 ~ 7 cmH_2O。观察约 30 分钟。

SBT 成功的指标为：浅快呼吸指数< 105，8 次 / 分< RR < 35 次 / 分，VT > 4 mL/kg，心率< 140 次 / 分，或者 SBT 期间较前变化< 20%，无新发心律失常，SpO_2 > 90%。

三、治疗体会

该患者以“间断发热”为首发症状，伴全身酸痛，无明显胸闷、咳嗽等症状，胸部 CT 示双肺磨玻璃影，属于新冠肺炎的典型症状。发病 5 天后行新型冠状病毒核酸检测阳性，确诊新冠肺炎后才以干扰素、阿比多尔、洛匹那韦利托那韦、人免疫球蛋白、白蛋白、中成药抗病毒治疗，抗病毒治疗存在些许延后。病情进行性加重，并很快发展为重型，发病第 7 天出现神志不清，精神差，持续发热，复查感染指标升高，转至我院感染 ICU 积极治疗。转入我院后患者状态差，呈呼吸衰竭状态，首先给予高流量氧疗，但效果差，氧合指数 103 mmHg（< 150 mmHg），按照《重症新型冠状病毒肺炎管理专家推荐意见》推荐，新冠肺炎患者接受高流量吸氧或无创通气，短时间（2 ~ 6 小时）内病情无改善，或氧合指数≤ 150 mmHg 的患者，应尽早实施有创机械通气治疗。而在患者次日氧饱和度进行性下降，氧合指数低于 100 mmHg 后，才给予其气管插管，实施有创机械通气，实施有创通气的时机是否有滞后？如果在早期实施有创通气，抗病毒治疗尽早给予，是否能改善患者预后？这些都是值得我们思考的问题。不过患者高龄，基础疾病较多，可能也是最终治疗失败的重要原因。

俯卧位通气（PPV）

一、病例

1. 基本情况

患者，男，58 岁。

2. 现病史

12 天前受凉后出现发热，体温最高至 37.5 ℃，伴咳嗽，咳少量白色黏痰，在当地诊所按“上呼吸道感染”行退热等对症支持治疗，症状无明显改善。8 天前至当地县医院留观治疗，咽拭子新型冠状病毒核酸检测阳性，胸部 CT 示双肺散在斑片状及片絮状高密度影，边界模糊，按“新冠肺炎”参照国家试行诊疗指南予以治疗。5 天前上述症状加重，同时出现胸闷、气喘等症状，即转入当地市医院继续诊疗，症状无缓解，呈进行性加重。今为进一步诊疗，进入当地定点医院，急诊以“①新冠肺炎；②呼吸衰竭”为诊断收入感染 ICU。

3. 体格检查

入科面罩吸氧，10 L/min，指氧饱和度 71%，体温 37.8 ℃，呼吸 30 次 / 分，血压 131/84 mmHg，心率 79 次 / 分。神志清，精神差，呼吸急促，胸部正中可见长约 20 cm 的手术瘢痕，愈合良好。

4. 辅助检查

新型冠状病毒核酸检测阳性。胸部 CT 示双肺靠近胸膜散在斑片状及片絮状密度增高影，边界模糊，胸骨呈术后改变。血气分析示 pH 7.52、$PaCO_2$ 32 mmHg、PaO_2 43 mmHg。床旁超声示双下肢静脉血栓。入院第 5、6、7、9 天胸片如图 1-7-1

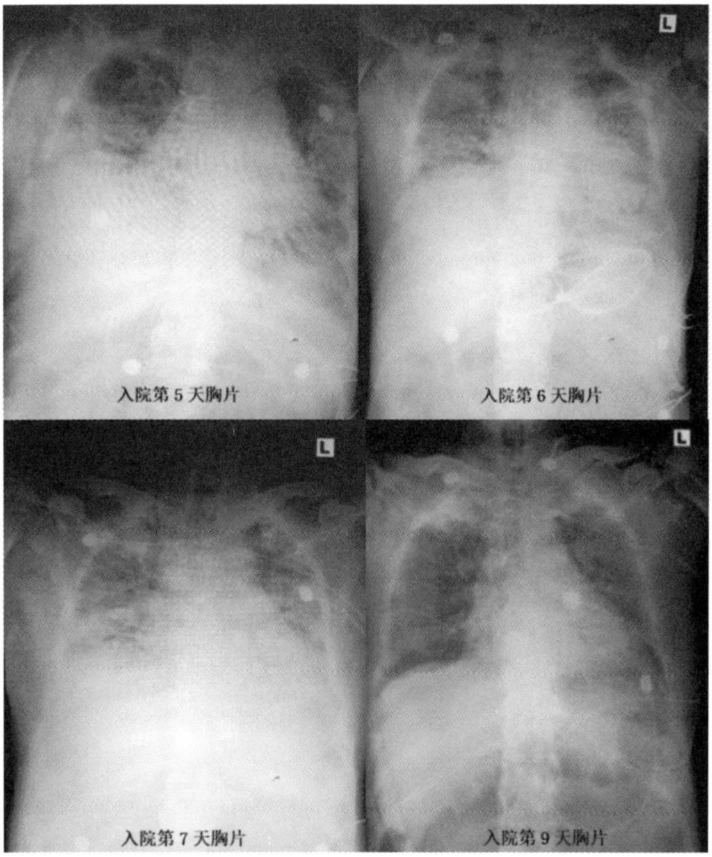

图 1-7-1　患者影像学检查

所示。

5. 初步诊断

新型冠状病毒感染的肺炎；Ⅰ型呼吸衰竭；下肢静脉血栓形成；冠状动脉搭桥术后状态；高血压病 3 级（很高危）。

6. 诊疗经过

患者 12 天前受凉后出现发热，体温最高至 37.5 ℃，伴咳嗽，咳少量白色黏痰。8 天前，咽拭子新型冠状病毒核酸检测阳性，胸部 CT 检查示双肺散在斑片状及片絮状高密度影，边界模糊。后为进一步诊疗，转入定点医院，收入感染 ICU。入科后给予心电监护，卧床，面罩吸氧 10 L/min，指氧饱和度 71%，体温 37.8 ℃，呼吸 30 次 / 分，血压 131/84 mmHg，心率 79 次 / 分。完善血常规、尿常规、凝血功能、肝肾功能、电解质、超声、心电图、床旁胸片等相关检查，进一步明确病情及诊断；暂给予“利巴韦林注射液 0.5 g q12h 静脉滴注 + 甲泼尼龙琥珀酸钠 80 mg q12h 静脉滴注 + 头孢哌酮舒巴坦 3.0 g q8h 静脉滴注 + 血必净 100 mL q12h 静脉滴注 + 洛匹那韦利托那韦 2 粒 bid 口服”联合用药抗病毒、抗炎、抗感染治疗，予以“干扰素 α2b 雾化”、退热等对症处理。“入院当天”患者主诉仍感胸闷、气短，给予储氧面罩吸氧 10 L/min+ 高流量吸氧（流量 60 L/min，吸氧浓度 90%），指氧饱和度在 90% 以下，脉搏 88 次 / 分，呼吸 30 次 / 分。血气分析 pH 7.506，$PaCO_2$ 32.8 mmHg，PaO_2 51.2 mmHg，氧合指数 56 mmHg。“入院第 5 天”患者主诉仍感胸闷、气短，给予无创呼吸机辅助通气 S/T 模式氧浓度 100%，IPAP 15 cmH_2O，EPAP 8 cmH_2O，指氧饱和度在 90% 以下，脉搏 88 次 / 分，呼吸 30 次 / 分，血压 149/85 mmHg。血气分析：pH 7.476，$PaCO_2$ 32.5 mmHg，PaO_2 67.9 mmHg，氧合指数 67.9 mmHg。“入院第 6 天”患者生命体征无明显改善，给予气管插管有创呼吸机支持，呼吸机模式为 P-A/C 模式，压力 8 cmH_2O，PEEP 12 cmH_2O，氧浓度 100%。插管后氧饱和度改善欠佳，行 V-V ECMO 辅助支持治疗，采取俯卧位通气。血气分析：pH 7.435，$PaCO_2$ 36.3 mmHg，PaO_2 60.8 mmHg，氧合指数 60.8 mmHg。“入院第 7 天”呼吸机模式为 P-A/C 模式，压力 10 cmH_2O，PEEP 8 cmH_2O，氧浓度 60%。行 V-V ECMO 辅助支持治疗，采取俯卧位通气。血气分析：pH 7.345，$PaCO_2$ 49.1 mmHg，PaO_2 105.6 mmHg，氧合指数 176 mmHg。“入院第 8 天” 呼吸机模式为 P-A/C 模式，压力 10 cmH_2O，PEEP 10 cmH_2O，氧浓度 40%。行 V-V ECMO 辅助支持治疗，采取俯卧位通气。血气分析：pH 7.394，$PaCO_2$ 45.4 mmHg，PaO_2 81.4 mmHg，氧合指数 203.5 mmHg。“入院第 9 天”呼吸机模式为 P-A/C 模式，压力 10 cmH_2O，PEEP 10 cmH_2O，氧浓度 40%。行 V-V ECMO

辅助支持治疗，采取俯卧位通气。血气分析：pH 7.388，$PaCO_2$ 42.6 mmHg，PaO_2 95.2 mmHg，氧合指数 238 mmHg。

二、病例剖析

1. 新冠肺炎临床分型有哪些？该患者属于哪种类型？

根据《新型冠状病毒肺炎诊疗方案（试行第六版）》可以把新冠肺炎分成四大类：

（1）轻型。临床症状轻微，影像学未见肺炎表现。

（2）普通型。具有发热、呼吸道等症状，影像学可见肺炎表现。

（3）重型。符合下列任何一条：①出现气促，RR ≥ 30 次 / 分；②静息状态下，指氧饱和度 ≤ 93%；③动脉血氧分压（PaO_2）/ 吸氧浓度（FiO_2）≤ 300 mmHg；④肺部影像学显示 24 ～ 48 小时内病灶明显进展＞ 50%。

（4）危重型。符合下列任何一条：①出现呼吸衰竭，且需要机械通气；②出现休克；③合并其他器官功能衰竭需要 ICU 监护治疗。

该患者为男性，急性起病，病情进展较快，以呼吸困难为主，可从胸片看到病情发展迅速，出现呼吸衰竭，且需要机械通气治疗，符合危重型的诊断标准。

2. 该患者为什么采用俯卧位通气，如何评价其效果？

俯卧位通气能有效改善新冠肺炎引起 ARDS 患者的氧合状况，促进患者康复。分析原因有以下几点：

（1）当患者取仰卧位时，因受重力作用，腹侧到背侧的腹腔内压存在明显梯度变化；而当患者处于俯卧位时，因胸廓及纵隔位置出现改变，重力作用明显减轻，腹腔内压之间的梯度不明显，使肺内气体能在体内更均匀地分布，故患者氧合情况好。

（2）根据人体解剖结构，仰卧位时，心脏压迫在肺组织上，肺通气受限；当患者患有 ARDS 时，心脏体积增大，对肺的压迫更强。而当患者采取俯卧位时，肺组织在心脏之上，心脏对肺的压迫大大减轻。

（3）因疾病的影响，ARDS 患者通常出现肺容量受限，其中，尤以功能残气量降低最为明显。而相关研究提示，俯卧位通气能在一定程度上增加肺功能残气量。

从该患者入院到气管插管，可以从胸片和血气上明显看出患者的病情是快速进展的，给予患者有创机械通气 /ECMO 辅助支持和俯卧位通气后，从入院第 1 天到入院第 9 天，从胸片和血气上可以明显看出患者的病情有所好转。所以说俯卧位通气对新冠肺炎患者是有效的。

3. 俯卧位通气在新冠肺炎患者治疗中的作用机制是什么？

（1）复张塌陷肺泡，纠正氧合：俯卧位通气，增大背侧胸膜腔负压，继而增大跨肺压，重新开放背侧肺泡；并减小腹侧胸膜腔负压，降低跨肺压，减少腹侧通气，但腹侧肺泡能处于维持开放状态。同时，取俯卧位能减小处于心脏下方的肺叶体积，减轻心脏压迫，复张受压萎陷的肺泡。在俯卧位通气前，通过镇静、肌松，能松弛膈肌，复张背侧部分肺泡，扩大气体交换范围。

（2）改善通气血流比例：俯卧位能使肺内血流重新分布，增加腹侧血流，提升背侧通气量，改善通气血流比例。

（3）提高呼吸顺应性：俯卧位能使得背侧肺通气从重力依赖转化为非重力依赖，顺应性提升；而腹侧通气则从非重力依赖转化为重力依赖，顺应性减小，但背侧肺通气顺应性提升更明显，故肺顺应性总体提升，有利于提高呼吸顺应性。

（4）促进痰液引流：患者在俯卧位重力作用下，能充分排出深部痰液，减少呼吸道阻塞。

（5）改善循环系统：采取俯卧位通气，能复张肺泡，增加右心室射血；并增大腹腔压力，增加回心血量，增加心脏前负荷，改善左心室后负荷。

4. 俯卧位通气的适应证、禁忌证和并发症有哪些?

俯卧位通气适用于严重氧合功能障碍的患者，可以改善患者的氧合指数，降低病死率，改善预后。

俯卧位通气的禁忌证不是绝对的，主要有脑水肿、颅内高压、面部骨折、急性出血、锁骨骨折、腹部烧伤或开放性外伤、妊娠期、近期腹部手术、严重血流动力学不稳等。有文献报道颅内出血、颅内高压患者在持续颅内监测状态下实施俯卧位通气的成功案例，可见俯卧位通气的禁忌证也是相对的，只有在实施前充分考虑患者的实际情况，针对性地制订、落实俯卧位通气的各项措施，才能保证患者安全。

俯卧位通气的并发症：①胃内容物反流所致的误吸，压迫所致的头面部水肿、压疮，体位变动引起的血压波动；② 气管导管、各种引流管和动静脉导管的压迫扭曲、移位、脱出等；③极少数患者可出现神经压迫、肌肉压伤、静脉淤血、臂丛神经损伤、胸锁骨骨折、眼周感染 、鼻出血等罕见并发症，发生率非常低，原因尚不清楚，可能与牵拉、挤压所致的缺血有关。

5. 怎样实施俯卧位通气?

（1）俯卧位通气物品的准备：

1）用物：一个马蹄形小软枕以及数个大软枕。

2）人员：5 ~ 7 名医务人员。

3）患者准备：停止管饲半小时，检查胃潴留量。清除气道分泌物，夹闭各引流管，断开心电监护导联线。

4）其他：停止不重要的静脉输液，但不可断开导致患者血流动力学明显波动的血管活性药物。给予丙泊酚、咪达唑仑等镇静剂充分镇静，确定气管插管、输液通道及其他导管固定良好，连接好负压吸引装置，充分清除气道分泌物。

（2）俯卧位通气的实施：俯卧位通气由训练有素的医生、护士及呼吸治疗师共同完成，他们分工明确，分别站于患者头侧、身体两侧，确定翻身方向。将患者平移至翻身方向对侧，沿身体纵轴翻转 90° 呈侧卧位，继续翻转 90° 呈俯卧位。患者头偏向一侧，气管导管平行于床面，呼吸机管路低于气管导管；面部、胸部垫以软枕；双臂抬起置于头两侧，双腿自然放置。心电监护电极贴于背部相应部位。准备好吸痰管给予及时吸引，保持呼吸道通畅，观察生命体征及血氧饱和度情况。查看人工气道以及各种管路的位置、呼吸机气道压力变化。患者俯卧位通气持续时间为每天 16 小时。

（3）压疮的观察：俯卧位通气持续时间完成后以及俯卧位通气结束时观察是否有压疮发生及压疮的严重程度。

6. 俯卧位通气护理的要点是什么？

（1）评估：正确评估患者病情，评估生命体征、意识状态、血流动力学和氧合指数状态，排除禁忌证，确保遵医嘱执行。

（2）俯卧位通气实施方法：俯卧位通气的实施设总指挥 1 人，由高年资的医生或护士担任，站在患者头侧，主要负责指挥人工气道中心静脉管路的管理及保护。由总指挥发口令，以保证每个实施动作的一致性。实施操作共需 5 ~ 8 名经过培训的专业医护人员，患者身体左右侧各安排 2 ~ 3 名医护人员，分别负责肩、腰、臀及腿部的各种管道管理。如患者身体上还有其他管路或连接设备，必要时可增加 1 名人员负责管路及机器的观察。实施俯卧位时，先将患者平移至床一侧，接着将其向对侧翻转 90° ，使患者侧卧，然后继续翻转 90° 使其俯卧于床上。患者俯卧后，将其头部垫高，面部下垫凹形枕或马蹄形枕，使其颜面部悬空或头偏向一侧；前额可以使用防压疮敷料贴；手臂自然向上伸直，放于头部的两侧；腹部悬空，避免腹主动脉受压而影响静脉回流，同时在受压部位垫软枕。

（3）加强管道护理：操作前 30 分钟停止鼻饲，妥善固定并夹闭胃管，防止食物反流。检查调整好呼吸机管道支架，检查气管导管位置，及时吸净呼吸道及口咽部分泌物。俯卧位结束恢复仰卧位后要及时整理及检查各引流管有无扭曲、移位、脱出等。

（4）观察内容：严密观察患者的意识、生命体征、血氧饱和度，各管道通畅情况以及并发症情况，定期行动脉血气分析，计算氧合指数，发现异常，及时报告医生处理。实施俯卧位通气时，应有一位呼吸治疗师在场，俯卧位通气期间护士不得离开患者床旁。

（5）皮肤护理：实施俯卧位通气，容易忽视压力性损伤的发生。常见的受压部位为前额、眼部、面颊、鼻及下颌、耳廓、肩部、肋弓、肘关节、膝关节髌骨面及足趾，以及男性生殖器、女性双侧乳房。除了定期评估及改变卧位，还应经常在小范围挪动患者，避免同一个部位长时间持续受压，还可在患者受压及骨突部位贴上泡沫敷料等减压敷料，减少压疮的发生。

三、治疗体会

本例患者以“体温高，伴咳嗽，咳少量白色黏痰”为首发症状，属于新冠肺炎的典型症状，咽拭子新型冠状病毒核酸检测阳性，确诊为新冠肺炎。新冠肺炎重症患者一般在发病后出现呼吸困难、低氧血症、急性呼吸窘迫综合征、脓毒症休克等。该患者确诊后立即给予其规范治疗。病情进行性进展，并很快发展为重型，呈呼吸衰竭状态，我们积极给予气管插管接呼吸机辅助通气治疗、ECMO 支持、俯卧位通气。

俯卧位通气后 PaO_2 上升，且观察到 SpO_2、PaO_2/FiO_2 有明显提高，说明俯卧位通气较常规通气更有效，氧合改善更显著。这可能与体位改变后通气血流比例匹配度更高，俯卧位通气促进肺通气、换气功能改善，改善膈肌运动方式，同时有利于痰液引流、排出，以及改善肺顺应性，从而改善氧合有关。

近期针对 COVID-19 患者的尸检报道提示患者肺部存在较多的痰栓，俯卧位通气配合拍背或者电子振荡有利于提高排痰效果。但是俯卧位通气有可能增加气管插管脱出、压疮、颅内压增高、眼部并发症的风险和护理管理的难度。

国内外对于实施俯卧位通气较为优化的时间尚无统一标准。一般采用的方法为间断使用俯卧位通气，而后将俯卧位改为平卧位通气，国内文献报道建议俯卧位通气的持续时间不等，并没有定论。有文献发现俯卧位通气 7 小时后氧合仍明显高于仰卧位。但也有文献发现，俯卧位通气 12 小时后氧合仍继续升高。本文中患者由于仰卧位后其氧合难以维持，考虑全局，不得不继续采用俯卧位通气，加强护理管理，并未发现明显的与俯卧位通气相关的并发症。

第三节 挽救性治疗

V-A ECMO 治疗

一、病例

1. 基本情况

患者，男，46岁。既往有“支气管哮喘”“2型糖尿病”及“胃溃疡伴胃出血”病史。

2. 主诉及现病史

以“（代）发热、咳嗽伴胸闷20天，加重10天”为主诉急诊入院。入院20天前无明显诱因出现间断性发热，体温波动在37.0 ~ 38.0 ℃，咳嗽、咳白色黏痰，胸闷，伴恶心、呕吐，呕吐物为胃内容物，3 ~ 4次/天，每次50 ~ 100 mL，急至当地医院就诊，结合其接触史，经专家组会诊考虑疑似新冠肺炎。入院前19天咽拭子新型冠状病毒核酸检测阳性，收治隔离病房，给予鼻导管吸氧氧疗，以及干扰素、洛匹那韦利托那韦等抗病毒治疗。入院前10天无明显诱因出现胸闷，伴呼吸困难，静息状态下血氧饱和度为88%；给予面罩吸氧5 L/min，血氧饱和度为97%，转至ICU，加用“莫西沙星、血必净、乌司他丁”抗感染、抗炎治疗，“氨溴索”化痰等。入院前2天氧饱和度再次下降，给予高流量氧疗，不能改善后给予无创呼吸机辅助呼吸，但病情仍持续恶化，会诊后以“新冠肺炎（危重型）”为诊断收入定点医院。患病来浅昏迷状态，睡眠、饮食欠佳，大小便正常，体重无明显改变。接触史：与其同事有接触，其同事女儿近期从疫区回来。

3. 入院查体

体温37.8 ℃，心率127次/分，呼吸42次/分，血压116/74 mmHg，SpO_2 38%。浅昏迷状态，呼之不应，查体不能配合。无创呼吸机辅助通气，急性病面容，抢救送入病房。双侧瞳孔等大等圆，直径约2.5 mm，对光反射迟钝。因身穿隔离防护服，故心、肺部听诊无法操作。腹软，未触及包块，双侧病理征阴性。

4. 辅助检查

血气分析：$PaCO_2$ 36 mmHg，PaO_2 91.5 mmHg，氧合指数91 mmHg。

血常规：淋巴细胞计数 0.64 × 10^9/L。

C 反应蛋白：200 mg/L。

床旁超声：右心大（RA 40 mm × 47 mm）；室间隔运动幅度减低；主动脉瓣轻度反流；三尖瓣重度反流；中重度肺动脉高压（PASP 68 mmHg）；肝实质回声稍致密增强并肝静脉增宽；肝门静脉增宽（直径 15 mm）；IVC 压低率 48%；脾大（119 mm × 43 mm）；双侧胸腔积液（R，84 mm × 34 mm；L，85 mm × 34 mm）。

床旁胸片：两肺野纹理增粗紊乱，两肺野内散在点片状密度增高影，边界不清，右肺下野可见类圆形透亮影。

5. 入院诊断

新冠肺炎（危重型）；重度急性呼吸窘迫综合征；Ⅱ型呼吸衰竭；胸腔积液；支气管哮喘；急性肺栓塞可能；2 型糖尿病；胃溃疡；三尖瓣重度反流；肺动脉高压；脾大。

6. 治疗经过

患者入院后，血氧饱和度低，氧合差，为行呼吸支持，于入院当天行急诊气管插管连接呼吸机（P-A/C 模式：PEEP 10 cmH_2O，PC 15 cmH_2O，$FiO_2$100%，呼吸 15 次 / 分），给予“阿比多尔 0.2 g tid 口服 + 干扰素 α2b 雾化（600 万 IU，bid）+ 洛匹那韦利托那韦 2 片 bid”抗病毒治疗，“去甲肾上腺素 8 mg/50 mL”以 17 mL/h 泵入维持循环稳定，俯卧位通气，给予白蛋白提高胶体渗透压、丙种球蛋白调节免疫、补液抗休克，并输注红细胞、血浆，以及给予对症支持、营养支持、多脏器功能支持等综合支持治疗。后结合患者情况于入院第 2 天行 V-A ECMO、CRRT 等支持治疗。结合床旁胸片提示重症肺炎，考虑新冠肺炎继发细菌感染，给予“美罗培南 1 g q8h”，联合“利奈唑胺 0.6 g q12h”抗感染治疗。后患者使用 V-A ECMO 后病情逐渐好转，于入院第 10 天尝试撤机失败，更换为 V-V ECMO 模式。患者氧合指数较前改善，于入院第 16 天平稳顺利脱机。后调整呼吸机参数，调整抗感染方案，结合肺部影像学及呼吸生理学较前改善，于入院第 21 天将呼吸机模式改为同步间歇指令通气（SIMV）模式。入院第 23 天将呼吸机模式改为 PSV，充分评估后于入院第 27 天拔除气管插管，改为高流量氧疗。

二、病例剖析

1. 该患者行 ECMO 治疗的指征有哪些？新冠肺炎患者 ECMO 治疗的适应证、禁忌证有哪些？启动时机如何？

患者中年男性，急性起病，病情进展快，既往有“支气管哮喘”病史，从起病至呼吸衰竭仅 20 天时间。患者入院时气管插管连接呼吸机（P-A/C 模式：PEEP 10 cmH_2O，PC 15 cmH_2O，FiO_2 100%，f 15 bpm），氧合指数低（PaO_2/FiO_2 < 100 mmHg，FiO_2=100%），符合 ARDS 标准（表 1-7-9），根据新冠肺炎分型标准，诊断为危重型新冠肺炎。呼吸机不能改善缺氧状态，FiO_2=100% 时，氧合指数低于 100 mmHg，给予去甲肾上腺素 8 mg/50 mL 以 17 mL/h 的速度泵入来维持循环稳定，可考虑行 ECMO 治疗。同时入院时行床旁超声提示右心大（RA 40 mm × 47 mm），三尖瓣重度反流，中重度肺动脉高压（PASP 68 mmHg），需使用血管活性药物维持血压，结合患者情况考虑患者有急性肺栓塞伴循环衰竭，已达启动 ECMO 时机。因此于入院第 2 天行 ECMO 上机。

表1-7-9 ARDS NET 推荐的FiO_2 PEEP

指标	轻度	中度	重度
发病时间	已知的临床侵害后1周内发生/加重呼吸症状		
低氧血症	PaO_2/FiO_2 201~300 mmHg，PEEP或CPAP≥5 cmH_2O	PaO_2/FiO_2 101~200 mmHg，PEEP≥5 cmH_2O	PaO_2/FiO_2≤100 mmHg，PEEP≥10 cmH_2O
肺水肿原因	呼吸衰竭不能完全用心力衰竭或液体超负荷解释；若不存在风险因子，需采用客观评估手段（如心脏超声）排除静水压性肺水肿		
影像学异常	双肺透亮度减低，且不能完全用胸腔积液、肺不张或结节解释		

有文献报道，新冠肺炎患者中危重型患者的病死率较高，其中 60 岁以上患者占多数，且存在合并症者死亡率更高。根据临床观察和尸体解剖结果，发现新冠肺炎导致 ARDS，其顽固性低氧血症的可能机制：肺泡腔内浆液、纤维蛋白性渗出物及透明膜形成，肺泡隔血管充血、水肿，部分肺泡腔渗出物机化和肺间质纤维化。肺内支气管黏膜部分上皮脱落，腔内可见黏液及黏液栓形成。这些变化严重影响肺泡换气功能，进而出现呼吸衰竭，是患者死亡的主要原因。该疾病目前并无特效抗病毒治疗方案，对于危重型新冠肺炎患者主要采取保护性通气策略，当机械通气无法满足患者氧合的情况下，ECMO 作为挽救性治疗，是一种可供选择的治疗方案。

危重型新冠肺炎常进展较快，低氧状态常难以改善。应在缺氧造成多器官损伤或呼吸机参数设置过高之前及时启动 ECMO。当患者死亡风险达到或者超过 50% 时，应考虑使用 ECMO。当患者死亡风险达到或者超过 80% 时，启动 ECMO 治疗。

针对新冠肺炎，ECMO 治疗适应证：①病程＜ 7 日的重症型患者；②严重低氧血症，在优化 PEEP 选择基础上，给予神经肌肉阻滞剂和俯卧位通气后 PaO_2/FiO_2 ＜ 100 mmHg；③在优化机械通气的基础上，存在不能代偿的呼吸性酸中毒（pH ＜ 7.15）；④在给予肺保护性通气基础上，存在过高吸气应力（平台压＞ 30 cmH_2O）；⑤在优化机械通气设定基础上，机械功≥ 27 J/min；⑥有机会等待供体。

新冠肺炎患者有时快速进展为 ARDS，转为危重型并引起多器官功能衰竭，病情严重程度可能与细胞因子风暴相关。鉴于在甲型 H1N1 流感以及中东呼吸综合征冠状病毒引起的肺炎中均有合并心肌炎的报道，不能排除新冠肺炎患者中部分患者同时并发心肌炎，严重者同时合并循环功能障碍，这类患者多合并明显的心肌损伤伴随以肌钙蛋白为主的心肌酶谱明显增高。在最优的通气条件下（FiO_2 ≥ 80%，潮气量为 6 mL/kg，PEEP ≥ 10 cmH_2O），如果无禁忌证，且满足以下条件之一即可启动 ECMO（即启动时机）：① PaO_2/FiO_2 ＜ 50 mmHg 超过 3 小时；PaO_2/FiO_2 ＜ 80 mmHg 超过 6 小时。② FiO_2=100%，PaO_2/FiO_2 ＜ 100 mmHg。③动脉血 pH 值＜ 7.25 且 $PaCO_2$ ＞ 60 mmHg 超过 6 小时、呼吸频率＞ 35 次 / 分。④呼吸频率＞ 35 次 / 分时，血 pH 值＜ 7.2 且平台压＞ 30 cmH_2O。⑤严重漏气综合征。⑥合并心源性休克或者心搏骤停。

目前新冠肺炎的 ECMO 应用指征随着临床开展例数的增多而逐渐变宽，ECMO 没有绝对的禁忌证，因为每个患者使用 ECMO 都是根据风险和收益单独考虑的。然而，仍有一些与 ECMO 预后不良相关的情况，可以认为是相对禁忌证：①合并无法恢复的疾病，如严重大脑功能障碍、中枢神经系统严重损伤、恶性肿瘤晚期等。②存在抗凝的禁忌证，如新冠肺炎引起肝衰竭合并严重出凝血功能障碍、大出血、近期出现或者扩大的颅内出血等。③在较高机械通气设置条件下（FiO_2 ＞ 90%，平台压＞ 30 cmH_2O）通气 7 日或更长时间。④无特定年龄禁忌证，但随着年龄的增长，死亡风险增加。⑤伴有严重多器官功能衰竭。⑥如果需要循环辅助行 V-A ECMO 支持，主动脉瓣中重度关闭不全、急性主动脉夹层也为禁忌证。⑦药物免疫抑制（中性粒细胞绝对计数＜ 0.4×10^9/L）。⑧存在周围大血管解剖畸形或者病变，无法建立 ECMO 血管通路。

2. 该患者为何选 V-A ECMO？

该患者选用 V-A ECMO 主要有以下两个原因：

第一，患者氧合差（$PaO_2/FiO_2 < 100$ mmHg，FiO_2 100%），以去甲肾上腺素 8 mg/50 mL17 mL/h 泵入来维持循环稳定，考虑有呼吸衰竭合并循环衰竭，目前有心源性休克，需改善心功能。

第二，患者心脏超声提示右心大、三尖瓣重度反流伴中重度肺动脉高压（PASP 68 mmHg），考虑有急性肺栓塞，需降低肺动脉压。该患者最终选用了 V–A ECMO（参数设置：转速 2 522 r/min，ECMO 氧浓度 100%，气流量为 4 L/min，血流量波动在 3 ～ 10 L/min）。

3. 该患者为何改用 V–V ECMO 而不是直接撤机？该患者 V–V ECMO 何时撤离？如何撤离？

患者使用 V–A ECMO 后氧合指数及肺顺应性较之前明显改善，查膜前 PvO_2 49.2 mmHg，提示 V–A ECMO 对肺的支持较小，考虑撤机，撤机前要了解 V–A ECMO 撤机的时机、流程以及注意事项，先行撤机前评估。

入院第 9 天撤机前评估：

ECMO 参数：血流量 2.6 ～ 3 L/min，气流量 4.5 ～ 5 L/min，FiO_2 50% ～ 60%。血流动力学稳定：心率 85 ～ 94 次 / 分，血压（125 ～ 136）/（69 ～ 89）mmHg（去甲肾上腺素 4 mg/50 mL，以 5 mL/h 泵入）。浅镇静状态，呼吸辅助（P–SIMV 模式）：FiO_2 35%，PC 10 cmH_2O，PEEP 8 cmH_2O，胸腹呼吸协调。血气分析：pH 7.376，$PaCO_2$ 43.7 mmHg，PaO_2 83 mmHg，Lac 1.23 mmol/L。

入院第 10 天评估撤机：

先下调 ECMO 的血流量，复查心脏超声，评估心脏功能（右心大小正常，RA 35 mm × 48 mm，RV 26 mm，PASP 46 mmHg，EF 61%），下调 ECMO 气流量，观察各项指标。但当 ECMO 血流量及气流量降至 1 L/min 5 小时后出现血压下降，血氧饱和度下降，$PaCO_2$ 升高，肺的换气及氧合情况不能满足全身需求，故 V–A ECMO 未撤机，而于入院第 10 天更换为 V–V ECMO 模式。

该患者更换为 V–V ECMO 的原因：①患者心脏超声等反映心功能较之前改善，肺栓塞改善，复查影像学提示重症肺炎无明显改善，氧合差，提示肺换气功能改善不明显，仍需 ECMO 改善肺氧合情况；②患者病程中出现血尿、血性痰，有出血事件发生，V–A ECMO 抗凝剂量大，会加重出血风险；③心脏超声提示右心大小正常，心功能较之前改善，更换为 V–V ECMO 可进一步降低心脏后负荷。

V–V ECMO 的撤机指标：①患者原发疾病得到控制；②肺部影像好转，氧合良好；③循环良好，血气分析结果良好，无组织灌注不足表现。

入院第 14 天撤机前评估：

复查心脏超声：右心大小正常（RA 38 mm × 49 mm，RV 21 mm），PASP 49 mmHg，EF 61%，心功能较之前有改善。V-V ECMO 参数：血流量 4.24 L/min，气流量 4.5 ~ 5 L/min，FiO_2 100%。血流动力学稳定：心率 92 ~ 107 次 / 分，血压（128 ~ 150）/（64 ~ 76）mmHg(垂体后叶素泵入)。浅镇静状态，呼吸辅助（P-SIMV 模式）：FiO_2 25%，PC 10 cmH_2O，PEEP 12 cmH_2O，胸腹呼吸协调。血气分析：$PaCO_2$ 42.5 mmHg，PaO_2 88.4 mmHg，Lac 1.14 mmol/L。

入院第 15 天评估撤机：

白班评估 ECMO：先下调 ECMO 氧浓度为 21% 约 5 小时，呼吸机 FiO_2 40%（45%、60% 各 1 小时），PC 12 cmH_2O（8 小时），RR 15 次 / 分，监测生命体征平稳，测 PaO_2 75.9 ~ 91 mmHg。夜班再评估 ECMO：下调 ECMO 气流量为 2.5 L/min 约 5 小时、2 L/min 约 8.5 小时，呼吸机 FiO_2 40%（45%、60% 各 1 小时），PC 15 cmH_2O（9 小时），RR 15 次 / 分，监测生命体征平稳，测 PaO_2 91.9 ~ 160.3 mmHg，$PaCO_2$ 44.2 ~ 51.1 mmHg。

入院第 16 天：

关闭 ECMO 氧源及气源，血流量 4.1 L/min，血压（126 ~ 144）/（65 ~ 77）mmHg，心率 91 ~ 115 次 / 分，中心静脉压 7 ~ 10 mmHg。血气分析：pH 2.666，$PaCO_2$ 60.9 mmHg，PaO_2 128.1 mmHg，Lac 0.90 mmol/L。

根据 V-V ECMO 撤机标准，虽然肺部影像学检查仍有较严重的实变和渗出，但呼吸参数明显改善，关闭 ECMO 氧源及气源后生命体征平稳，考虑患者目前有痰中带血及血尿，同时有双下肢静脉血栓，于入院第 16 天平稳顺利撤机。

4.V-A ECMO 并发症有哪些？如何处理？

（1）机械并发症及处理：

1）停泵：电源（市电、断路器、UPS、离心泵电池）故障、离心泵故障、离心泵头脱出。处理：紧急夹闭动脉端管路，摇柄暂时提供流量，寻找原因并相应处理。

2）管路破裂：离心泵前破裂，停泵、夹闭静脉和动脉管路，通过侧孔排气或更换管路；离心泵后破裂，先尝试堵漏，失败后停泵、夹闭静脉和动脉管路，再次堵漏。

3）管路进气：静脉端管路破裂或脱出，ECMO 期间进行中心静脉穿刺或中心静脉插管与大气相通。处理：夹闭动脉管路，停止离心泵，取下泵头，从膜肺或侧孔处抽气，管路内无可见气体后，通过膜肺顶部黄色排气口排出膜肺内残留气体。

4）膜肺内血栓：根据血栓情况决定。更换膜肺：跨膜压差＞ 40 mmHg、出口侧血栓、D- 二聚体升高且 FIB < 2 g/L、出口端 PO_2 < 150 mmHg 且 PCO_2 > 50 mmHg、严重溶血［PFH（血浆游离血红蛋白）> 1 000 mg/L］应考虑更换系统。

（2）患者并发症及处理：

1）下肢缺血：表现有下肢温度差异、关节僵硬、末梢氧饱和度下降，腿围增粗，患者口诉下肢麻木胀痛，彩超示下肢血流缓慢，需要开通下肢供血处理。下肢引流供血的方法：经超声引导穿刺下肢股动脉，置入 6F 股动脉鞘管，连接到动脉插管出血端三通接头位置。

2）流量降低：泵速低、膜肺血栓、静脉管路打折、静脉回流不畅（静脉贴壁、内出血、胸腔内挤压、插管位置变化、腹内压增加，暂时降低泵速可以好转）、管路进气、患者血压明显升高。

处理方法：检查 ECMO 全套管路有无打折、血栓、扭曲等客观原因，超声评价下腔静脉塌陷率与静脉插管位置，予以处理。排除血压升高导致离心泵后压力过大引起流量下降的原因，排除离心泵速过高导致静脉插管贴壁的原因。

3）插管脱出：夹闭动脉管路，停止离心泵，增加呼吸机、活性药物支持力度，尝试将插管复位，控制出血。

4）心搏骤停：不需要进行按压，及时处理异常的心律；增加 ECMO 流量达到 4 L/min，降低呼吸机条件，2 ~ 4 次 / 分（肺过血极少）；心律恢复后，调整 ECMO 流量和呼吸机条件。

5）溶血：监测游离血红蛋白。寻找并处理溶血的原因。

6）肾衰竭：少尿、无尿、容量负荷过多、肌酐升高、高钾。处理方法：CRRT。

7）南北综合征：由于肺氧合能力下降，近心端为心脏供血，远心端为 ECMO 机器供血，表现出上肢或右上肢氧饱和度下降，下肢或左上肢氧饱和度上升，上、下肢氧饱和度明显差异的现象。处理方法：将静脉引流管向上送入上腔静脉（SVC）（可能会影响引流）；加大 ECMO 流量，减少经肺血流；增加上腔静脉引流管；改为 VAV 辅助；如心功能恢复，可考虑改为 V–V ECMO。

8）无脉压：床旁超声鉴别是否存在心脏外压迫；如不存在心外压迫，应适当提高心内血流量（适当降低 ECMO 流量、加强抗凝、增加血管活性药物剂量）。

9）左心功能不恢复：如有可解除的病因（PCI、心律失常），应先予以处理，否则可增加 PEEP 降低左心室前负荷、降低 MAP 减轻左心室后负荷，同时增加 ECMO 流量。

10）SvO_2 降低：增加氧供，可从流量、血红蛋白（> 10 g/L）、氧浓度三个方面调整；如患者存在增加氧耗的状态，也应予以处理。

三、V-A ECMO总结

1. 适应证与禁忌证

（1）适应证：①急性心肌炎；②心肌病导致心源性休克；③心脏移植后；④急性心肌梗死（AMI）导致的心源性休克［无多器官功能障碍综合征（MODS）］；⑤肺栓塞导致心源性休克；⑥药物过量；⑦体外循环后不能停机；⑧院内心搏骤停＜60分钟，右心衰竭；⑨慢性心肌病急性发作或合并感染性休克；⑩ AMI导致心源性休克合并MODS或感染性休克；⑪ 移植后慢性排异导致终末期心力衰竭可以再次移植。

（2）禁忌证：①年龄＞75岁；②心搏骤停，自主心律不恢复＞60分钟；③未修复的夹层；④中重度主动脉关闭不全；⑤心源性休克并符合下述至少3项，即Lac＞15 mmol/L、皮肤发花、无尿＞4小时、INR＞4.5、ALT或AST＞2 000 U；⑥肝、肺、肾慢性衰竭；⑦严重脑损伤；⑧恶性肿瘤；⑨存在抗凝的禁忌，如新冠肺炎引起肝衰竭合并严重出凝血功能障碍、大出血、近期出现或者扩大的颅内出血等。

2. 插管方式

静脉－动脉转流（V-A）。静脉可采用股静脉、颈静脉或右房；动脉可采用股动脉、升主动脉、颈动脉。

3. 插管技术与建立

经皮穿刺（超声引导下的经皮穿刺）；半开放（外科引导下的经皮穿刺）；开放式（外科切开血管）。

4. 撤机

（1）撤机标准：心脏功能恢复良好，ECMO流量小于1/3或低于1.5 L/min时，较少的血管活性药物可以维持满意的循环。心脏功能评估指标：动态心脏超声，LV收缩功能（主动脉速度－时间积分），LVEF和测二尖瓣环收缩期峰值速度（EF＞30%、心室运动协调、LVOT VTI＞10可考虑停机）；关注右心功能。

（2）撤机方法：每个小时将泵流量减低10～20 mL，同时相应提高呼吸机参数的设置，输注液体都转移到患者，夹闭插管，ECMO系统按照程序转入静脉－桥连接－动脉转流模式，每5分钟冲刷插管：打开静脉插管，夹闭桥连接，打开动脉插管，持续5～10秒，然后恢复桥循环。试停时间在2～3小时，期间注意血气和ACT。如果联合IABP，先撤ECMO，IABP保留，试停结束后，如果不能拔管，液体输注应该重新转移到 EMCO 管路上。

（3）撤机注意事项：撤机后要继续行超声检查排除下腔静脉血栓，深静脉血栓急性期可以溶栓，后期治疗以抗凝为主，如果有脱落风险，可以放置下腔静脉滤器防止肺血栓栓塞。不适宜做深静脉血栓取栓。ECMO 患者术后早期活动可减少深静脉血栓形成。

（4）撤机后注意事项：将使用过的膜肺、管道和插管等整套管道系统装入指定的双层黄色医用垃圾袋 3/4 满，最外层贴上专用标签，写明手术日期、床号，放到指定地点统一处理。彻底清洁 ECMO 机器及水箱（包括更换水箱循环水和利用消毒液对水箱内部进行消毒）。先用清水清除机器表面的血迹，再用一次性酒精湿巾擦拭机器（我们建议在 ECMO 机器、水箱的电机吸气口加装病毒过滤装置，并在手术结束后及时更换、消毒，但具体操作流程还需与机器厂家和医院感染科沟通）。清洁完的 ECMO 机器不建议立即入库装机间，可以进入缓冲区进行隔离自净，并用无菌单将 ECMO 机器与手术区进行适当隔离。期间使用的管道钳建议在手术结束后送消毒供应中心行高压蒸汽灭菌处理或用 75% 的医用酒精浸泡处理。

5. 合并有严重肺部氧合能力下降的 V-A ECMO 的管理

V-A ECMO 模式运行期间，患者自身肺部氧合能力下降，呼吸机无法维持，近心端为心脏供血，远心端为ECMO机器供血，表现出上肢或右上肢氧饱和度下降，下肢或左上肢氧饱和度上升，上、下肢氧饱和度明显差异的现象，经过将静脉引流管向上送入 SVC、加大 ECMO 流量、减少经肺血流、增加上腔静脉引流管等措施仍然无法解决者，考虑改为 V-A-V 辅助。V-A ECMO 模式运行期间出现上半身缺氧状态，改成 V-A-V ECMO 模式，是指在 V-A ECMO 系统支持下，另外增加一条通向静脉的插管，将一部分氧合过的血液逆行送回静脉系统，实现肺前氧合（V-V ECMO）的作用，此种改良可有效地提供氧供和改善血流动力学，促进血液回流，更好地对冠状动脉和脑循环的血流进行补充。

V-A ECMO 改为 V-A-V ECMO 有四种方法。

（1）V-A ECMO 膜后引流法：

优点：最大限度地提供心肺支持。

缺点：由于血压和机体容量的不断变化，膜后三通分出的动脉灌注通路与静脉灌注通路的流量分配需要及时频繁调整。

（2）V-A ECMO 泵后膜前引流法：

优点：加用膜肺，增加氧合面积，保障最大流量。

缺点：由于血压和机体容量的不断变化，泵后三通分出的动脉灌注通路与静脉灌注通路的流量分配需要及时频繁调整。

（3）V-A ECMO 泵前引流法：

优点：加用膜肺与离心泵，增加氧合面积，保障最大流量，动脉灌注通路与静脉灌注通路的流量容易控制。

缺点：需要两台 ECMO 机器，单根静脉引流管由于流量大，容易产生较大的负压。

（4）V-A ECMO 与 V-V ECMO 单独插管：

优点：管道系统相互独立，增加氧合面积，保障最大流量，肺功能与心功能辅助的流量容易控制。

缺点：需要两台 ECMO 机器，插管多，损伤大，需要考虑上腔引流不畅流量无法维持、下腔插管过多引起回流受阻、出血端位置过低导致肝静脉周围压力过高而形成胃肠肝静脉淤积的问题。

四、治疗体会

新冠肺炎患者若同时合并循环障碍，则选择 V-A ECMO 模式。V-A ECMO 的静脉引流一般选择股静脉或右颈内静脉，氧合血回路选择颈总动脉、腋动脉或股动脉。通过静脉血的容量转换，改善低氧血症，同时提供呼吸和循环支持。当采取股动静脉 V-A 模式时，上腔静脉血经过肺后灌注冠状动脉、右手和头部，与股动脉灌注血流在主动脉弓水平混合。若患者存在严重呼吸衰竭，上半身的循环氧合不佳，而下半身的氧合良好，则产生“蓝头综合征（blue head syndrome）”。此时通常需要在右颈内静脉再置入一根插管与 ECMO 动脉环路相连接，通过右颈内静脉进行右心房灌注，使动脉血直接灌注冠状动脉和头部，即 V-A-V ECMO。这种模式中动脉血液被分成两部分，分别回输到右心房和主动脉系统，相当于将 V-A ECMO 和 V-V ECMO 联合于同一个环路中，同时提供心肺支持。V-A ECMO 并发症比 V-V ECMO 多，及时处理并发症和积极预防并发症是体外生命支持辅助新冠肺炎患者时需要重点关注的内容。通过超声等评估手段评估心脏功能，如果心脏功能得到恢复，可转变成 V-V ECMO 继续辅助，待肺功能恢复后撤机。

V-V ECMO 治疗

一、病例

1. 基本情况

患者，男，58 岁。

2. 主诉及现病史

因“发热咳嗽 12 天，进行性加重伴胸闷、气喘 5 天”为主诉入院。入院 12 天前受凉后出现发热，体温最高至 37.5 ℃，伴咳嗽，咳少量白色黏痰，在当地诊所按“上呼吸道感染”行退热等对症支持治疗，症状无明显改善。8 天前至当地医院留观治疗，咽拭子新型冠状病毒核酸检测阳性，胸部 CT 示双肺散在斑片状及片絮状高密度影，边界模糊，按“新冠肺炎”参照国家试行诊疗指南予以治疗。5 天前诉症状加重，同时出现胸闷、气喘等症状，即转入当地定点医院继续诊疗，症状无缓解，呈进行性加重。今为进一步诊疗，经专家会诊后同意转至上级医院，急诊以“①新型冠状病毒感染的肺炎（危重型）；② Ⅰ 型呼吸衰竭；③冠心病，冠状动脉搭桥术后状态；④高血压病”为诊断收入 ICU。

3. 入院查体

神志清，精神差，呼吸急促，面罩吸氧 10 L/min，指氧饱和度 71%，体温 37.8 ℃，心率 79 次 / 分，呼吸 30 次 / 分，血压 131/84 mmHg。胸部正中可见长约 20 cm 的手术瘢痕，愈合良好。因传染病三级防护，无法听诊。

4. 辅助检查

新型冠状病毒核酸检测（当地疾控中心）：阳性。

胸部 CT：双肺靠近胸膜散在斑片状及片絮状高密度影，边界模糊，胸骨呈术后改变。

血气分析：pH 7.52，$PaCO_2$ 32 mmHg，PaO_2 43 mmHg。

床旁超声：双下肢静脉血栓。

5. 入院诊断

新冠肺炎（危重型）；Ⅰ 型呼吸衰竭；冠心病，冠状动脉搭桥术后状态；下肢深静脉血栓形成；高血压病 3 级（很高危）。

6. 治疗经过

患者入院 12 天前出现发热、咳嗽，CT 提示双肺靠近胸膜散在斑片状及片絮状高密度影，边界模糊，胸骨呈术后改变。入院前在当地疾控中心行新型冠状病毒核酸检测结果阳性，“新冠肺炎”诊断明确，后至上级定点医院就诊。入院后给予重症感染隔离病房特级护理、心电监护、高流量氧疗，完善血常规、尿常规、凝血功能、肝肾功能、电解质、心电图、超声、床旁胸片等相关检查，进一步明确病情，给予抗病毒及抗炎、抗感染等治疗。在高流量吸氧情况下患者仍感觉胸闷、气短，给予其无创呼吸机辅助通气。

入院第6天，患者无创呼吸机辅助通气，出现氧饱和度下降，氧合指数下降，行紧急气管插管。气管插管呼吸机辅助通气下（P-A/C模式，压力8 cmH_2O，PEEP 12 cmH_2O，氧浓度100%），氧饱和度维持在88% ~ 92%。7小时后查血气分析：pH 7.435，PaO_2 60.8 mmHg，$PaCO_2$ 35.3 mmHg，氧合指数60.8 mmHg，达到了上机标准，需要上ECMO改善患者氧合。患者目前心功能可，血流动力学稳定，行V-V ECMO辅助。

入院第6天，行右侧股静脉及右侧颈内静脉穿刺置管术顺利上机。V-V ECMO血流量3.54 L/min，转速2 716 r/min，气流量2.5 L/min，吸入氧浓度100%。上机后，患者指氧饱和度明显好转，基本维持在95%以上，下调呼吸机参数（P-A/C模式，压力10 cmH_2O，PEEP 8 cmH_2O，氧浓度60%）保护肺功能；患者血压下降，考虑血容量不足，给予补液、去甲肾上腺素持续泵入，使平均动脉压维持在80 mmHg左右。同时继续给予抗病毒、抗感染、CRRT、抗凝、补充白蛋白、镇痛镇静、营养支持、抗炎、维持内环境稳定等治疗。

入院第21天，V-V ECMO已辅助15天，患者指氧饱和度基本维持在95%以上，PaO_2 在60 ~ 100 mmHg之间波动，血乳酸大致正常，但患者肺部胸片透亮度持续性变差，考虑与肺部渗出增加有关。为减少肺部渗出，降低肺毛细血管楔压，减少肺循环容量，把V-V ECMO辅助模式改为V-A-V ECMO模式。但V-A-V ECMO存在动静脉血流分配较难目标性调整，为解决这个问题，我们实施了双台ECMO解决动静脉分流目标性调整问题。具体为：两台ECMO共用引血静脉右股静脉；右股静脉－右颈内静脉V-V ECMO使用成人膜肺，血流量3.0 ~ 3.7 L/min，转速3 565 ~ 3 780 r/min，气流量7.5 L/min，供氧浓度100%；右股静脉－右股动脉V-A ECMO使用儿童膜肺，血流量0.9 ~ 1.2 L/min，转速2 500 ~ 2 565 r/min，气流量2 L/min，供氧浓度100%。

入院第25天，V-V ECMO出现离心泵转速4 000 r/min，血流量2.3 L/min，转速与流量明显不匹配，测泵前压力为 -120 mmHg，另外V-V ECMO膜肺有血栓，位于膜前，故调整V-A-V ECMO管路并更换V-V ECMO膜肺。增加左股静脉引流管路，作为 V-A ECMO 单独使用，即把 V-A-V ECMO 更改为两个单独 V-V ECMO+V-A ECMO。考虑患者冠心病，冠状动脉搭桥术后；血管活性药去甲肾上腺素药量较大；超声示心脏舒张功能减退，肺压升高，适当增加 V-A ECMO 流量，加大对心脏的辅助力度。具体参数如下：右股静脉－右颈内静脉 V-V ECMO 使用成人膜肺，血流量 2.68 ~ 3.5 L/min，转速 3 240 ~ 3 525 r/min，气流量 6 ~ 7 L/min，供氧浓度 100%；左股静脉－右股动脉 V-A ECMO 使用儿童膜肺，血流量 1.45 ~ 2.26 L/min，转速 2 659 ~ 3 231 r/min，气流量 2.5 ~ 3.5 L/min，供氧浓度 100%。

入院第 30 天，患者 V-V ECMO+V-A ECMO 辅助期间，氧合维持可，血压持续性增高，下调去甲肾上腺素用量，V-A ECMO 流量维持在 1.2 ~ 1.4 L/min，微截流心排血量波动于 4.5 ~ 5.0 L/min，心脏超声示左室 EF 在 50% 左右波动，血培养显示屎肠球菌血流感染，超声提示双下肢肌间静脉血栓，考虑 ECMO 静脉插管过多导致下肢静脉回流受阻及插管过多增加感染的机会。根据超声及微截流心排血量、V-A ECMO 流量、血压等情况，可以撤除 V-A ECMO，单独行 V-V ECMO 辅助保证机体氧供。

入院第 31 天，行撤 V-A ECMO 前状态评估。具体措施：降低 V-A ECMO 的供氧浓度至 21%，观察指氧饱和度基本无改变；增加抗凝，降低 V-A ECMO 流量至 0.4 L/min 持续 30 分钟，观察患者的血压、指氧饱和度、右室面积变化率及左室 EF 值变化；增加 V-V ECMO 流量到 4 L/min，观察患者的血压、指氧饱和度、右室面积变化率及左室 EF 值（表 1-7-10）。各项指标平稳后，撤除 V-A ECMO。术后给予输血、抗感染、CRRT、镇静镇痛、营养支持等治疗。

入院第 34 天，患者血压呈下降趋势，为维持血压，去甲肾上腺素由 0.27 μg/（kg・min）逐步上调至 1.1 μg/（kg・min），血压维持在 86/50 mmHg。检查结果显示白细胞、C 反应蛋白、PCT 等炎性指标明显上升，考虑发生感染性休克。入院第 35 天患者心率骤降至 35 次 / 分，血压 60/40 mmHg，立即给予胸外心脏按压及抢救药物应用，后心电监护一直呈直线，抢救无效死亡。

表1-7-10　V-A ECMO撤机前后心功能评估

	右室面积变化率（%）	左室EF值（%）	指氧饱和度（%）
试停机前	40	45	98
V-A-ECMO流量低至0.4 L/min	45	45	95
V-V ECMO流量调高至4 L/min	44	43.5	99
撤除V-A ECMO	43	49	98

二、病例剖析

1. 该患者行 ECMO 治疗有哪些指征?

患者中年男性，急性起病，病情进展快，从起病至呼吸衰竭仅 18 天时间，为新冠肺炎（危重型）合并Ⅰ型呼吸衰竭。行气管插管连接呼吸机辅助通气（P-A/C 模式，压力 8 cmH_2O，PEEP 12 cmH_2O，FiO_2 100%），氧饱和度维持在 88% ~ 92%。有创呼吸机通气 7 小时后血气分析检查示：pH 7.435，PaO_2 60.8 mmHg，$PaCO_2$ 35.3 mmHg，氧合指数 60.8 mmHg。在最优的通气条件（$FiO_2 \geqslant 80\%$，潮气量为 6 mL/kg，PEEP ≥ 10 cmH_2O）下，FiO_2=100%，$PaO_2/FiO_2 < 100$ mmHg，已达行 ECMO 指征及时机。

2. 该患者为何选 V-V ECMO？

新冠肺炎患者初期心功能大多正常，V-V ECMO 为呼吸支持首选模式。V-V ECMO 仅仅提供了气体交换，没有提供直接的血流动力学影响，机体的灌注仍然依靠患者自身心脏的泵功能。但在 V-V ECMO 时应严密监测右心功能，当出现右心衰竭时，保守治疗无效可改为 V-A ECMO。

该患者虽既往有“冠心病、冠状动脉搭桥术后状态”的病史，但经床旁心脏超声及实验室相关指标评估，暂无心源性休克等，患者目前心功能可，血流动力学稳定，行 V-V ECMO 辅助。但需密切关注右心功能，定期监测心脏超声等。

3. 该患者 V-V ECMO 为何不直接撤机，而是改为 V-A-V ECMO？

撤机要求患者原发疾病改善或得到控制；肺部影像好转，氧合良好；循环良好，最低剂量的药物，肾上腺素≤ 0.04 μg/（kg · min）；血气分析结果良好，无组织灌注不足表现。

该患者 V-V ECMO 已辅助 15 天，患者指氧饱和度基本维持在 95% 以上，PaO_2 在 60 ~ 100 mmHg 波动，血乳酸大致正常。但患者肺部胸片透亮度持续性变差，考虑与肺部渗出增加有关，肺内病变未见明显改善。且患者为冠心病冠状动脉搭桥术后状态，循环不稳定，去甲肾上腺素以较大剂量泵入维持循环，复查超声示心脏舒张功能减退。为减少肺部渗出，降低肺毛细血管楔压，减少肺循环容量，把 V-V ECMO 辅助模式改为 V-A-V ECMO 模式，以降低肺循环容量。但 V-A-V ECMO 存在动静脉血流分配较难目标性调整，为解决这个问题，我们实施了双台 ECMO 解决动静脉分流目标性调整问题。经调整最终为右股静脉 - 右颈内静脉 V-V ECMO 使用成人膜肺，血流量 2.68 ~ 3.5 L/min，转速 3 240 ~ 3 525 r/min，气流量 6 ~ 7 L/min，供氧浓度 100%；左股静脉 - 右股动脉 V-A ECMO 使用儿童膜肺，血流量 1.45 ~ 2.26 L/min，转速 2 659 ~ 3 231 r/min，气流量 2.5 ~ 3.5 L/min，供氧浓度 100%。

在 V-V ECMO+V-A ECMO 辅助期间，氧合维持可，血压持续性增高，下调去甲肾上腺素用量，心功能逐渐改善，且循环逐渐稳定。

入院第 31 天行撤 V-A ECMO 前状态评估；先降低 V-A ECMO 的供氧浓度至 21%，观察指氧饱和度基本无改变；随后增加抗凝，降低 V-A ECMO 流量至 0.4 L/min 持续 30 分钟，观察患者的血压、指氧饱和度、右室面积变化率及左室 EF 值变化；接着增加 V-V ECMO 流量到 4 L/min，评估患者的血压、指氧饱和度、右室面积变化率及左室 EF 值。各项指标平稳后，顺利撤除 V-A ECMO。撤除 V-A ECMO 后患者循环及氧饱和度趋于平稳，但后患者因感染性休克出现心率减慢，抢救无效死亡。

4.V-V ECMO 有哪些并发症？如何处理？

（1）机械并发症及处理：

1）停泵：电源（市电、断路器、UPS、离心泵电池）故障、离心泵故障、离心泵头脱出。处理：紧急夹闭动脉端管路，摇柄暂时提供流量，寻找原因并相应处理。

2）管路破裂：离心泵前破裂，停泵、夹闭静脉和动脉管路，通过侧孔排气或更换管路；离心泵后破裂，先尝试堵漏，失败后停泵、夹闭静脉和动脉管路，再次堵漏。

3）管路进气：静脉端管路破裂或脱出、ECMO 期间进行中心静脉穿刺或中心静脉插管与大气相通。处理：夹闭动脉管路，停止离心泵，取下泵头，从膜肺或侧孔处抽气，管路内无可见气体后，通过膜肺顶部黄色排气口排出膜肺内残留气体。

4）膜肺内血栓：根据血栓情况决定。更换膜肺：跨膜压差 $>$ 40 mmHg、出口侧血栓、D- 二聚体升高且 FIB $<$ 2 g/L、出口端 $PO_2 < 150$ mmHg 且 $PCO_2 >$ 50 mmHg、严重溶血（PFH $>$ 1 000 mg/L）应考虑更换系统。

（2）患者并发症及处理：

1）下肢静脉回流受阻：表现为下肢肿胀、温度降低，静脉内血流缓慢，彩超示下肢血流缓慢。解决下肢静脉回流受阻的方法：经超声引导穿刺下肢股静脉，置入 6F 股动脉鞘管，连接到 ECMO 泵前负压管道三通处。

2）流量降低：泵速低、膜肺血栓、静脉管路打折、静脉回流不畅（静脉贴壁、内出血、胸腔内挤压、插管位置变化、腹内压增加，暂时降低泵速可以好转）、管路进气、患者血压明显升高。处理方法同 V-A ECMO。

3）插管脱出：夹闭动脉管路，停止离心泵，增加呼吸机、活性药物支持力度，尝试将插管复位，控制出血。

4）心搏骤停：进行按压，及时处理异常的心律；心律恢复后，调整 ECMO 流量和呼吸机条件；心律恢复困难，积极改成 V-A ECMO 辅助模式或 V-A-V ECMO 模式。

5）溶血：监测游离血红蛋白，寻找溶血的原因并处理。

6）肾衰竭：少尿、无尿、容量负荷过多、肌酐升高、高钾。处理：CRRT。

7）氧供不足：当乳酸升高，氧饱和度下降时，提示 ECMO 氧供不足，采取措施：增加 ECMO 流量，调整 ECMO 插管位置，减慢心率，降低温度，上调呼吸机参数。

8）无脉压：床旁超声鉴别是否存在心脏外压迫，是否有原发性或继发性肺动脉高压引起的右心衰竭。如果有严重的右心衰竭导致的血流动力学不稳定，可以改为 V-A ECMO 模式或 V-A-V ECMO 模式。

9）肺功能不恢复：如有可解除的病因，应先予以处理（支气管阻塞、肺栓塞等），否则可考虑肺移植。

10）SvO_2 降低：增加氧供，可从流量、血红蛋白（> 10 g/L）、氧浓度三个方面调整；如患者存在增加氧耗的状态，也应予以处理。

三、V-V ECMO总结

根据临床观察和尸体解剖结果，发现新冠肺炎导致 ARDS，其顽固性低氧血症的可能机制：肺泡腔内浆液、纤维蛋白性渗出物及透明膜形成，肺泡隔血管充血、水肿，部分肺泡腔渗出物机化和肺间质纤维化。肺内支气管黏膜部分上皮脱落，腔内可见黏液及黏液栓形成。这些变化严重影响肺泡换气功能，进而出现呼吸衰竭，是患者死亡的主要原因。在病毒性肺炎等原因导致 ARDS 的挽救性治疗中，有使用 V-V ECMO 纠正呼吸衰竭的成功经验。对于重度 ARDS 患者规范进行肺复张及每天 12 小时以上的俯卧位通气效果不佳者，应当尽快考虑 ECMO，但在隔离环境下缺少足够的具有 ECMO 经验的医生和护士，清醒 ECMO 的实施难度较大。ECMO 上机时机：在 FiO_2 > 90% 时，氧合指数小于 80 mmHg，持续 3 ~ 4 小时以上；气道平台压≥ 35 cmH_2O 的单纯呼吸衰竭患者，首选 V-V ECMO 模式；若需要循环支持，则选用 V-A ECMO 模式。

1. 适应证与禁忌证

（1）适应证：①原发病可逆的急性 ARDS 患者。②严重通气 / 换气功能障碍：PaO_2/FiO_2 < 50 mmHg 超过 3 小时；PaO_2/FiO_2 < 80 mmHg 超过 6 小时；FiO_2=100%，PaO_2/FiO_2 < 100 mmHg；动脉 pH 值< 7.25，$PaCO_2$ > 60 mmHg 超过

6 小时，且呼吸频率＞ 35 次 / 分；呼吸频率＞ 35 次 / 分时，pH 值＜ 7.2，且平台压＞ 30 cmH_2O。③传统机械通气时间＜ 7 天。④年龄＜ 70 岁、无抗凝禁忌、无出血。⑤对持续的积极治疗无禁忌者、无肿瘤、无多脏衰竭。⑥有机会等待供体。

（2）禁忌证：①年龄＞ 70 岁。②心搏骤停、自主心律不恢复＞ 60 分钟。③未修复的夹层。④中重度主动脉关闭不全。⑤心源性休克并符合下述至少 3 项：Lac ＞ 15 mmol/L、皮肤发花、无尿＞ 4 小时、INR ＞ 4.5 或 ALT/AST ＞ 2 000 U。⑥肝、肺、肾慢性衰竭。⑦严重脑损伤。⑧恶性肿瘤。⑨存在抗凝禁忌，如新冠肺炎引起肝衰竭合并严重出凝血功能障碍、大出血、近期出现或者扩大的颅内出血等。

2. 插管方式

（1）双腔插管：是 V–V ECMO 的理想插管方式。这种插管方式可以大大提高氧饱和度，同时可以让患者保持坐位，利于咳嗽排痰。

（2）双侧颈内静脉插管：向外引流的插管自右侧颈内静脉插入右房及下腔静脉交界处；向体内回流的插管选用动脉插管从左侧颈内静脉置入 15 cm，避开胸导管位置。这种插管方式同样可以让患者保持坐位，利于咳嗽排痰。

（3）股静脉 – 颈内静脉插管：静脉管自股静脉置入，至下腔静脉开口以下 1 cm；动脉管自右颈内静脉置入 10 ～ 15 cm。

3. 插管技术与建立

经皮穿刺（超声引导下的经皮穿刺）。

4. 撤机

（1）撤机标准：原发疾病改善或得到控制；肺部影像好转，氧合良好；循环良好，最低剂量的药物，肾上腺素≤ 0.04 μg/（kg · min）；血气分析结果良好，无组织灌注不足表现。

（2）撤机方法：ECMO 血流速不变，关闭进气口和出气口，膜肺停止氧合，呼吸机 FiO_2 ≤ 60%，PEEP ≤ 10 cmH_2O，观察 10 分钟，SaO_2 ＞ 92%，$PaCO_2$ ＜ 50 mmHg；静态肺顺应性≥ 0.5 mL/（cm · kg），SvO_2 维持在 70% 以上，心率、血压、氧合波动小于 20%；继续观察 6 ～ 24 小时，心率、血压、氧合波动小于 20%，血气分析未有明显恶化，组织灌注良好，可考虑撤离 V–V ECMO，撤机后管道内不回血，股静脉按压或缝合，颈内按压。

（3）撤机注意事项：撤机后要继续行超声检查排除下腔静脉血栓，深静脉血栓急性期可以溶栓，后期治疗以抗凝为主。如果有脱落风险，可以放置下腔静脉滤器防止肺血栓栓塞。不适宜做深静脉血栓取栓；ECMO 患者术后早期活动可减少深静脉血栓形成，氧分压低或二氧化碳分压高时，可调节呼吸机参数，也可俯卧位通气。

（4）撤机后注意事项：将使用过的膜肺、管道和插管等整套管道系统装入指定的双层黄色医用垃圾袋 3/4 满，最外层贴上专用标签，写明手术日期、床号，放到指定地点统一处理，并彻底清洁 ECMO 机器及水箱（包括更换水箱循环水和利用消毒液对水箱内部进行消毒）。先用清水清除机器表面的血迹，再用一次性酒精湿巾擦拭机器（建议在 ECMO 机器、水箱的电机吸气口加装病毒过滤装置，并在手术结束后及时更换、消毒，但具体操作流程还需与机器厂家和医院感染科沟通）。清洁完的 ECMO 机器不建议立即入库装机间，可以进入缓冲区进行隔离自净，并用无菌单将 ECMO 机器与手术区进行适当隔离。使用的管道钳建议在手术结束后送消毒供应中心行高压蒸汽灭菌处理或用 75% 酒精浸泡处理。

5. 合并有药物无法纠正的心功能不全的 V–V ECMO 的管理

V–V ECMO 模式运行期间，自身心脏由于后负荷、毒素、冠状动脉等原因表现出心功能不全，药物无法纠正，仍然出现以下症状，如心指数＜ 2 L/（m^2·min）持续 3 小时以上；代谢性中毒 BE ＞ –5 mmol，Lac ＞ 5 mmol/L 持续 3 小时以上；大剂量血管活性药物维持下，平均动脉压 50 ~ 60 mmHg，尿量＜ 0.5 mL/（kg·h），可考虑改为 V–A–V ECMO 模式辅助。V–V ECMO 模式运行期间出现心功能不全，改成 V–A–V ECMO 模式辅助，是指在 V–V ECMO 系统支持下，另外增加一条通向动脉系统的插管，将一部分氧合过的血液逆行送回动脉系统，实现心脏辅助（V–A ECMO）的作用，此种改良可有效地提供氧供和血流动力学，促进血液回流，更好地对冠状动脉和脑循环的血流进行补充。

V–V ECMO 改为 V–A–V ECMO 的三种方法：

（1）V–V ECMO 膜后引流法：

优点：最大限度提供心肺支持。

缺点：由于血压和机体容量的不断变化，膜后三通分出的动脉灌注通路与静脉灌注通路的流量分配需要及时频繁调整。

（2）V–V ECMO 泵后膜前引流法：

优点：加用膜肺，增加氧合面积，保障最大流量。

缺点：由于血压和机体容量的不断变化，泵后三通分出的动脉灌注通路与静脉灌注通路的流量分配需要及时频繁调整。

（3）V–V ECMO 泵前引流法：

优点：加用膜肺与离心泵，增加氧合面积，保障最大流量，动脉灌注通路与静脉灌注通路的流量容易控制。

缺点：需要两台 ECMO 机器，单根静脉引流管由于流量大，容易产生较大的负压。

（4）V–V ECMO 与 V–A ECMO 单独插管：

优点：管道系统相互独立，增加氧合面积，保障最大流量，肺功能与心功能辅助的流量容易控制。

缺点：需要两台 ECMO 机器，插管多，损伤大，需要考虑上腔引流不畅流量无法维持、下腔插管过多引起回流受阻、出血端位置过低导致肝静脉周围压力过高而形成胃肠及肝静脉淤滞的问题。

四、治疗体会

V–V ECMO 能够为危重型新冠肺炎引起的 ARDS 患者提供挽救性治疗。在没有明显禁忌证并具备辅助指征的情况下应及时启动 ECMO 治疗，正确理解不同 ECMO 模式所能提供的支持和氧的差异性分布，充分评估患者心脏和呼吸功能，并合理选择辅助模式，能够提高危重型新冠肺炎患者的救治成活率。及时的 ECMO 治疗能降低危重型新冠肺炎患者的早期病死率。从本例患者身上，我们学习并掌握了 ECMO 上机模式的选择，以及心功能改善但肺改善不明显，出现血尿或痰中带血情况下更改为 V–V ECMO。同时在撤机前需严格评估，容量精细化管理，液体、能量摄入以及抗感染等综合治疗也起关键作用。但我们应该清醒地意识到，新冠肺炎患者一旦启动 ECMO 治疗，必将是一场持久的攻坚战，而最终能否改善患者预后，我们犹未可知。如要成功脱离 ECMO，挽救患者生命，我们不仅要有合理的个体化治疗方案和应对病情千变万化的能力，也要有坚定不移的信念和永不言败的精神，只有这样才能够降低危重型新冠肺炎患者的整体病死率。

第四节　循环支持治疗

一、病例

1. 基本情况

患者，男，90 岁。“冠心病”病史 5 年余，曾服用“硝酸异山梨酯”等药物治疗，未规律服药；“2 型糖尿病”病史 4 年余，血糖情况不详，未用药治疗；“阿尔茨海默病”病史 3 年，未用药治疗。

2. 主诉及现病史

因“（代）纳差 10 天，发热、乏力 4 天”急诊入院。入院 10 天前出现纳差，未予重视。4 天前出现发热症状，体温最高至 37.7℃，伴乏力，无肌肉酸痛，无恶心、呕吐，无腹痛、腹泻，自服“快克（复方氨酚烷胺胶囊）、连花清瘟颗粒（具体量不详）”等，发热稍缓解。随后就诊于当地医院，完善相应检查，提示“白细胞总数下降，心肌酶异常，C 反应蛋白、血沉升高，甲流、乙流病毒抗原阴性”，CT 提示“双肺内多发磨玻璃影”，考虑为“病毒性肺炎”，经当地专家组会诊后考虑为“新冠肺炎疑似病例”，遂转至当地定点医院进一步诊治。2 天前新型冠状病毒核酸检测阳性，随后给予“洛匹那韦利托那韦、干扰素”抗病毒治疗、“莫西沙星”抗感染治疗及“痰热清”等（具体用法用量不详）对症治疗，因患者病情危重，经省派驻专家组会诊后以“新冠肺炎（重型）”为诊断收入我科。患病来，神志痴呆状，精神差，饮食、睡眠差，大便少，小便基本正常，体重变化不详。

3. 入院查体

神志痴呆状态，精神欠佳，表情淡漠，体温 36.4 ℃，脉搏 101 次 / 分，呼吸 33 次 / 分，血压 94/36 mmHg，指氧饱和度 90%。双侧瞳孔等大等圆，直径 2.5 mm，对光反射均迟钝。腹软，未触及包块，双侧病理征阴性。

4. 辅助检查

当地医院检查：白细胞总数下降，心肌酶异常，C 反应蛋白、血沉升高，甲流、乙流病毒抗原阴性，CT 提示双肺内多发磨玻璃影。

5. 入院诊断

新冠肺炎（重型）；Ⅰ型呼吸衰竭；冠心病；2 型糖尿病；阿尔茨海默病。

6. 诊疗经过

患者入院 10 天前出现纳差，入院 4 天前出现发热，CT 提示双肺内多发磨玻璃影，入院 2 天前新型冠状病毒核酸检测阳性，新冠肺炎诊断明确。次日由当地定点医院转入省级定点医院感染性疾病科六病区。入院后给予心电监护、无创机械通气，完善血常规、尿常规、凝血功能、肝肾功能、电解质等相关检查，进一步明确诊断和评估病情，给予抗病毒及雾化等对症处理。在此状态下由护士床旁监管，给予其高流量氧疗，使血氧饱和度维持在 95% 左右，于此时行血气分析检查，结果回示 pH 7.503，PaO_2 43.1 mmHg，氧合指数 78 mmHg，符合呼吸衰竭标准，达到“新冠肺炎危重型”诊断标准。另外，患者年龄较大，并且患有阿尔茨海默病、冠心病、糖尿病等，配合程度欠佳，病情危重，随时可能出现危及生命的病情变化，遂转入感染 ICU 继续治疗。转入后患者持续存在呼吸困难，立即给予气管插管接呼吸机辅助呼吸，SIMV 模式，并给予去甲肾上腺素持续泵入维持灌注，根据血压随调，完善相关检查。心电图（入院当天）：窦性心律；Ⅲ、aVF 导联异常 Q 波；部分导联 ST–T 异常。胸片（入院第 2 天）示双肺炎症，主动脉迂曲钙化。给予“利奈唑胺 0.6 g q12h 鼻饲 + 美罗培南（美平）1.0 g q8h 微量泵输注 + 阿米卡星 0.4 g q12h 雾化吸入”。给予“伏立康唑片 0.2 g（首 2 次 0.4 g）q12h 鼻饲注药 + 两性霉素 B 10 mg q12h 雾化吸入”抗真菌治疗。给予“磷酸氯喹 250 mg q12h 鼻饲 + 盐酸阿比多尔片 0.2 g tid 鼻饲 + 干扰素 600 万 IU bid 雾化吸入”联合中成药“血必净 + 参附针”抗病毒、抗炎治疗。其余给予 CRRT、抗凝、补充白蛋白、镇痛镇静、营养支持、维持内环境稳定等治疗。但患者持续呼吸循环衰竭，且 IL–6、C 反应蛋白、白细胞等呈上升趋势，淋巴细胞计数呈下降趋势，感染指标恶化，血小板持续下降。积极给予对症支持治疗，血管活性药物支持治疗，加用“特利加压素”联合“去甲肾上腺素”维持血压，并逐渐加大剂量。患者于入院后第 5 天、第 6 天分别留取抽出痰标本连续两次新型冠状病毒核酸检测均为阴性（间隔大于 24 小时）。继续给予对症支持治疗，入院后第 14 天患者突发室颤，血压测不出。立即给予电除颤，除颤后恢复窦性心律。6 小时后患者突发心搏骤停，血压测不出，立即给予胸外心脏按压，肾上腺素 1 mg，静脉注射，每 3 分钟一次，持续去甲肾上腺素泵入，患者未恢复自主心律。抢救 30 分钟后，患者双侧瞳孔散大固定，大动脉搏动消失，心音消失，行床旁心电图检查提示全心停搏，宣告临床死亡，停止抢救。

二、病例剖析

1. 该患者的循环特点是什么？新冠肺炎患者发生休克的常见类型有哪些？

该患者为老年男性，急性起病，病情进展较快，从有症状到进展为休克状态约 12 天，符合重症患者的发展规律。入院后患者意识淡漠，尿量减少，皮肤末梢湿冷，结合感染指标较重，给予积极的补液、白蛋白等治疗后效果不佳，开始给予去甲肾上腺素 [0.04 μg/（kg · min）] 持续泵入，可维持循环稳定。随着后续体温、血象、PCT 及 C 反应蛋白等炎症指标的平稳，去甲肾上腺素的依赖性稍有减低。因尿少而给予 CRRT 支持治疗，但当感染再次加重后，去甲肾上腺素剂量增大，并加用特利加压素持续泵入，循环仍不稳定。心脏彩超提示心功能可，无明显心脏因素的影响，前期符合高排低阻的特点，后续随着休克加重，进入低排高阻状态，最终衰竭于低排低阻状态。

结合病史特点、检查结果及临床症状，该患者符合感染性休克循环特点。新冠肺炎患者可出现血流动力学不稳定和（或）休克，应仔细鉴别原因。重症型新冠肺炎患者的病程早期以呼吸功能衰竭为主，休克及循环衰竭并不多见。病程后期出现休克和低血压，原因是多方面的，需要仔细鉴别。

新冠肺炎患者休克的常见原因及机制如下：

（1）心源性休克：对于既往有冠状动脉粥样硬化性心脏病及其他心脏疾病的患者，严重低氧血症将导致原有心脏疾病加重，引发心源性休克。很多新冠肺炎患者血清（超敏）肌钙蛋白水平明显增高，甚至超过正常值上限的百倍。推测（超敏）肌钙蛋白升高不仅是心肌缺氧性损害的结果，更可能是病毒对心肌造成的直接损伤。尽管多数患者在（超敏）肌钙蛋白水平升高时并未合并室性心律失常或心源性休克等病毒性心肌炎的常见表现，且心脏超声也缺乏特异性表现，但随着疾病不断进展，仍有部分患者出现心脏功能抑制甚至心源性休克，临床预后极差。

（2）低容量性休克：由于患者连续高热，进食进水不足，可能导致前负荷不足。如不能及时干预纠正，将有可能进展为低容量休克。一些进行血液净化和接受利尿剂的患者，由于容量监测不足或不及时，也会因过度脱水或利尿，导致低容量性休克。

（3）感染性休克：感染性休克并不多见，通常较晚出现。重症患者往往在病程的 10 ~ 14 天开始恶化，此时继发的细菌感染将成为较大威胁。临床上可观察到患者体温、血象及炎症指标（如 PCT、C 反应蛋白等）在一度平稳后再次升高，气道内脓性痰，肺部影像学改变加重，提示出现医院获得性肺炎 / 呼吸机相关性肺炎。部分患者由于实施 ECMO、CRRT，或中心静脉、股静脉插管，这些血管内植入物可能导致植入物相关性血流感染。

（4）梗阻性休克：肺顺应性差，镇静程度不足的患者在实施高水平 PEEP、挽救治疗中的肺复张手法时，有可能导致气胸和纵隔气肿。特别是接受有创机械通气的患者，可由于张力性气胸导致梗阻性休克。也可见静脉血栓栓塞导致的梗阻性休克。

（5）其他：气管插管时的麻醉诱导，有创机械通气时不恰当的深度镇静，均可导致低血压。

以上各型休克、麻醉诱导及镇静不当可以并存，增加了诊断与鉴别诊断的难度。当鉴别诊断出现困难，不能判定休克原因时，可进行必要的血流动力学监测。

《新型冠状病毒肺炎诊疗方案（试行第七版）》在循环支持治疗方面指出：在充分液体复苏的基础上，改善微循环，使用血管活性药物，密切监测患者血压、心率及尿量的变化，以及动脉血气分析中乳酸和碱剩余，必要时进行无创或有创血流动力学监测，如超声多普勒法、超声心动图、有创血压或脉搏指示持续心输出量监测（PiCCO）。在救治过程中，注意液体平衡策略，避免过量和不足。如果发现患者心率突发增加大于基础值的20%或血压下降在基础值20%以上，同时伴有皮肤灌注不良和尿量减少等表现时，应密切观察患者是否存在脓毒症休克、消化道出血或心力衰竭等情况。

2. 该患者使用的血流动力学监测是什么？新冠肺炎患者常用的血流动力学监测方式有哪些？

该患者血流动力学监测包括一般监测如意识状态、肢体温度和色泽、血压、心率或脉率、尿量、动脉血pH值、血乳酸和乳酸清除率，以及混合静脉血氧饱和度，中心静脉血氧饱和度和动、静脉血二氧化碳分压差等指标；而有创监测包括动脉血压、中心静脉压（CVP）等。此外，我们也通过床旁超声来评估相关血流动力学导向指标。

对重症新冠肺炎患者应选择简便易维护的血流动力学监测技术，不建议床旁实施技术复杂的有创血流动力学监测，重症型新冠肺炎患者应常规给予间断无创血压监测。当无创血压监测不能满足诊疗需要时，以下监测技术可供选择：

（1）有创血压监测：对于使用血管活性药的患者，血压不稳定或难以控制时，可使用有创血压监测。需注意加强管路管理，避免脱落或阻塞。

（2）中心静脉导管：中心静脉导管在重症型新冠肺炎休克时的作用，一是作为快速补液通路；二是作为去甲肾上腺素等血管活性药的给药通路；三是可以监测中心性静脉血氧饱和度（$ScvO_2$）水平。由于无创和有创机械通气时可能给予患者较高水平的PEEP，因此CVP的绝对值和变化值，对前负荷和心功能的判断应用价值有限。

（3）床旁超声：作为便捷的床旁可视化影像设备，床旁超声的无创、可及性及可重复性，使其得以在新冠肺炎患者血流动力学监测方面发挥了价值。床旁超声能够体现血流动力学治疗导向的病因管理主旨，按照急诊床旁超声快速诊断不明原因休克的THIRD流程，针对心脏和呼吸系统进行评估，提高了诊断的准确性。

（4）其他：由于疾病的传染性和防护制约，建议使用最简便的手段判断循环状态，如动脉血乳酸、皮肤温度与颜色、皮肤花斑、皮肤干燥程度与水肿程度、尿量与尿色等。一旦出现休克，需积极寻找原因并尽快纠正，同时给予必要的容量复苏和血管活性药，保证循环恢复稳定。

3. 该患者使用的血管活性药物有哪些？新冠肺炎患者常用的血管活性药物有什么特点？

该患者使用的血管活性药物首先是去甲肾上腺素，在循环不稳定的条件下加用了特利加压素，符合新冠肺炎的专家共识要求。

新冠肺炎患者出现血流动力学不稳定和（或）休克时，应用血管活性药物是治疗过程重要的循环支持手段，目的是改善血流动力学状态，恢复组织器官灌注、逆转器官功能损害。有效循环血量不足是其基本问题，血容量恢复正常或前负荷基本恢复是血管活性药物应用的前提。一般认为，血管活性药物的应用指征是经积极的液体复苏，平均动脉压仍然低于 65 mmHg。然而当新冠肺炎患者出现威胁生命的低血压时，在积极液体复苏的同时，往往需要早期应用血管活性药物，以维持重要脏器的灌注。

应用血管活性药物的目的一般有以下两点：第一，升高血压。这是患者休克时应用血管活性药物的首要目标，儿茶酚胺类、血管加压素类药物大多具有血管收缩作用，能够实现升高血压的目的。第二，改善内脏器官灌注。内脏器官血流灌注减少是休克的主要病理生理特点，即使休克患者的血压被纠正，内脏器官依然可能缺氧，可能导致多器官功能障碍综合征。因此，改善器官组织灌注，特别是内脏器官灌注，逆转组织缺血缺氧，才是休克复苏和血管活性药物应用的关键。对于休克，血管活性药物疗效的评价不应单纯以升血压为标准，还应关注器官灌注是否改善。

理想的血管活性药物应具备以下两个特点：第一，迅速提高血压，改善心脏和脑血流灌注；第二，改善或增加肾脏和肠道等内脏器官的血流灌注，纠正组织缺氧，防止多器官功能障碍综合征。

血管活性药物的选择必须考虑其对内脏灌注的影响，在存在心肌抑制或既往存在心功能不全的患者可选择或加用有正性肌力作用的血管活性药物。新冠肺炎患者一般选择如下血管活性药物：

（1）去甲肾上腺素：去甲肾上腺素是肾上腺素能神经末梢释放的递质，对 α 受体有很强的兴奋作用，对 β 受体也具有一定的激动作用，表现为强烈的血管收缩和一定的正性肌力作用，使全身小动脉和小静脉均收缩，外周阻力增加，血压升高，增加冠状动脉和脑动脉的血流量，增加心室做功。针对新冠肺炎休克中常见的脓毒症休克患者的外周血管阻力降低，应用去甲肾上腺素可明显升高血压，在保证心、脑等重要器官灌注的同时，改善内脏血流灌注，是新冠肺炎休克发生时的首选血管活性药物。

（2）多巴胺：多巴胺是儿茶酚胺类药物之一，是体内合成肾上腺素的前体物质，对 α 受体、β 受体和多巴胺受体具有兴奋作用，其效应具有剂量依赖性。多巴胺可通过增加心输出量和扩张冠状动脉增加冠状动脉血流量，改善心肌的灌注；然而，多巴胺的剂量增大后，β_1受体兴奋导致心肌做功增加，氧耗量增大，反而使心肌的氧供需平衡失调更为加重，可引起强烈的心脏兴奋和心律失常。

（3）肾上腺素：肾上腺素对 α 和 β 受体均具有强烈的兴奋作用，主要表现为心肌收缩力增加，心率加快，心肌氧耗增加，皮肤、黏膜及内脏小血管收缩，但冠状动脉和骨骼肌血管扩张。不同剂量肾上腺素对心血管受体可产生不同的效应，在休克患者出现去甲肾上腺素无效或血流动力学表现为低心输出量和低外周血管阻力时可考虑选择肾上腺素。

（4）多巴酚丁胺：多巴酚丁胺为强烈的 β 受体激动剂，具有强烈的 β_1 受体兴奋作用和一定的 β_2、α 受体兴奋作用。能增加心肌收缩力，提高心输出量，加快心率，并可能增加心肌氧耗，但对心率和心肌氧耗的影响明显低于异丙肾上腺素。多巴酚丁胺可增加搏出量、心输出量，作用强度与应用剂量呈正相关，使心肌收缩力和心输出量增加的同时使外周阻力有所下降，这更有利于心肌氧供需平衡的维持和心脏功能的恢复。

总之，对于发生休克的患者，首选去甲肾上腺素，需要注意的是，去甲肾上腺素需要从中心静脉 / 股静脉给药，不得经外周静脉输注。有条件时最好放置动脉导管，进行有创动脉压力监测，以便及时调整药物剂量。如使用多巴胺作为升压药物，需注意加快心率等不良反应的监测。建议在液体复苏同时开始应用小剂量血管活性药物，维持循环稳定并避免液体输注过多。推荐重型、危重型患者使用保护心脏的药物（如洋地黄类、磷酸二酯酶抑制剂、钙增敏剂等），尽量避免使用对心脏有抑制作用的镇静药物。对于窦性心动过缓患者，可使用异丙肾上腺素。建议对窦性心律、心率＜ 50 次 / 分并伴有血流动力学不稳定的患者，静脉泵注小剂量异丙肾上腺素或多巴胺维持心率在 80 次 / 分左右。

4. 新冠患者可用的机械辅助循环支持手段有哪些?

（1）主动脉内球囊反搏（IABP）：IABP 是目前临床应用较广泛而有效的机械性辅助循环装置之一，可降低主动脉阻抗，提高主动脉内舒张压，而降低心肌耗氧，增加冠状动脉供血，从而达到改善心脏功能的目的。IABP 所产生的血流动力学效应主要包括以下 5 个方面：①舒张早期压力升高，明显增加心、脑和内脏器官的舒张期灌注。②舒张末期压力降低，左室收缩末期容积减小，降低心肌氧耗。

③辅助后收缩压降低，降低室壁张力和心肌氧耗。④冠状动脉灌注增加，心脏灌注改善，使心功能逐渐改善。⑤心输出量增加。然而，在新冠肺炎患者中应用时，因其有创、环境等多种因素影响，并未获得积极推荐。

（2）ECMO：请参见有关 ECMO 的具体章节。

三、治疗体会

该患者以“纳差”为首发症状，属于新冠肺炎的不典型症状，直至第 6 天出现“发热、乏力”等新冠肺炎的典型症状后才就诊于当地医院，当时生化指标及 CT 表现均较典型，诊断为“新冠肺炎疑似病例”，2 天后行新型冠状病毒核酸检测阳性，确诊为“新冠肺炎”。新冠肺炎重症患者一般在发病 1 周后出现呼吸困难、低氧血症、急性呼吸窘迫综合征、脓毒症休克等。而从该患者的就诊时间来看，就医时间较晚、未及时给予一般治疗也是该病例未救治成功的一个重要因素。该患者确诊后立即给予规范治疗方案，效果不佳，病情进行性进展，并很快发展为重型，紧急转至我院感染 ICU。转入我院后患者状态差，呈呼吸衰竭状态，我们积极给予气管插管接呼吸机辅助通气治疗，并积极给予对症支持治疗，行有创动脉血压、CVP 等监测，然而各项指标提示循环不稳定，微循环灌注不足，结合患者的病史、实验室检查结果、各项循环监测指标，我们迅速判断出患者的休克类型，同时及时给予“去甲肾上腺素”持续泵入提高外周血管阻力，稳定循环，但患者感染指标持续逐渐加重，循环逐渐不稳定，我们又积极给予“特利加压素”联合“去甲肾上腺素”维持循环稳定，但因为患者各项指标均在加重，最终未能救治成功。回顾患者来我院就诊后的治疗过程，除了给予完善相关检查，并给予抗病毒、抗感染、营养支持等及时的对症支持治疗外，更为值得肯定的是我们团队及时给予了患者气管插管接呼吸机辅助通气、有创血压监测、床旁超声，血管活性药物、CRRT 的运用的时机都准确及时地把握住了，为后续治疗赢得了时间和条件。然而，遗憾的是最终患者未能救治成功，除了就诊时机延误外，患者年龄较大、基础疾病较多、不能有效地配合治疗等客观因素也是救治失败的重要原因。此外，我们反复思考病例，发现了治疗的不足之处，如果我们及时加用强心药物及心脏机械辅助装置如 IABP、ECMO 等，能否会有不一样的结局？该救治案例也为我们以后的救治工作提供了经验。

第五节 血液净化治疗

一、病例

1. 基本情况

患者，男，43 岁。

2. 主诉及现病史

以“发热、咳嗽伴胸闷 20 天，加重 10 天”为代主诉入院。20 天前无明显诱因出现间断性发热，体温波动在 37.0 ~ 38.0 ℃，咳嗽、咳白色黏痰，胸闷，伴恶心、呕吐，呕吐物为胃内容物，3 ~ 4 次 / 天，每次 50 ~ 100 mL，急至当地医院就诊，结合其接触史，经专家组会诊考虑疑似新冠肺炎。19 天前咽拭子新型冠状病毒核酸检测阳性，收治隔离病房，给予鼻导管吸氧氧疗，“干扰素、洛匹那韦利托那韦”等抗病毒治疗。10 天前无明显诱因出现胸闷，伴呼吸困难，静息状态下血氧饱和度为 88%，给予面罩吸氧 5 L/min，血氧饱和度达 97%，转至 ICU，加用“莫西沙星、血必净、乌司他丁”抗感染、抗炎治疗，“氨溴索”化痰等。2 天前血氧饱和度再次下降，给予高流量氧疗，不能改善后给予无创呼吸机辅助呼吸，但病情仍持续恶化，后转至上级定点医院 ICU。患病以来，神志清，精神差，饮食、睡眠差，大小便减少，体重变化不详。

3. 入院查体

体温 37.8 ℃，脉搏 127 次 / 分，呼吸 42 次 / 分，血压 116/74 mmHg，无创呼吸机辅助通气，FiO_2 100%，SpO_2 38%。浅昏迷状态，呼之不应，查体不能配合。急性病面容，抢救送入病房。双侧瞳孔等大等圆，直径约 2.5 mm，对光反射迟钝。因身穿隔离防护服，故肺部听诊无法操作。

4. 实验室检查

动脉血气分析：$PaCO_2$ 36 mmHg，PaO_2 91.5 mmHg，氧合指数 91.5 mmHg。

血常规：淋巴细胞计数 0.64×10^9/L，C 反应蛋白 200 mg/L。

床旁超声：右心大（RA 40 mm × 47 mm）；室间隔运动幅度减低；主动脉瓣轻度反流；三尖瓣重度反流；中重度肺动脉高压（PASP 68 mmHg）；肝实质回声稍致密增强并肝静脉增宽；肝门静脉增宽（直径 15 mm）； IVC 压低率 48%；脾大

（119 mm × 43 mm）；双侧胸腔积液（R，84 mm × 34 mm：L，85 mm × 34 mm）。

床旁胸片：两肺野纹理增粗紊乱，两肺野内散在点片状密度增高影，边界不清，右肺下野可见类圆形透亮影。

5. 入院诊断

新冠肺炎（危重型）；重度急性呼吸窘迫综合征；Ⅱ型呼吸衰竭；胸腔积液；三尖瓣重度反流；肺动脉高压；脾大。

6. 诊疗经过

患者入院后，血氧饱和度低，氧合差，为行呼吸支持，急诊气管插管接呼吸机（P-A/C 模式：PEEP 10 cmH_2O，PC 15 cmH_2O，FiO_2 100%，呼吸 15 次 / 分）。给予“阿比多尔 0.2 g tid 口服 + 干扰素 α 2b 600 万 IU，bid 雾化 + 洛匹那韦利托那韦 2 片 bid 口服”抗病毒治疗，“去甲肾上腺素 8 mg/50 mL 以 17 mL/h 泵入”来维持循环稳定等对症治疗，患者严重 ARDS，给予 V-A ECMO 及持续血液净化治疗。后患者连续两次新型冠状病毒核酸检测阴性（间隔 24 小时以上），新冠肺炎已治愈，家属要求转当地医院治疗其他疾病。

二、病例剖析

1. 血液净化技术在重症 COVID-19 治疗中应用的理论基础是什么?

血液净化技术在重症 COVID-19 治疗中发挥多方面的作用，可用于重症 COVID-19 及其并发症的治疗。除连续性肾脏替代治疗（CRRT）外，血液灌流（HP）、连续性血浆滤过吸附（CPFA）、血浆置换（TPE）（包括双重血浆置换）、血浆透析滤过（PDF）、双重血浆分子吸附系统（DPMAS）等血液净化技术也陆续被应用于重症 COVID-19 的治疗。

（1）CRRT：CRRT 有利于维持容量平衡、血流动力学和内环境的稳定，有利于提高中、小分子毒素的清除效率，维持体温稳定及营养支持治疗。因此，CRRT 不仅是单纯的肾脏支持，更是危重症患者全身多脏器支持的基础。

（2）血浆/全血吸附技术：CPFA、DPMAS 是血浆吸附清除毒素的代表，HP 是全血吸附清除溶质的代表。根据吸附材料的不同，吸附器通过生物亲和作用及物理化学亲和作用来特异性或非特异性地清除血液中的物质，在重症 COVID-19 的治疗中，血浆 / 全血吸附技术被应用于炎性细胞因子的吸附清除，并取得了一定的疗效。

（3）血浆透析滤过：PDF 在分离血浆的同时进行血浆透析滤过，能更好地清除蛋白结合毒素。研究显示，PDF 亦可更好地清除巨噬细胞活化综合征患者体内 IL-6、IL-18 等细胞因子水平，缓解病情。

（4）血浆置换：血浆置换可以全面清除患者体内大、中、小分子量的毒素，同时补充正常人或康复者血浆有益于改善凝血异常、免疫紊乱等。因此，血浆置换也可用于重症 COVID-19 患者以清除分子量较大的炎症介质。

2. 对此患者选择血液净化的指征是什么？

此患者合并急性肾损伤（AKI），尿量小于 0.5 mL/（kg · h）> 6 小时，血肌酐升至 340 mmol/L。同时其全身炎症反应重，IL-6 及 IL-8 明显增高（分别为 545.22 pg/mL、69.56 pg/mL），且合并 ARDS，肺血管通透性增加，更需要精确的出入液量控制。血液净化能够有效维持容量平衡，清除炎症介质。该患者 CRRT 治疗 24 小时后 IL-6 降至 157.89 pg/mL，IL-8 降至 32.14 pg/mL。

治疗重症 COVID-19 患者时，血液净化技术的选择应以患者的病理生理改变为基础，以临床治疗目标为核心，兼顾各种治疗技术的优缺点，在适当的时机为患者选择最优的治疗方案。为了维持内环境稳定，CRRT 治疗指征应以非肾脏适应证为主；为了防治细胞因子风暴，可适当早期介入。COVID-19 早期合并 AKI 不常见，但由于重症 COVID-19 患者具有 CSS 剧烈、常合并 MODS 等特点，CRRT 的非肾脏适应证有以下几个方面：持续性炎症性发热，给予糖皮质激素治疗仍不能控制；合并 ARDS；合并右心衰竭；内科保守治疗无法纠正的高钠血症；容量超负荷，尿量不能满足药物输注及能量补给的需求；利尿剂抵抗；联合 ECMO 治疗。

重症 COVID-19 患者因肺泡大量黏性渗出、肺间质炎症和肺水肿、肺实变导致肺循环阻力升高，易发生右心功能不全，同时也常合并不同程度的左心功能异常，以及由于血管通透性增加造成的血管内有效容量下降等，这些因素共同导致患者可耐受的容量窗急剧缩小。因此，在出现 ARDS、右心衰竭、容量超负荷的初期，即应启动 CRRT 实行三级管理容量，以更好地支持心肺功能。ECMO 是危重症 COVID-19 患者重要的呼吸支持手段，但有证据提示它可能促进体内细胞因子释放，加重患者炎症反应。观察 ECMO 早期联合 CRRT 改善患者预后的相关临床研究已在进行中。鉴于 CSS 是重症 COVID-19 患者的重要病理生理改变之一，故将 ECMO 治疗作为重症 COVID-19 患者启动 CRRT 的非肾脏适应证之一。

3. 对此患者如何选择血液净化模式？

重症新冠肺炎患者血液净化治疗流程相关专家建议中指出，治疗模式的选择是目标导向的，不同的治疗目标，选择不同的治疗模式。

（1）重症 COVID-19 合并 AKI 或合并严重电解质、酸碱平衡紊乱时，建议 CRRT 首选，可采用连续性静脉 - 静脉血液滤过（continuous veno-venous hemofiltration，CVVH）或连续性静脉 - 静脉血液透析滤过（continuous veno-venous hemodiafiltration，

CVVHDF）。

（2）重症 COVID-19 合并单纯的容量过负荷、出现急性肺水肿时，建议采用缓慢连续超滤（slow continuous ultrafiltration，SCUF）。

（3）对于重症 COVID-19 患者，以清除炎症介质为主要目的时，建议采用高容量血液滤过（high volume hemofiltration，HVHF），高截流分子量血液滤过（high cutoff hemofiltration，HCO-HF），血液 / 血浆灌流、吸附或应用 CPFA 治疗。

（4）重症 COVID-19 合并严重 ARDS 时，建议 ECMO 联合 CRRT 治疗。

（5）重症 COVID-19 合并急性肝衰竭时，建议采用血浆置换等人工肝治疗。

（6）重症 COVID-19 合并维持性血液透析患者，可采用 CVVH 或 CVVHDF，建议治疗时间为隔日 6 ~ 8 小时。

此患者存在 AKI、容量过负荷且由于严重 ARDS 需行 ECMO 支持，根据共识，我们选择 CVVHDF，既能够减轻水负荷及肺水肿，同时又能清除不同分子量的炎症因子，维持内环境稳定。

4. 对重症 COVID-19 患者应如何选择滤器？

行 CRRT 应选择生物相容性好的膜材。生物相容性不好的膜材料可能诱发炎症反应，应避免使用。有研究认为 AN69 膜（包括 oXiris）血滤器具有一定的吸附炎性细胞因子作用，因此使用 AN69 膜血滤器或许可更好地减轻患者炎症反应，改善预后。为了更好发挥滤过膜吸附炎症细胞因子的作用，在不影响血流动力学稳定的前提下，每个 CRRT 治疗血滤器的使用时间应不超过 12 小时。应根据患者的体表面积选择膜面积大小合适的血滤器。重症 COVID-19 患者常合并肝功能异常，应使用碳酸氢盐置换液。

5. 重症 COVID-19 患者血液净化治疗剂量为多少？

（1）CRRT：此患者采取 CVVHDF（后稀释），因此我们给予治疗剂量应大于相当于后稀释置换量 30 ~ 35 mL/（kg · h），以清除炎症细胞因子为主要目标。CRRT 剂量应根据临床治疗目标调整，如果以维持容量平衡为主要目标，治疗剂量应相当于后稀释置换量 20 ~ 25 mL/（kg · h）。

（2）血浆置换：《人工肝血液净化系统应用于重型、危重型新冠肺炎治疗的专家共识》建议血浆置换量（L）=体重（kg）×（1/13）×（1- 血细胞比容），血浆紧缺时，至少需 2 000 mL。

（3）血浆吸附：一般单次吸附治疗的剂量为 1.5 ~ 2.0 倍血浆容量，患者的血浆容量可以根据患者的性别、血细胞比容和体重按照下述公式进行计算和估计。

1）血浆容量 =（1- 血细胞比容）×［b+（c × 体重）］，其中血浆容量的单位为 mL，体重的单位为 kg，b、c 为常数，b 值男性为 1 530、女性为 864，c 值男性为 41、女性为 47.2。

2）血浆容量 = 0.065 × 体重 ×（1- 血细胞比容），体重的单位为 kg。

治疗持续时间为 2 ～ 4 小时（血浆容量计算方法同双重血浆置换）。治疗开始时血流量一般从 50 ～ 80 mL/min 逐渐增加至 100 ～ 150 mL/min，分离的血浆以 25 ～ 50 mL/min 的流速流经吸附柱吸附后回输体内。

6. 此患者血液净化期间应如何抗凝?

根据是否同时应用 ECMO，抗凝方案不尽相同。对行 CRRT 者，应在充分评估潜在风险和获益的基础上，根据本单位的经验选择相对安全、有效的抗凝方式。虽然 AKI 指南推荐局部枸橼酸抗凝为行 CRRT 者的首选抗凝方案，但在重症 COVID-19 患者可能需要慎重考虑。重症 COVID-19 患者常合并代谢性碱中毒、高钠血症及不同程度肝损伤，这可能限制局部枸橼酸抗凝在重症 COVID-19 治疗中的应用。

（1）与 ECMO 联用时抗凝方式选择：此患者无抗凝禁忌证，因 ECMO 主要以全身肝素化为主要抗凝方式，故 CRRT 过程中未再使用抗凝剂。为了延长血滤器使用寿命，在热量供给时，主要选择以葡萄糖为主、脂肪乳为辅的能量供应方式。如果必须使用脂肪乳时，建议监测患者血脂水平在正常范围，避免高脂血症导致的血滤器使用寿命缩短。

（2）无 ECMO 时抗凝方案选择：对于无明显出血风险、凝血功能基本正常或未接受全身抗凝治疗的患者，可采用低分子肝素抗凝或普通肝素抗凝，无明显枸橼酸抗凝禁忌者可采用局部枸橼酸抗凝。必要时可考虑低分子肝素或肝素与枸橼酸联合使用。

低分子肝素可给予 60 ～ 80 IU/kg 静脉注射。血液灌流、血浆吸附或血浆置换等短时治疗时无须追加剂量，CRRT 时需追加剂量。有条件时，可监测血浆抗凝血因子Ⅹa 活性，并根据测定结果调整剂量。对于已接受低分子肝素或肝素全身抗凝的患者，行 CRRT 时应减少或停用低分子肝素，或采用局部枸橼酸抗凝。

对于合并活动性出血或出血风险增加的患者，专家建议先评估有无枸橼酸抗凝禁忌证，然后选枸橼酸局部抗凝或无肝素治疗。无枸橼酸抗凝禁忌者，首选局部枸橼酸抗凝。应用局部枸橼酸抗凝时，需要根据患者实际血流量、滤器后钙离子浓度及机体内钙离子浓度调整枸橼酸钠和钙剂的输入速度。存在枸橼酸使用禁忌者，可采用无肝素治疗。

对肝素类药物过敏或肝素诱发血小板减少症的患者，可先停用肝素，无枸橼酸抗凝禁忌者采用局部枸橼酸抗凝，存在枸橼酸抗凝禁忌者可使用阿加曲班抗凝。

7. 血液净化治疗期间应如何调整药物剂量？

CRRT、血浆置换、全血／血浆吸附等多种血液净化技术对多种药物有不同程度的体外清除作用，可能影响这些药物的治疗效果，需对这些药物的给药频次或单次给药剂量进行调整。在此患者治疗期间，我们依据表 1-7-11 的建议调整抗感染药物的剂量。

理想条件下应通过严密监测血药浓度指导剂量调整以达到最佳治疗效果，但受限于客观因素，多数接收 COVID-19 患者的医院还没有开展药物浓度监测。在重症 COVID-19 患者进行 CRRT 时，需从药物的肾脏排泄率、表观分布容积、血浆蛋白结合率及肾小球滤过率等几个方面综合评估，判断某种药物的剂量是否需要调整。对于浓度依赖性药物应通过调整给药频次使药物浓度达到最佳治疗浓度；对于时间依赖性药物则应通过调整单次给药剂量达到最合适的药物暴露时间。

8. 对此患者如何选择血液净化治疗撤机时间？

由于重症 COVID-19 患者血液净化治疗的撤机指征目前仍没有共识，根据 KDIGO（改善全球肾脏病预后组织）指南及临床研究结果，笔者认为在以下情况考虑停机：患者生命体征稳定，血流动力学正常，呼吸机条件明显下调，水、电解质和酸碱平衡紊乱纠正，以及未使用利尿剂每日尿量≥ 500 ～ 1 000 mL，使用利尿剂每日尿量≥ 1 500 ～ 2 000 mL；全身炎症反应综合征（SIRS）表现好转，呼吸功能好转，急性肝衰竭明显纠正，监测血清炎症介质如 IL-6 下降至正常值的 2 倍以内，肺血管通透性下降，肺渗出减少，容量变化对呼吸功能几乎无影响。

三、治疗体会

血液净化治疗在重症 COVID-19 患者的救治中起到了重要作用。本例患者为危重型新冠肺炎致 ARDS，同时合并有 AKI。患者全身炎症反应明显，全身水肿及肺水肿显著，应尽早启动血液净化治疗，以减轻肺水肿、清除炎症因子及维持内环境稳定。血液净化模式的选择应结合患者本身特点，减轻水负荷及清除炎症因子作为治疗目标，因此我们选择 CVVHDF。同时由于采用后稀释，CRRT 的剂量约 30 mL/（kg·h）。因同时给予 ECMO 并持续肝素抗凝，行 CRRT 时未再给予另外抗凝药物。应注意到，高对流剂量会增加中小分子营养物质和药物的清除，因此我们要根据治疗模式调整药物特别是抗菌药物的应用，并增加患者热量［20 ～ 30 kcal/（kg·d）］、蛋白质［1.5 ～ 1.7 g/（kg·d）］、氨基酸［1.5 ～ 1.7 g/（kg·d）］的补给（表 1-7-11）。

表1-7-11　在使用CRRT时的药物剂量调整

药物分类	药物名称	代谢途径	表观分布容积	血浆蛋白结合率	剂量调整建议
抗病毒药物	α-干扰素	肾脏排泄为主	0.44 L/kg	分子量 19.2 kD	暂无数据
	洛匹那韦利托那韦*	肝脏代谢为主	0.92~1.86/ 0.16~0.56 L/kg	洛匹那韦 98%~99%	无须调整
	利巴韦林*	肾脏排泄为主	40 L/kg	几乎不结合	可不调整
	磷酸氯喹*	肝脏代谢为主	8.3~11.6 L/kg	55%	可不调整
	阿比多尔*	经粪便以原形排泄为主	暂无数据	89.2%~91.6%	无须调整
	达芦那韦*	经粪便以原形排泄为主	暂无数据	95%	无须调整
	瑞德西韦	暂无数据	暂无数据	暂无数据	暂无数据
抗菌药物	头孢哌酮舒巴坦*	肾脏排泄为主	头孢哌酮 0. 28 L/kg 舒巴坦 0. 14 L/kg	头孢哌酮87% 舒巴坦40%	适当减少用量
	哌拉西林他唑巴坦&	肝脏代谢为主	哌拉西林 0. 22~0. 25 L/kg 他唑巴坦 0. 21~0. 24 L/kg	哌拉西林30% 他唑巴坦30%	3. 375 g q6h
	左氧氟沙星&	肾脏排泄为主	1.27 L/kg	30%~40%	750 mg负荷量 250~750 mg q24h
	莫西沙星&	肾脏、粪便原形排泄为主	1.7~3 L/kg	30%~50%	400 mg q24h
	阿奇霉素&	50%以上以原形经胆道排泄	23~31 L/kg	7%~50%	500 mg q24h
	亚胺培南+	肾脏排泄为主	广泛分布	20%	CVH: 250 mg q6h 或 500 mg q8h CVVHD: 500 mg q6~8h CVVHDF: 500 mg q6h
	美罗培南&	肾脏排泄为主	0.28 L/kg	2%	1g q8~12h 或500 mg q6~8h
	替考拉宁+	肾脏排泄为主	0.7~1.4 L/kg	87.6%~90.8%	6 mg/kg q48h
	万古霉素&	肾脏排泄为主	0.3~0.7 L/kg	34.3%	24~48 h内 15~20 mg/kg, 之后10~15 mg/kg q24 h
	利奈唑胺&	肾脏排泄30%	0.71 L/kg	31%	600 mg q12h
	多黏菌素B&	肾脏排泄为主	暂无数据	暂无数据	7 500~12 500 U/kg q12h
	替加环素#	59%经粪便排泄 33%经肾脏排泄	7~9 L/kg	71%~89%	无须调整剂量

续表

药物分类	药物名称	代谢途径	表观分布容积	血浆蛋白结率	剂量调整建议
抗真菌药物	氟康唑&	肾脏排泄为主	0.6 L/kg	11%~12%	400~800 mg q12h
	伏立康唑& 利托那韦*	肾脏排泄为主	4.6 L/kg	58%	200 mg qd po，严禁静脉注射给药
	两性霉素B脂质体&	经肾脏缓慢排泄	4 L/kg	91%~95%	3~6 mg/（kg·d）
	卡泊芬净&	极少量以原形药从肾脏排泄	0.138 L/kg	97%	第1天 70 mg，之后50 mg q24h

第六节　容量管理

一、病例

1. 基本情况

患者，男，58 岁，70 kg。既往有“高血压、冠心病、冠状动脉搭桥术”病史。

2. 主诉及既往史

因“发热、咳嗽 12 天，进行性胸闷、气喘 5 天”为主诉转入我院。在当地县人民医院确诊为“新冠肺炎”。

3. 入院查体

神志清，精神差，急性病容，高流量氧疗，吸氧浓度 90%，指氧饱和度 80%。

4. 辅助检查

胸部 CT（县人民医院）示双肺散在斑片状及片絮状高密度影，边界模糊，考虑肺部感染。床旁超声（入院即时超声）示双肺弥漫 B 线。

5. 入院诊断

新冠肺炎（危重型）；Ⅰ型呼吸衰竭；冠心病、冠状动脉搭桥术后；下肢深静脉血栓形成；高血压病 3 级（很高危）。

6. 诊疗经过

该患者入院后，给予完善检查，明确心脏功能正常，给予“利尿脱水”治疗，入院 17 小时患者液体负平衡 1 200 mL，患者指氧饱和度逐渐好转，上升至 90% ~ 95%。

二、病例剖析

1. 该患者容量管理特点是什么？新冠肺炎容量监测内容有哪些？

该患者入院后，给予完善检查，明确心脏功能正常，给予“利尿脱水”治疗，入院 17 小时患者液体负平衡 1 200 mL，患者指氧饱和度逐渐好转，上升至 90% ～ 95%。该患者双肺弥漫 B 线，不属于肺炎引起的单纯的区域性 B 线增加，考虑合并容量过多导致的肺部 B 线增加，即该患者肺部感染合并肺水肿。

新冠肺炎容量监测内容包括：

（1）一般监测：

1）意识状态：能够反映脑组织的灌注情况。患者神志清楚，反应良好，表示循环血量已够；神志淡漠或烦躁、头昏、眼花，或从卧位改变为坐位时出现晕厥，则常表示有效循环血量不足。

2）肢体温度和色泽：反映末梢灌注情况。患者四肢温暖，皮肤干燥，轻压指甲或口唇时，局部暂时缺血呈苍白，松压后迅速转红润，表明休克好转；四肢皮肤常苍白、湿冷，轻压指甲或口唇时颜色苍白，松压后恢复红润缓慢，表明休克未纠正。

3）血压：休克代偿期血管收缩剧烈，血压可以保持或高于正常；休克抑制期血压持续下降，收缩压低于 90 mmHg，脉压低于 20 mmHg；血压回升，脉压增加，则表明休克有所好转。

4）心率或脉率：心率加快或脉率细速常常出现在血压下降之前。有时血压仍低，但脉搏清楚、手足温暖，则提示休克趋于好转。休克指数 [脉率 / 收缩期血压（mmHg）] 有助于判断休克的程度。休克指数正常为 0.5，表示无休克；超过 1.0 ～ 1.5 表示存在休克；在 2.0 以上，则表示休克严重。

5）尿量：尿量是反映肾脏灌注情况的指标，也可反映器官血流灌注情况。休克患者应常规放置导尿管，观察每小时尿量和尿比重。尿量少于 25 mL/h、尿比重增加，说明肾血管收缩或血容量不足；血压正常，但尿量仍少，尿比重高，反映肾脏灌注仍然不足；如血压正常，尿量少，尿比重低，则可能发生急性肾衰竭。尿量稳定在每小时 30 mL 以上时，表示休克好转。

（2）有创血压监测：有创血压是指通过动脉置管直接监测动脉血压，对于休克等重症患者，推荐采用动脉置管直接监测血压，可以准确及时反映动脉血压。对于使用血管活性药的患者，血压不稳定或难以控制时，可使用有创血压监测。

（3）中心静脉压监测：中心静脉压是反映血容量状态的指标，正常值为 5 ～ 10 cmH_2O。一般认为，中心静脉压＜ 5 cmH_2O 提示血容量不足；中心静脉压＞

15 cmH_2O 提示输液过多或心功能不全。然而，对于重症患者，中心静脉压的绝对值并不能准确反映容量状态，而连续、动态监测中心静脉压可能更具有临床意义。中心静脉导管在重型新冠肺炎休克时的作用，一是作为快速补液通路；二是作为去甲肾上腺素等血管活性药的给药通路；三是可以监测 $ScvO_2$ 水平。由于无创和有创机械通气时，可能给予患者较高水平的 PEEP，因此中心静脉压的绝对值和变化值对前负荷和心功能的判断应用价值有限。

（4）Swan-Ganz 肺动脉漂浮导管血流动力学监测：Swan-Ganz 肺动脉漂浮导管可以直接获得部分血流动力学指标，并可通过计算间接获得其他指标。通过分析心血管系统不同部位的压力、流量及阻力之间的相互关系，可对心脏的前负荷、后负荷及心脏的收缩舒张功能做出判断，指导临床诊断治疗。肺动脉嵌顿压是反映左心室前负荷的指标，能够反映机体容量状态，正常值为 8 ~ 15 mmHg。肺毛细血管楔压＜ 6 mmHg，提示容量严重不足；＜ 12 mmHg，仍提示容量不足；在 12 ~ 15 mmHg，提示容量正常或容量不足伴左心功能不全；＞ 15 mmHg，提示容量过多或伴左心功能不全，有发生肺水肿的风险。

（5）脉搏指示持续心输出量监测（PiCCO）：PiCCO 可以测量连续的心输出量、胸腔内血容量和血管外肺水量，可以更好地反映心脏前负荷，实现真正的连续性心输出量测量，测量外周血管阻力，明确患者血流动力学不稳定的原因，针对病因进行治疗，并可以达到微创的效果。

（6）床旁超声监测：作为便捷的床旁可视化影像设备，床旁超声的无创、可及性及可重复性，使其得以在新冠肺炎患者血流动力学监测方面发挥价值。床旁超声能够体现血流动力学治疗导向的病因管理主旨，按照急诊床旁超声快速诊断不明原因休克的 THIRD 流程，针对心脏和呼吸系统进行评估，提高诊断的准确性。一般情况下，经胸心脏超声可以提供足够可用的信息。

2. 该患者容量评估应用了什么手段？新冠肺炎患者的容量评估流程有哪些？

该患者入院后，考虑新冠肺炎的传染性，尽量应用无创手段进行评估，所以选择了床旁超声。

新冠肺炎评估手段较丰富，下面介绍常用的评估流程。

（1）初始监测评估：基于临床评估，尽快放置外周动脉导管和中心静脉导管，进行持续有创动脉压与中心静脉压监测，及时进行动静脉血气分析检查，同时行重症超声检查（图 1-7-2）。

（2）快速明确循环状态：与呼吸衰竭相比，重症新冠肺炎患者出现循环受累经常被认为发生较晚，甚至不被重视。一般认为病变进展快、出现大面积实变和

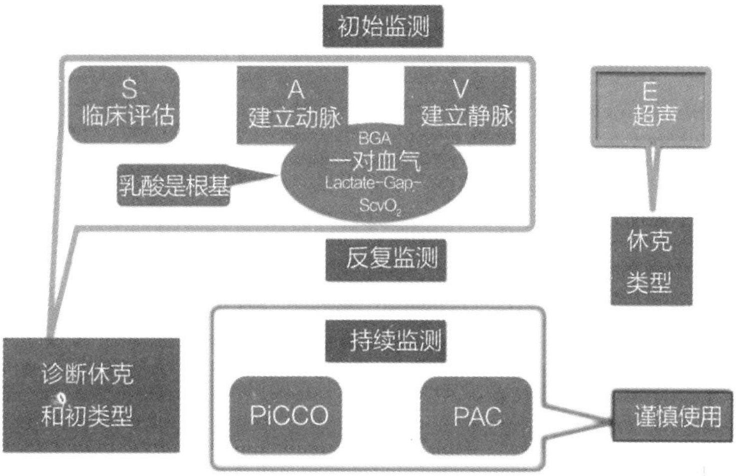

图 1-7-2　新冠肺炎患者血流动力学监测初始选择 SAVE 方案

为解决致死性低氧血症而采取的有创机械通气治疗是造成急性肺心病和后续循环波动的主要原因。心肌损伤多与液体过负荷、急性肺心病或较长时间低氧血症相关。

实际上，在重症的早期阶段，只要出现低氧与呼吸困难，机体就会出现循环反应，包括心率增快、心肌收缩力增强，甚至应激后异常，经常会同时合并容量问题，尤其存在基础疾病如高血压、缺血性心脏病、慢性阻塞性肺疾病、老年性心血管改变时，循环波动更易表现出来，只是阶段性与程度不同而已。值得关注的是，因为 ICU 资源有限，很多患者在院期间（包括住 ICU 期间）感染管控不足造成的脓毒症或感染性休克可能是导致心肺损伤进而出现远端器官功能障碍的重要原因。

新冠肺炎患者的肺部损伤经常起始于肺泡的上皮细胞，之后逐步深入，间质毛细血管与内皮进一步受损，所以影像经常表现为磨玻璃影到严重渗出，再到实变，且经常表现为重力依赖性，因此肺部从原发损伤到继发损伤，也体现了血流动力学改变的内涵。

通过心脏超声（心尖四腔心、胸骨旁长轴、胸骨旁短轴、剑下四腔心、剑下下腔静脉长短轴平面）和肺部 12 分区法进行检查，按照血流动力学诊治六步法评估路径可快速了解患者的容量、心脏功能、流量状态和器官灌注，制订血流动力学管理方案（表 1-7-12）。可行情况下建议测量下腔静脉直径、左室射血分数、左室流出道速度 - 时间积分三项指标用于连续动态评估患者容量状态和容量反应性、左室收缩功能、左心输出，效果精准，必要时进行血流相关的超声血流动力学评估（flow related echodynamic evaluation，FREE），指导患者血流动力学治疗。

表1-7-12 血流动力学诊治六步法流程

步骤	项目	内容
1	心脏整体评估	以心脏整体评估流程分析超声检查结果：①发现需要紧急干预的心脏急性情况；②识别已存在的明显的心脏慢性疾病
2	容量及容量状态评估	以下腔静脉为基础的容量状态和容量反应性评估流程，分析超声检查结果，快速确定容量状态并评估容量反应性
3	右心评估	快速判断右心形态、大小；室间隔有无受压和（或）矛盾运动；右心收缩运动有无异常；上述异常是急性抑或慢性
4	左心评估	以定性评估为基础评估左心室收缩和舒张功能
5	外周阻力评估	间接判断法或排除法
6	组织灌注评估与肺水评估	①利用肾脏血流评分来反映组织灌注状态；②利用肺部超声的肺水半定量评估来判断液体治疗的风险

（3）新冠肺炎患者的右心功能评估：新冠肺炎患者可能因为低氧肺血管痉挛、高碳酸血症、炎症反应导致肺血管收缩等多种因素引发肺血管阻力增加，引发 ACP，影响右心功能。机械通气本身尤其是肺保护性通气执行不到位时会进一步增加肺动脉压力，加重右心功能损伤。若同时存在液体管理中的容量过负荷情况，则发生概率更高。

右心功能不全对于循环和呼吸管理策略具有至关重要的影响。重症超声可以在床旁快速发现右心功能改变，并分析病因，为新冠肺炎患者心肺管理提供重要信息（图 1-7-3）。临床上运用重症超声进行评估时，经常要求结合中心静脉压力监测，以利于及时发现与管理急性肺心病的发生发展。

（4）新冠肺炎患者的左心功能评估：从现有新冠肺炎患者救治经验中看到，与 SARS 开始即表现为严重肺部损伤不同，新冠肺炎初期表现并不严重，但有些患者后期会出现急剧恶化的多器官衰竭，机制上是一种细胞因子风暴。

机体常发生失控炎症反应。在低氧、呼吸窘迫、严重应激、炎症等引起的集体异常反应情况下，左心经常出现一些特征性表现：应激节段、整体增强、弥漫减弱。其中弥漫抑制，临床上常发生致死性低氧血症出现时、进行气管插管过程中或者突发直接心脏停搏复苏后，长时间缺氧与炎症等也需要考虑。心搏骤停后的循环衰竭应该是心搏骤停后的弥漫性心功能抑制和乳酸性酸中毒导致的血管张力下降综合作用。患者如合并感染或心肌梗死，也会出现相应心脏改变。重症超声可通过快速定性、定量综合评估方法对左心收缩功能不全患者进行病因评价和治疗指导（图 1-7-4）。

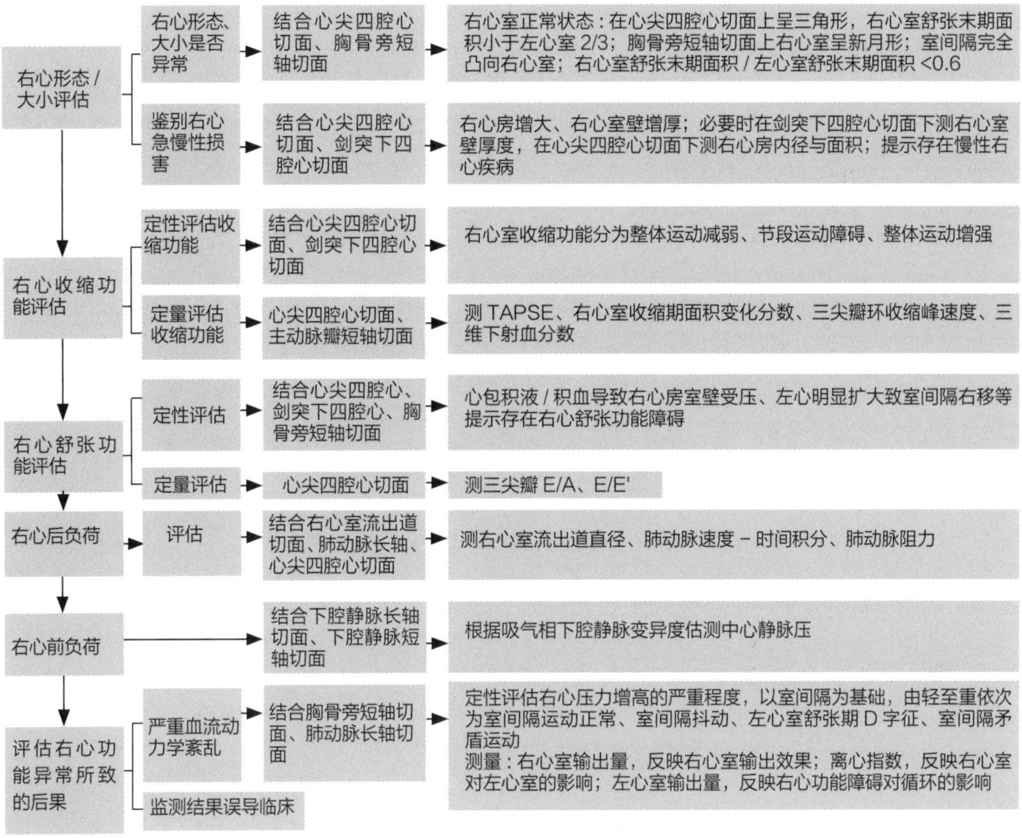

图 1-7-3　右心功能超声评估流程

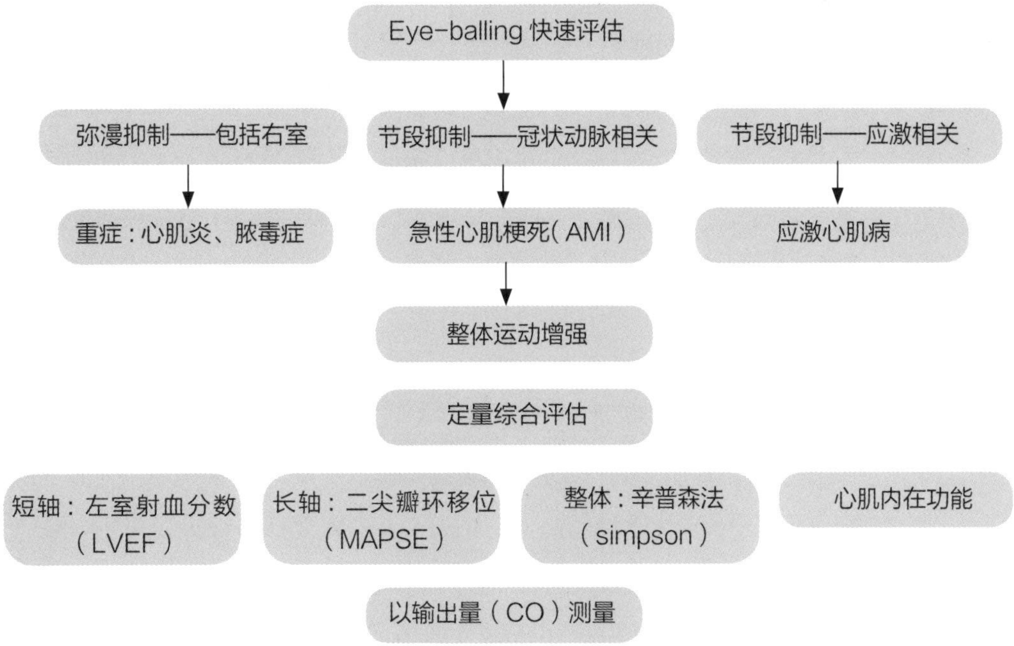

图 1-7-4　左心室收缩功能超声评估流程

血流动力学监测手段繁多，专家共识建议对于重症新冠肺炎患者选择简便易维护的血流动力学监测技术，不建议床旁实施技术复杂的有创血流动力学监测。

（5）液体容量反应性：当患者出现急性体液、血液丢失或存在严重的感染等情况，通过监测发现有效循环血量不足的表现，则提示患者需要输液补充有效循环血容量，此时应该评估患者的容量反应性，明确患者对补液治疗的耐受性，以及是否可以通过补液增加有效循环血量，以改善组织灌注，从而从补液治疗中获益。容量反应性是指心脏对静脉输液的反应。容量有反应定义为通过输注 500 mL 晶体溶液，心输出量可以增加 10% 以上。当患者处于心功能曲线的上升段时，输液可以明显增加心输出量，增加氧输送，改善组织灌注；当处于心功能曲线平台段时，输液不能明显增加心输出量，不能改善组织灌注，反而增加左心舒张末期压力，加重肺水肿。因此，对于需要进行液体复苏的患者，正确评价容量反应性至关重要。

1）快速补液试验：静脉输注 500 mL 晶体溶液，比较输液前后心输出量的变化，如果输液后心输出量增加＞ 10%，则定义为患者容量有反应。

2）被动抬腿试验：通过抬高患者的双下肢，使双下肢的血液回流至心脏，增加心脏前负荷。有研究证实，被动抬腿试验可以使回心血量增加 300 ~ 400 mL。具体方法：基础体位为 45° 的半卧位，改为平卧位并抬高双下肢至 45° ，维持至少 1 分钟；如果被动抬腿后血容量增加 10% 以上，定义为容量有反应。

3）下腔静脉变异度：随着呼吸运动，胸腔压力的改变会引起回心血量的改变，下腔静脉的直径也相应出现改变。下腔静脉直径在吸呼气间的改变称为下腔静脉变异度。当容量不足时，由于吸气引起的回心血量增加会引起下腔静脉直径明显减小。研究证实，当患者行机械通气，无明显自主呼吸努力时，下腔静脉变异度＞ 18% 定义为容量有反应；而当患者存在自主呼吸努力时，下腔静脉变异度＞ 50% 提示容量有反应。

3. 危重型新冠肺炎患者的休克治疗特点是什么？

危重型新冠肺炎患者出现休克应考虑恰当的容量复苏与适宜的血管活性药物应用。

（1）早期积极的控制性补液原则：专家共识提出，对于严重感染的患者，保持循环稳定的最好的治疗是早期复苏。液体复苏的初期目标是保证足够的组织灌注，可选择晶体液、白蛋白等作为复苏液体。可以通过容量负荷试验判断前负荷。需要注意的是，液体复苏并不等同于持续输入液体。液体复苏是指早期容量扩充，并要严密监测患者的反应。在这个时期，需要短时间内输入大量液体，但同时要严密监测患者的反应以防止发生肺水肿。不必要的液体输入，会加重新冠肺炎患者已有的肺水肿，导致不良预后。

（2）血管活性药物及其他药物的应用：具体见循环支持治疗章节。

（3）液体复苏目标：早期目标导向治疗（EGDT）是指一旦诊断为严重感染，应尽快进行积极的液体复苏，6 小时内达到以下复苏目标：中心静脉压 8 ~ 12 mmHg；平均动脉压≥ 65 mmHg；每小时尿量≥ 0.5 mL/kg；中心静脉或混合静脉血氧饱和度≥ 70%。早期目标导向治疗可明显降低严重感染和感染性休克患者的病死率。对于重症感染和感染性休克患者，首先应给予初始的容量复苏，而如果低血压对于初始容量复苏无反应，应迅速加用缩血管药物以维持平均动脉压≥ 65 mmHg。在容量复苏后仍然存在持续低血压或者初始血乳酸水平＞ 4 mmol/L，则需要液体复苏使中心静脉压≥ 8 mmHg；监测中心静脉血氧饱和度或混合静脉血氧饱和度，若未达到 70%，则应根据血红蛋白浓度输注浓缩红细胞使血细胞比容达到 0.30 以上；若中心静脉血氧饱和度或混合静脉血氧饱和度仍未达到 70%，应给予多巴酚丁胺（最大剂量至每分钟 20 μg/kg）以达到复苏目标。

总之，在新冠肺炎危重型患者容量管理方面，《新型冠状病毒肺炎诊疗方案（试行第七版）》指出：在充分液体复苏的基础上，改善微循环，使用血管活性药物，密切监测患者血压、心率及尿量的变化，以及动脉血气分析中乳酸和碱剩余，必要时进行无创或有创血流动力学监测，如超声多普勒法、超声心动图、有创血压或连续心排血量监测。在救治过程中，注意液体平衡策略，避免过量和不足。如果发现患者心率突然增快大于基础值的 20% 或血压下降大于基础值 20% 以上时，若伴有皮肤灌注不良和尿量减少等表现时，应密切观察患者是否存在脓毒症休克、消化道出血或心功能衰竭等情况。

三、治疗体会

鉴于众多新冠肺炎患者高龄、基础疾病多、血管通透性增加、肺血管渗出增多、摄入不足、合并感染至感染性休克、容量窗变窄等，我们对该类患者持续进行容量、循环评估，针对病情不同阶段、不同的危重程度，给予多种评估方法，评估心肺功能、做好容量管理，防止呼吸功能衰竭加重以及循环不稳定。该重症肺炎患者双肺弥漫 B 线，不属于肺炎引起的单纯的区域性 B 线增加，考虑合并容量过多导致的肺部 B 线增加，即考虑该患者肺部感染合并肺水肿。

新冠肺炎患者容量管理可贯穿于疾病的任何病程。目前研究认为新型冠状病毒主要作用于 ACE_2 受体，而 ACE_2 组织分布具有器官特异性，主要表达于肾、心血管及胃肠道系统。很多新冠肺炎患者起病初期就存在肌钙蛋白增高，可能提示病毒性心肌损伤。尽管尚需要有力证据支持与进一步确认，但毫无疑问，密切监测心脏功能和血流动力学改变，包括容量管理，对新冠肺炎重症患者救治非常重要。重症患者容量监测方法有非常多的选择，但在重症新冠肺炎患者救治中，PiCCO、漂浮导管甚至有创血压监测和中心静脉压监测的使用都明显受到环境及设备等多种因素影响。一般监测和重症超声的作用显得尤为重要，重症超声可以快速实现循环评估，明确异常环节病因，指导治疗决策。

第七节 康复期血浆治疗

一、病例

（一）病例一

1. 基本情况

患者，女，61 岁。既往“2 型糖尿病”10 余年，血糖控制情况不详。

2. 主诉及现病史

因“（代）发热、咳嗽 21 天，呼吸困难 16 天”急诊入我院。21 天前受凉后出现发热、咳嗽，体温最高 38.5 ℃，伴畏寒、肌肉酸困、乏力，到“当地人民医院”就诊，胸部 CT 示“肺部感染，右下肺结节状钙化灶”。20 天前“新型冠状病毒核酸检测结果阳性”，确诊为“新冠肺炎”，给予抗病毒、抗感染等治疗（具体用药及剂量不详），效差。16 天前患者出现呼吸困难、口唇发绀，伴血压下降（87/49 mmHg），氧饱和度下降 85%，行“气管插管、呼吸机辅助呼吸”，当日转入“当地中心医院”感染科 ICU。入院诊断为“①新冠肺炎（危重型）；② Ⅰ 型呼吸衰竭；③ 2 型糖尿病”。先后给予“洛匹那韦利托那韦（2 片 bid 口服、4 天）、盐酸阿比多尔片（2 片 tid 口服、7 天）、重组人干扰素雾化吸入（15 天）、达芦那韦考比司他片（1 片 qd 口服、10 天）”抗病毒治疗，先后给予“比阿培南（0.3 g q8h 静脉滴注、4 天）、头孢哌酮舒巴坦（3 g q8h 静脉滴注、6 天）、替加环素（100 mg q12h 静脉滴注、8 天）、美罗培南（1 g q6h 静脉滴注、5 天）、万古霉素（500 mg q6h 静脉滴注、4 天）”抗感染治疗，给予“卡泊芬净（50 mg qd 静脉滴注、1 天）、氟康唑（0.4 g qd 静脉滴注、3 天）、伏立康唑（0.2 g q12h 静脉滴注，5 天）”抗真菌治疗，给予“甲泼尼龙琥珀酸钠”

（40 mg q12h iv，5 天）（40 mg qd iv，2 天）抗炎，给予“丙种球蛋白”（20 g 静脉滴注、6 天）、“血必净”（100 mg q12h 静脉滴注、4 天）清除炎症介质，给予“胸腺法新”（1.6 g q12h ih，14 天）增强免疫力治疗，以及纠正肠道菌群紊乱、营养支持等综合治疗。患者多次核酸检测均阳性，血压不稳定，呼吸快、费力，脱机困难，为进一步治疗，转至我院。

3. 入院查体

神志镇静状态，体温 36.7 ℃，脉搏 80 次 / 分，呼吸 20 次 / 分（呼吸机辅助），心率 80 次 / 分，血压 118/61 mmHg。经口气管插管呼吸机辅助呼吸，模式 PCV，FiO_2 40%，SpO_2 96%。双侧瞳孔等大等圆，直径 2.5 mm，对光反射迟钝。腹平坦。病理征阴性。

4. 辅助检查

见后图。

5. 入院诊断

新冠肺炎（危重型）；重症肺炎；重度 ARDS；心力衰竭；血小板减少；低蛋白血症；2 型糖尿病。

6. 治疗经过

入院后给予“盐酸阿比多尔片 0.2 g tid 鼻饲、干扰素 600 万 IU bid 雾化吸入”抗病毒治疗；“美罗培南 1.0 g q8h 微量泵输注 3 小时，利奈唑胺 600 mg q12h 静脉滴注，伏立康唑 200 mg q12h 静脉滴注”抗感染治疗；“血必净 50 mL q12h 静脉滴注”抗炎治疗；“速尿、新活素微量泵泵入”纠正心力衰竭，严格限液。留取血培养、痰培养、尿培养，进一步明确致病菌。入院第 3 天外院血培养提示泛耐药鲍曼不动杆菌，依据《新型冠状病毒肺炎诊疗方案（试行第六版）》及《国家抗微生物治疗指南》（第 2 版）调整治疗：应用“盐酸阿比多尔片 0.2 g tid 鼻饲，干扰素 600 万 IU bid 雾化吸入，磷酸氯喹片 0.5 g q12h 鼻饲”抗病毒；“头孢哌酮舒巴坦 3.0 g q8h 静脉滴注 + 舒巴坦 2.0 g q8h 静脉滴注 + 多黏菌素 50 万 U（首剂 100 万 U） q12h 静脉滴注 + 利奈唑胺片 600 mg q12h，伏立康唑片 200 mg q12h 鼻饲”抗感染治疗；“血必净 50 mL q12h 静脉滴注”抗炎治疗。入院第 2、3 天复查核酸检测仍为阳性。入院第 4 天申请康复者恢复期血浆 200 mL 输注。入院第 5、6 天连续两次抽出痰做核酸检测为阴性。图 1-7-5 ～图 1-7-8 为患者治疗后各项感染指标和炎症因子的变化趋势。

经过治疗患者核酸很快转阴，各项感染指标及炎症指标也下降，继续积极治疗相关并发症。

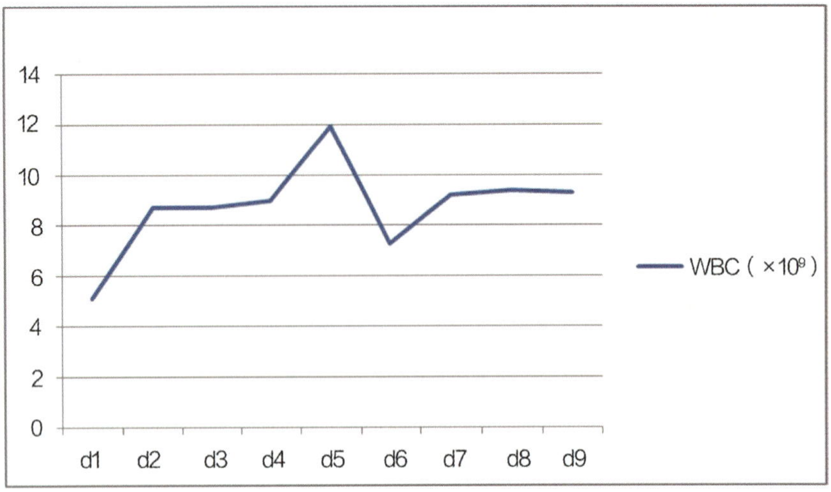

图 1-7-5 患者白细胞的变化趋势

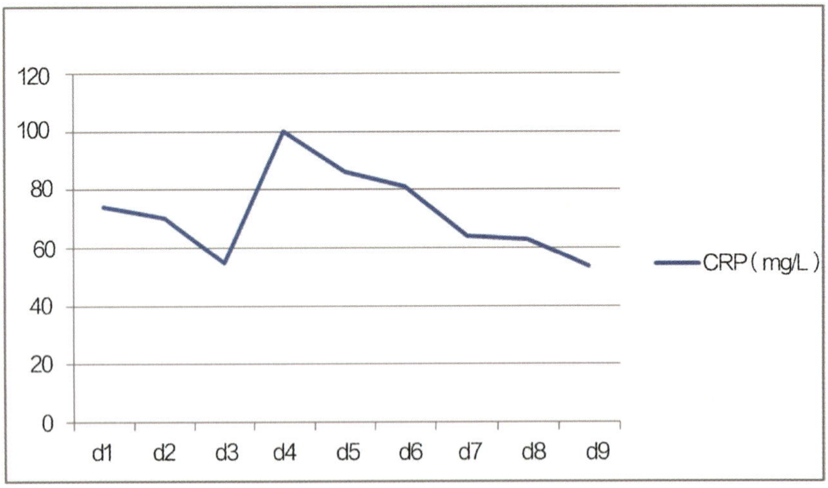

图 1-7-6 患者 C 反应蛋白的变化趋势

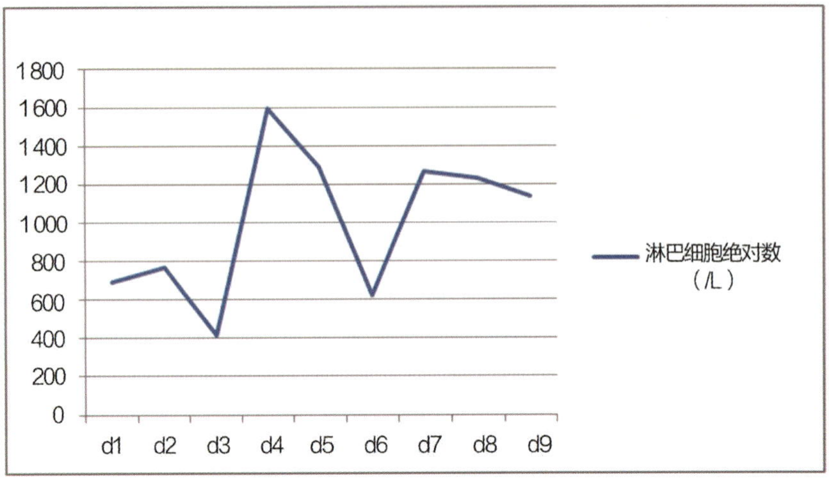

图 1-7-7 患者淋巴细胞绝对数的变化趋势

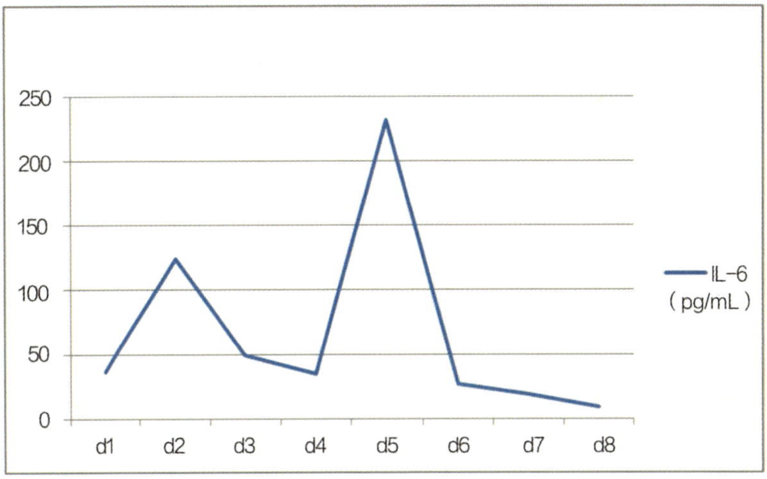

图 1-7-8　患者 IL-6 的变化趋势

（二）病例二

1. 基本情况

患者，女，46 岁。

2. 主诉及现病史

因“咽干 11 天、发热 8 天加重伴胸闷 2 天”急诊入我院。11 天前无明显诱因出现咽干，无咳嗽、咳痰，无发热、流涕、胸闷、气喘等表现，未在意。8 天前无明显诱因出现发热，体温最高 38.5 ℃，无胸闷、气喘、腹痛、腹泻等不适。患者在当地医院新冠肺炎确诊患者病房工作，于当地医院发热门诊就诊，血常规示白细胞 4.96×10^9/L、中性粒细胞 2.02×10^9/L、淋巴细胞 2.30×10^9/L、血小板 102×10^9/L，胸部 CT 示双肺斑片状磨玻璃影，经当地专家会诊考虑为“新冠肺炎疑似病例”住院治疗，后新型冠状病毒核酸检测阳性，确诊后予以“阿比多尔、洛匹那韦利托那韦及干扰素雾化抗病毒治疗，乌司他丁、血必净、莫西沙星及对症支持治疗（期间应用甲泼尼龙 40 mg qd 联合丙种球蛋白 10 g qd 治疗 4 天）”7 天。2 天前患者症状加重，持续发热，体温最高 38.2 ℃，伴干咳、胸闷、气喘。复查血常规：白细胞 4.73×10^9/L、中性粒细胞 3.19×10^9/L、淋巴细胞 1.01×10^9/L。肝功能、肾功能、电解质、凝血功能、PCT 未见明显异常，复测新型冠状病毒核酸阴性。血气分析（未吸氧）：pH 7.499，PaO_2 76.4 mmHg，$PaCO_2$ 30.5 mmHg。复查 CT：双肺感染，较前加重。经专家组会诊转入我院进一步治疗，门诊以“新冠肺炎（重型）”为诊断收住入院。自发病以来，神志清，精神差，睡眠差，大小便正常，体重无明显变化。

3. 入院查体

体温 37 ℃，脉搏 86 次 / 分，呼吸 20 次 / 分，血压 132/79 mmHg。神志清楚，

精神差，发育正常，营养良好，正常面容，表情自如，自主体位。给予高流量加温湿化氧疗，流速 50 L/min，FiO_2 50%，体温 34℃，呼吸 20 次 / 分，SpO_2 97%。

4. 辅助检查

血常规：白细胞 4.96×10^9/L、中性粒细胞 2.02×10^9/L、淋巴细胞 2.30×10^9/L、血小板 102×10^9/L。

胸部 CT：双肺可见斑片状磨玻璃影。

新型冠状病毒核酸检测：阳性。

胸部 CT（当地医院，入院前一天）：双肺感染，较前加重。

5. 入院诊断

新冠肺炎（重型）。

6. 诊疗经过

入院后给予隔离监护治疗、普食；给予高流量加温湿化氧疗，流速 50 L/min，FiO_2 50%；进一步完善血常规、C 反应蛋白、PCT、新型冠状病毒核酸、细胞因子及免疫功能检测，以及胸部 CT、血气分析等检查；予以干扰素雾化、阿比多尔抗病毒、血必净抗炎及对症支持治疗；观察患者体温、血氧饱和度变化，并与患者及家属沟通。入院第 3 天血气分析结果回示：PaO_2 69.8mmHg，$PaCO_2$ 33.6 mmHg，pH 7.503，氧合指数 139 mmHg。考虑患者病情加重。入院第 4 天在常规治疗的基础上加 200 mL 康复者血浆输注。入院第 5 天患者自觉胸闷症状较前改善。入院第 7 天血气分析提示：PaO_2 105 mmHg，FiO_2 45%，氧合指数 233 mmHg，较前改善。入院第 10 天查血气分析：PaO_2 78.3 mmHg，FiO_2 21%，氧合指数 371 mmHg。根据最新标准将临床分型调整为普通型，经过氧疗、对症化痰、呼吸训练等综合治疗及恢复期中医康复指导，患者闷气、咳嗽症状较前明显好转，调整为鼻导管吸氧 3 L/min。入院第 11 天出院。患者住院期间的化验指标变化趋势如下图（图 1–7–9 ~ 图 1–7–16）：

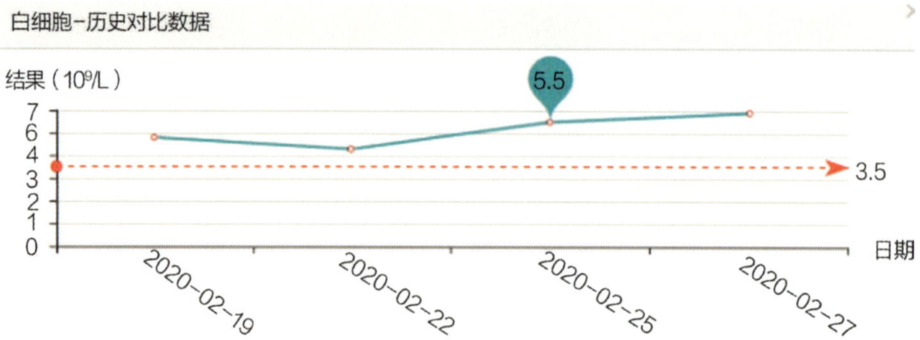

图 1–7–9　白细胞变化趋势

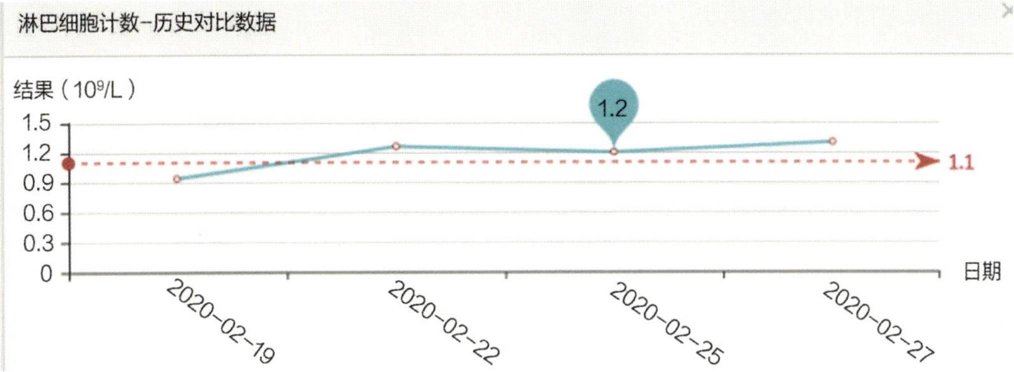

图 1-7-10　淋巴细胞计数变化趋势

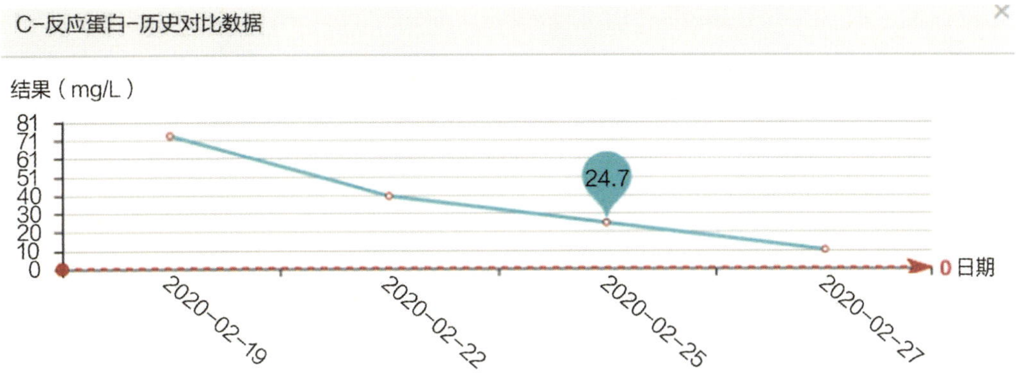

图 1-7-11　C 反应蛋白变化趋势

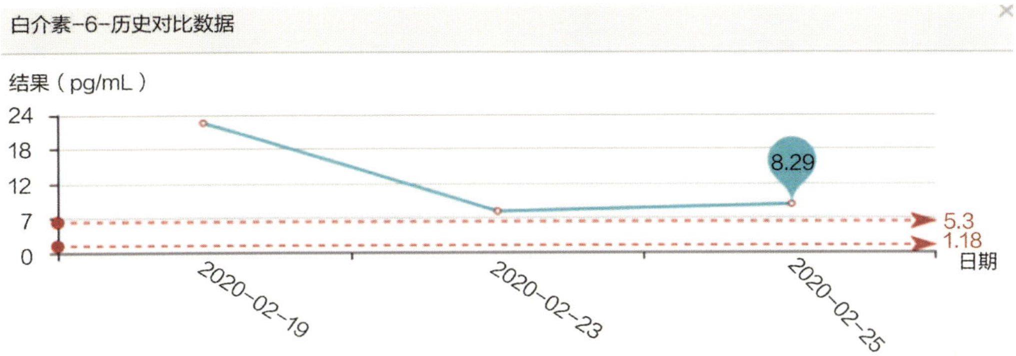

图 1-7-12　IL-6 变化趋势

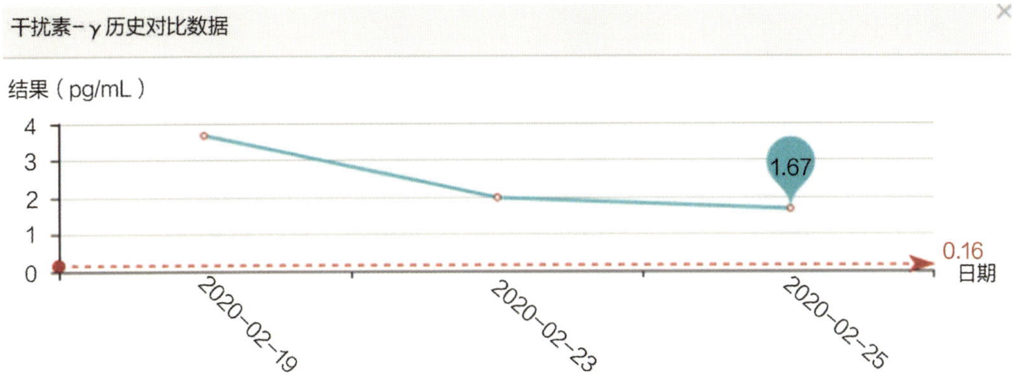

图 1-7-13　干扰素变化趋势

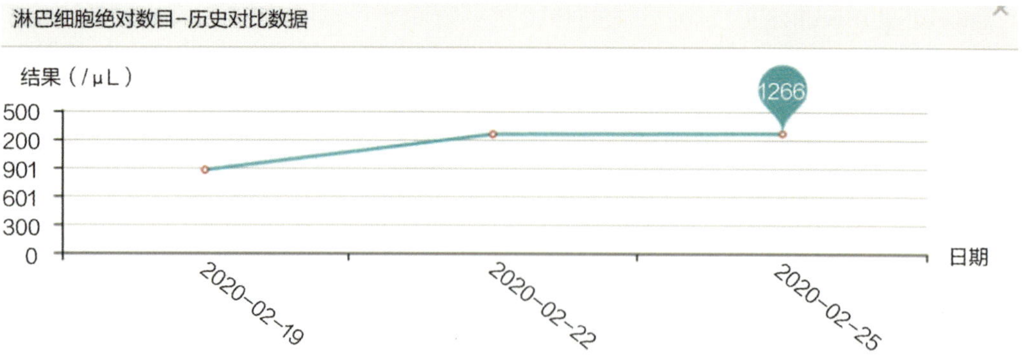

图 1-7-14　淋巴细胞绝对数变化趋势

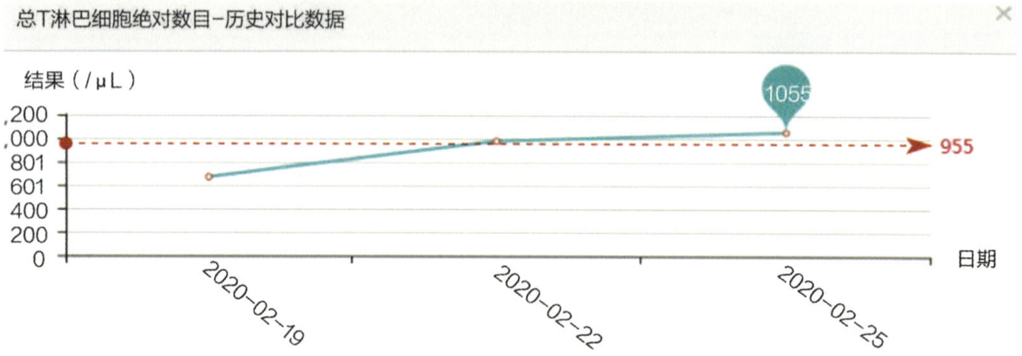

图 1-7-15　总 T 细胞绝对数变化趋势

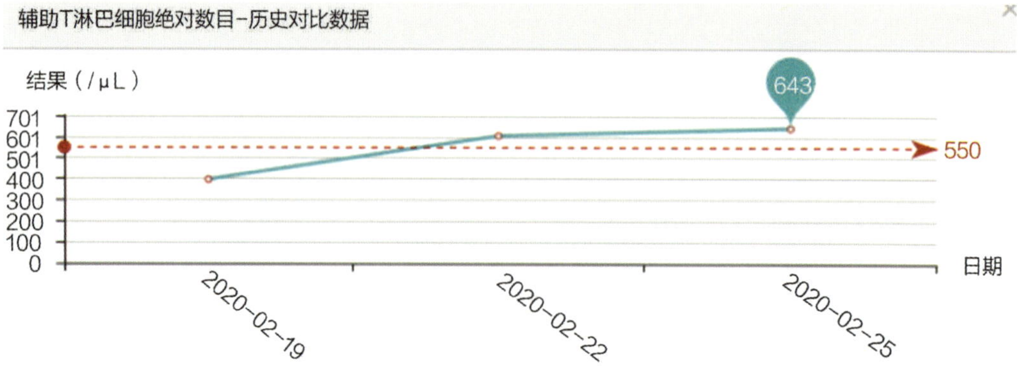

图 1-7-16　辅助 T 细胞绝对数变化趋势

二、病例剖析

1. 康复者恢复期血浆治疗新冠肺炎有哪些理论依据呢?

提及血浆治疗的原理，需要引出一个概念——人工免疫，即根据自然免疫的原理，通过人工的方法使人体获得特异性免疫，可分为主动免疫（active immunity）和被动免疫（passive immunity）。主动免疫，是将疫苗或类毒素接种于人体，使机体产生获得性免疫力的一种防治微生物感染的措施，主要用于疾病的预防，疫苗就是主动免疫的典型例子。被动免疫，是机体被动接受抗体、致敏淋巴细胞或其产物所获得的特异性免疫能力。相较于主动免疫，被动免疫的特点是效应快，一经输入，立即可获得免疫力，但维持时间短，主要用于疾病的治疗或紧急预防。这次新冠肺炎中提到的恢复期血浆治疗，就属于人工免疫中的被动免疫范畴。

恢复期血浆治疗是一项古老而又创新的急救措施之一，在近十几年的突发传染病中得到了应用。被动免疫预防和治疗人类传染病可以追溯到 19 世纪，当时人们还没有发现抗生素，通过从被感染的动物（特别是马、兔子）的血浆中寻找特异性抗体并对相应人群进行注射，短期免疫化以对抗感染病原体。1916 年，这项技术首次应用于 26 名急性脊髓灰质炎患者，这些患者接受脊髓灰质炎幸存者康复期血浆（convalescent plasma，CP）治疗，取得了良好的效果。随后 CP 被用于治疗多种急性病毒性传染病，如在埃博拉、流感、SARS 和 MERS 流行时均曾制备康复者的血浆用于治疗或医学研究。经统计学分析，2009 年甲型 H1N1 流感大流行期间，接受 CP 或血清治疗的患者的死亡率显著降低。

目前，康复者恢复期血制品治疗主要用于没有可用疫苗、没有特异性治疗的新发传染病暴发流行时。

我国于 2020 年 2 月 1 日采集到第一份新冠肺炎康复者恢复期血浆，2 月 9 日第一位重症患者在武汉江夏区某医院接受了该血浆治疗，在接下来的一周有 10 位患者陆续接受治疗。治疗的患者中有 1 位已经出院，1 位已经可以下地行走，余下的几位患者都在康复期间。康复者恢复期血浆治疗是对重症、危重症患者非常有效的重要手段，其实就是利用康复者血浆中一定滴度的病毒特异性抗体来降低患者体内病毒含量，从而达到治疗预期。2 月底国家卫生健康委员会就新冠肺炎康复者恢复期血浆治疗效果进行了解读：大量临床研究和临床实践证明新冠肺炎康复者血浆通过它的特异性抗体中和新型冠状病毒，所以利用康复者恢复期血浆治疗取得了比较好的效果，它的安全性和有效性得到了公认。

此两例患者病情进展快，第一例发病 5 天进展为危重症，气管插管机械通气，在外院序贯应用多种抗病毒药物，患者核酸始终未转阴，且病情持续进展，经用康复者恢复期血浆后患者核酸快速转阴。第二例患者病情持续进展，应用康复者恢复期血浆后病情逐渐改善，治愈出院。

2. 我国对康复者恢复期血浆的应用是如何规范管理的？

恢复期血浆从采集、制备、贮存到临床应用都有严格的质量控制要求，国家卫健委同时指导各地成立省级专家组对恢复期血浆的采集和患者治疗工作进行全程的质量控制，既要保障献血者的健康，也要保障好重症和危重症患者的安全，并在早期发布《关于印发新冠肺炎康复者恢复期血浆临床治疗方案（试行第一版）的通知》，初步对康复者血浆治疗的组织实施、献血者招募、血浆的制备、血浆的实验室检测、血浆的临床应用、人员安全防护及实验室消毒做了全面的要求。

国务院应对新冠肺炎疫情联防联控机制印发《关于印发进一步加强新冠肺炎康复者恢复期血浆救治工作方案的通知》，全面推进康复者捐献血浆用于重症、危重症患者救治工作，进一步完善激励政策，提升服务质量，保障捐献血浆者和患者安全，鼓励更多康复者捐献血浆，提高重症、危重症患者治愈率，降低病死率。

为保障捐献血浆者和患者安全，科学合理输注，国家卫生健康委员会、中央军委后勤保障部卫生局联合发布《关于印发新冠肺炎康复者恢复期血浆临床治疗方案（试行第二版）的通知》，将康复者血浆纳入综合治疗的内容，充分发挥其中和病毒的有效作用，配合其他治疗措施，确保临床治疗取得良好效果。具体要求：

（1）捐献血浆的新冠肺炎康复者的要求：距首发症状时间不少于 3 周。①符合最新版新冠肺炎诊疗方案中解除隔离和出院标准。②年龄应当满 18 岁，原则上不超过 55 岁。③男性体重不低于 50 kg，女性不低于 45 kg。④无经血传播疾病史。⑤经临床医生综合患者治疗等有关情况评估可以捐献血浆。⑥新型冠状病毒血清 / 血浆 IgG 抗体定性检测呈反应性且 160 倍稀释后按照试剂说明书要求检测仍为阳性反应；或新型冠状病毒血清 / 血浆总抗体定性检测呈反应性且 320 倍稀释后按照试剂说明书要求检测仍为阳性反应。有条件的实验室可以开展病毒中和试验确定抗体效价。⑦捐献血浆者有妊娠史或输血史的，建议筛查 HNA（中性粒细胞抗体）及 HLA（人类白细胞抗原）抗体。

（2）适应证：①康复者血浆主要用于病情进展较快的重症、危重症新冠肺炎患者。②原则上病程不超过 3 周。③新型冠状病毒核酸检测阳性或临床专家判定患者存在病毒血症，在病情急性进展期应当尽早使用。

（3）禁忌证：①危重症终末期，多器官功能衰竭无法逆转的；②非中和新型冠状病毒目的的治疗；③临床医生综合评估认为存在其他不宜输注情形的。

三、治疗体会

病例一，患者为中老年女性，没有明确的流行病学史，但病情进展很快，发病 5 天就为危重型，气管插管机械通气，在外院治疗 21 天，序贯应用多种抗病毒药物，患者核酸始终未转阴，且病情仍在进展，转入我院后给予联合抗病毒治疗及抗炎、提高免疫力等综合治疗，但是患者核酸检测持续阳性，说明病毒一直在损伤肺部，经用康复者恢复期血清治疗后，患者核酸转阴，各项感染指标及炎症指标也下降了，说明康复者恢复期血清对新型冠状病毒感染有治疗作用。因该患者机械通气时间长，合并有细菌感染，故继续积极治疗相关并发症。

病例二，患者为中年女性，为一线医生，11 天前无明显诱因出现咽干，无咳嗽、咳痰；8 天前无明显诱因出现发热，体温最高 38.5 ℃，后确诊为新冠肺炎。治疗 1 周后复查 CT 较前加重，患者症状加重伴胸闷气喘，体温控制不好，转我院进一步治疗。给予联合抗病毒治疗，但患者入院第 3 天血气分析结果回示 PaO_2 69.8 mmHg、$PaCO_2$ 33.6 mmHg、pH 7.503、氧合指数 139 mmHg，考虑病情加重。在常规治疗的基础上加 200 mL 康复者血浆输注。入院第 5 天患者自觉胸闷症状较前改善。入院第 7 天血气分析提示：PaO_2 105 mmHg，FiO_2 45%，氧合指数 233 mmHg，较前改善。入院第 10 天查血气分析：PaO_2 78.3 mmHg，FiO_2 21%，氧合指数 371 mmHg。后很快出院。因患者是病毒感染，经治疗后白细胞变化不大，但是经过康复者恢复期血浆输入后患者淋巴细胞计数在上升，从免疫分析看淋巴细胞总数、T 细胞、B 细胞都在上升，且细胞因子均在下降，说明康复者恢复期血浆对此患者的治疗效果明显。第二天患者症状改善，氧合指数逐步改善，从化验结果看康复者恢复期血浆很快提高了机体免疫细胞的数量，故细胞因子很快下降，症状和预后改善。

第八节　免疫治疗

一、病例

1. 基本情况

患者，男，90 岁。30 余年前曾患“胃出血”。有“冠心病”病史 5 年余，未规律服药；“2 型糖尿病”病史 4 年余，血糖情况不详，未用药治疗；“阿尔茨海默病”病史 3 年，未用药治疗。

2. 主诉及现病史

因“（代）纳差 10 天，发热、乏力 4 天”急诊入院。患者 10 天前出现纳差，未予重视。4 天前出现发热症状，体温 37.7℃，伴乏力，无肌肉酸痛，无恶心、呕吐，无腹痛、腹泻，自服“快克、连花清瘟颗粒”等，体温稍缓解，随后就诊于当地中医院，完善相应检查，提示血常规白细胞总数下降，心肌酶异常，C 反应蛋白升高，

ESR加快，甲流、乙流病毒抗原阴性，CT提示双肺内多发磨玻璃影，考虑病毒性肺炎征象，经专家组会诊后考虑为“新冠肺炎疑似病例”，遂转至当地定点医院进一步诊治。新型冠状病毒核酸检测阳性，随后给予“洛匹那韦利托那韦、干扰素”抗病毒治疗，给予“莫西沙星”抗感染治疗及“痰热清”等对症治疗，因患者病情危重，经省派驻专家组会诊后以“新冠肺炎（重型）”为诊断收入我科。患病来，神志清，精神差，饮食、睡眠差，大便少，小便基本正常，体重变化不详。高流量氧疗，血气分析回示pH 7.503、PaO_2 43.1 mmHg、氧合指数78 mmHg，符合呼吸衰竭的诊断标准，达到新冠肺炎危重型诊断标准，转入感染ICU继续治疗。

3. 入院查体

转入时为镇静状态，体温36.9 ℃，脉搏101次/分，呼吸33次/分，血压74/35 mmHg，高流量吸氧，吸氧浓度80%，指氧饱和度90%。双侧瞳孔等大等圆，直径2.5 mm，对光反射均迟钝。血气分析：pH 7.473， $PaCO_2$ 26.2 mmHg，PaO_2 49 mmHg，氧合指数61 mmHg。患者入院时X线检查结果见图1-7-17。

4. 入院诊断

新冠肺炎（危重型）；重症肺炎；呼吸衰竭；冠心病；2型糖尿病；阿尔茨海默病。

5. 诊疗经过

转入后立即给予经口气管插管，呼吸机辅助呼吸。完善相关检查：白细胞 2.78×10^9/L、淋巴细胞 0.28×10^9/L、中性粒细胞百分比80.80%、C反应蛋白126.3 mg/L。IFN-γ 178.45 pg/mL（0 ~ 20），IL-6 767.41 pg/mL（0 ~ 5.4）。给予“盐酸阿比多尔片0.2 g tid鼻饲+干扰素600万IU bid雾化吸入+磷酸氯喹0.5 g q12h鼻饲”抗病毒治疗，“美罗培南1.0 g q8h微量泵输注”抗菌治疗，“血必净+参附注射液”抗炎治疗，“低分子肝素3 000 IU q12h ih”抗凝治疗，“胸腺肽α1 qd ih”增强免疫力。纠正心力衰竭、限制液体入量，保持容量负平衡；抑酸、化痰、平喘、稳定内环境综合治疗。查血常规：白细胞 3.2×10^9，中性粒细胞百分比80.8%，淋巴细胞计数 0.28×10^9。心功能指标：NT-proBNP 4 500 ng/L。炎症因子：C反应蛋白126.3 mg/L，IFN-γ 178.45 pg/mL，IL-6 767.41 pg/mL。淋巴细胞免疫检查：淋巴细胞绝对数430/L均很低。患者淋巴细胞计数和淋巴细胞绝对数变化趋势见图1-7-18、图1-7-19。

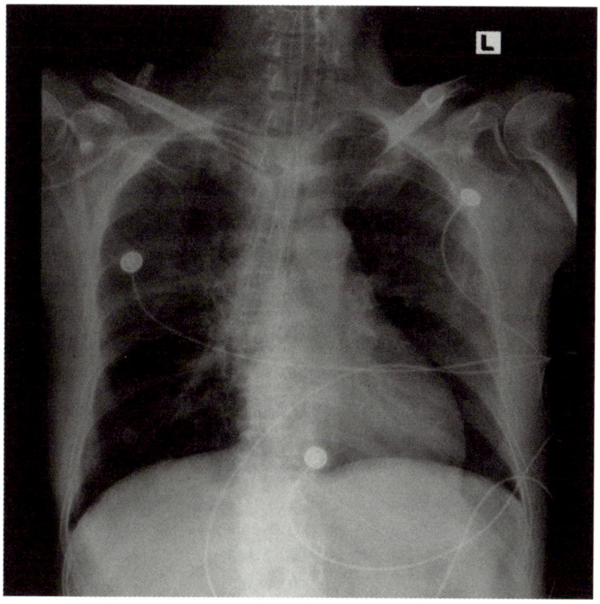

图 1-7-17　患者入院时 X 线检查结果

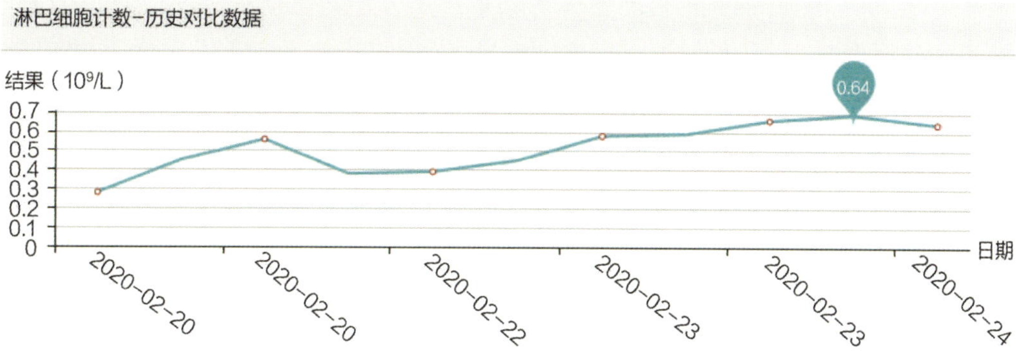

图 1-7-18　淋巴细胞计数变化趋势

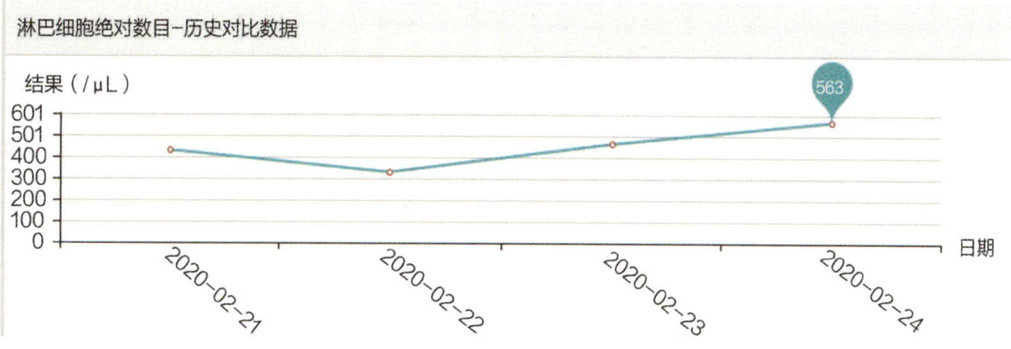

图 1-7-19　淋巴细胞绝对数变化趋势

二、病例剖析

1. 此患者有没有免疫治疗的指征?

人体免疫系统主要有三道防线。第一道防线是由皮肤和内脏的黏膜（比如胃黏膜）构成，它们不仅能够阻挡病原体侵入人体，而且它们的分泌物（如胃酸和酶等）还有杀菌的作用。呼吸道黏膜上有纤毛，可以清除异物。第二道防线是体液中的杀菌物质和吞噬细胞，这是人类在进化过程中逐渐建立起来的天然防御功能。特点是人人生来就有，不针对某一种特定的病原体，对多种病原体都有防御作用，属于非特异性免疫。经飞沫进入呼吸道侵入人体是冠状病毒重要的传播途径，而皮肤和鼻腔中的黏膜就属于保卫人体的第一道防线。病毒进入人体后，吞噬细胞可以对其进行识别和吞噬，这是人体的第二道防线。两道防线都属于非特异性免疫。

病毒突破前两道防线后,就会入侵肺细胞,要将其完全清除就需要第三道防线。第三道防线是特异性免疫，主要由免疫器官（淋巴结等）和免疫细胞（淋巴细胞）发挥功能，其中，B 细胞负责体液免疫，T 细胞负责细胞免疫。第三道防线只针对某一特定的病原体或异物起作用，属于特异性免疫，它具有专一性，淋巴细胞分泌的抗体只能对特定表型的抗原发挥免疫功能。

免疫力代表机体抵抗外界侵袭的能力，适度的免疫力是保证机体能够对抗病原微生物的关键所在，免疫力需要的是平衡，不要过高也不要过低。过低会引发机体容易感染和被传染，但如果过高过于敏感则会引发机体过度的免疫反应，从而造成严重的自身损伤。这次新冠肺炎患者中的轻症患者，因为自身免疫力比较强，可以靠免疫机制清除病毒，较快痊愈。有些患者免疫系统过度敏感，当病毒进入体内后，免疫分子很快响应，对病毒感染的宿主细胞进行过度攻击，从而引起过敏反应。免疫分子的目的是杀死病毒，但病毒往往存在于细胞内，在杀死病毒的同时把细胞也杀死了，这个过程就会引发严重的炎症反应，造成肺部细胞被自身免疫力而不是被病毒杀死，进而引发肺炎等严重症状，并可能继发感染其他的微生物。这样的患者表现为免疫系统功能过于敏感和亢进，这时就要用少量激素等药物，目的是适度降低免疫力，不让自身免疫力对体内被病毒感染的细胞攻击过快，从而缓解症状，阻止继发感染。

这次新冠肺炎患者中的重症患者是一些老年患者或者本身就有一些基础性疾病（如高血压、糖尿病以及一些其他并发症等）的患者。这类人群免疫力比较低，当病毒进入体内后，由于免疫力较差，免疫因子响应没有那么迅速，病毒长驱直入，感染大量细胞，并在这些细胞中大量繁殖，并最终破坏细胞，病毒释放出来。

这时那些被破坏的细胞就会引来免疫细胞，免疫力到这个时候才会被激发出来。由于体内被病毒感染的细胞数量已经很多，免疫力激发后会大量破坏宿主细胞，而大量被破坏的细胞又会释放出更多的细胞内容物，又会进一步给免疫系统提示有病原体入侵，请免疫细胞速速前来支援的信号，这时炎症反应就可能过度增强，最终达到恶性循环和失控的程度。最终患者并不是死于病毒，而是病毒感染继发的过度免疫反应引起的肺衰竭、急性呼吸窘迫综合征和低血容量性休克。

感染新型冠状病毒时，机体免疫细胞的数量以及活性也会受到影响。新冠肺炎病理解剖报告揭示，患者外周血 T 细胞数量大大减少，这可能是与疾病严重程度和死亡率相关的关键因素。因此，在重症患者应用免疫调节剂治疗是有益的，国家卫健委也要求采取应用恢复期血浆、干细胞、单克隆抗体等先进治疗方式，提升重症、危重症患者的救治成功率。

本例患者高龄，新冠肺炎危重型，病情进展快，入院查淋巴细胞很低，且 C 反应蛋白、IFN-γ、IL-6 都很高，可以考虑应用免疫调节剂，一方面抑制免疫风暴，另一方面提高淋巴细胞计数，从而提高患者免疫力。从化验结果看，应用胸腺肽后患者淋巴细胞计数逐渐提高，有改善。

2. 免疫球蛋白、胸腺肽、激素哪些可以选择?

免疫球蛋白（IVIG）作为临床常用的药品之一，被用于严重感染、脓毒症的治疗由来已久，IVIG 可能通过多种方式调节宿主的免疫反应。众多的单中心、小样本量研究提示其可能有效，而大样本量、多中心的随机对照试验（RCT）研究并未提示其使临床获益。Werdan 等在 23 个中心，以安慰剂、双盲的方式，纳入 653 例患者的 SBITS 研究发现 IVIG 并未降低病死率。Alejandria 等总结了不同类型免疫球蛋白临床研究的数据，在排除了低质量级别的研究后进行 Meta 分析，并未发现其使患者在生存率方面获益。近期 Iizuka 等基于 960 例患者的回顾性分析同样未能证实 IVIG 在脓毒症患者中应用能降低住院病死率。因此不推荐常规应用 IVIG。

对淋巴细胞计数低、细胞免疫功能低下的重症患者，建议应用胸腺肽 α1 治疗。胸腺肽 α1 是一种由胸腺分泌的小分子物质，可活化树突状细胞，增强 Th1 细胞、巨噬细胞的杀菌作用，并可增加 IL-12、IL-2、IFN 等细胞因子的释放发挥抗炎作用。有研究发现脓毒症患者早期持续血淋巴细胞计数偏低与不良预后有相关性。据临床观察，在新冠肺炎患者中，血淋巴细胞计数偏低并不少见（35%），而这类患者往往预后较差。因此，对于新冠肺炎虽然尚无临床证据，但从作用机制上来看，应用胸腺肽可能获益。

不推荐常规使用糖皮质激素。基于 ARDS 患者应用激素辅助治疗的病理生理基础，糖皮质激素因其调节炎症反应并减缓纤维化进程，在 ARDS 患者的救治中具有潜在优势。然而，急性肺损伤和部分 ARDS 患者是由于自身免疫造成的，糖皮质激素可以抑制肺部炎症、免疫应答和病原体清除。2019 年的一篇系统性回顾及荟萃分析显示，与安慰剂组相比，激素治疗组的流感病毒性肺炎患者 ICU 住院时间更长、病死率更高、继发感染发生率更高。

对于新冠肺炎患者，WHO 的推荐是，除临床试验外不推荐因病毒性肺炎或 ARDS 而系统性使用糖皮质激素；而我国在之前发布的几版新冠肺炎诊疗方案中均推荐：对于重型和危重型病例，可根据患者呼吸困难程度、胸部影像学进展情况，酌情短期内（3 ~ 5 日）使用糖皮质激素，但是建议剂量不超过相当于甲泼尼龙 1 ~ 2 mg/（kg · d）。

对病情进展迅速，合并中重度 ARDS 的患者（$PaO_2/FiO_2 < 200$ mmHg），可尽早给予甲泼尼龙 0.5 ~ 2.0 mg/（kg · d），疗程 3 ~ 5 日。对于新型冠状病毒感染前因各种基础疾病已经规律使用糖皮质激素的患者，经专科会诊后可继续使用，其使用剂量应结合患者基础疾病和感染严重程度个体化使用。对合并高血压、糖尿病、3 个月内有消化道出血、免疫抑制等基础疾病患者慎用。

《新型冠状病毒肺炎诊疗方案（试行第七版）》把“单克隆抗体药物托珠单抗 + 常规治疗”免疫治疗方案作为新冠肺炎重型、危重型的治疗手段被列入：对于双肺广泛病变、重型，且实验室检测 IL–6 水平升高者，可试用托珠单抗治疗。首次剂量 4 ~ 8 mg/kg，推荐剂量为 400 mg 加入生理盐水稀释至 100 mL，输注时间大于 1 小时；首次用药疗效不佳者，可在 12 小时后追加应用一次（剂量同前），累计给药次数最多为 2 次，单次最大剂量不超过 800 mg。注意过敏反应，有结核等活动性感染者禁用。

三、治疗体会

此患者因在外院已经治疗 4 天，入我院治疗 1 天后转入 ICU，高龄，病情进展快。入院查血常规：淋巴细胞计数 0.28×10^9，淋巴细胞绝对数 430/μL，非常低。特异性免疫功能低下。炎症因子：C 反应蛋白 126.3 mg/L，IFN–γ 178.45 pg/mL，IL–6 767.41 pg/mL，均非常高。此患者免疫功能低下，导致细胞因子风暴，治疗上除常规治疗外，加用免疫治疗。从胸片看渗出不严重，且多项研究显示激素的应用与患者后期病毒转阴延迟有关，还与后期细菌、真菌感染密切相关，故没有应用激素。因多项研究发现免疫球蛋白没有明显的治疗作用，故只给予此患者应

用了胸腺肽 α1。从早期的治疗看，患者淋巴细胞数有上升，但是对该患者应用了综合治疗，胸腺肽 α1 在新冠肺炎中的治疗作用还有待进一步研究证实。托珠单抗在当时还没有进入指南，也没有药物，故没有应用经验。

第九节 镇痛镇静治疗

一、病例

1. 基本情况

患者，男，58 岁。

2. 主诉及现病史

因“发热咳嗽 12 天，进行性加重伴胸闷、气喘 5 天”为主诉入院。入院 12 天前受凉后出现发热，最高体温 37.5 ℃，伴咳嗽，干咳为主，偶尔咳少量白色黏痰，无明显头晕、头痛、乏力，无恶心、呕吐，无胸闷、胸痛、心悸、气短，无腹痛等症状。在当地诊所按“上呼吸道感染”行退热等对症支持治疗，症状无明显改善。8 天前至“当地县医院”留观治疗，留取咽拭子行新型冠状病毒核酸检测，结果为阳性。胸部 CT 检查示双肺散在斑片状及絮状高密度影，边界模糊，考虑肺部感染。按“新冠肺炎”参照国家试行指南给予“左氧氟沙星 0.4 g qd 静脉滴注 + 甲泼尼龙 40 mg q8h 静脉注射 + 干扰素 α2b 600 万 IU bid 雾化吸入 + 洛匹那韦利托那韦 2 粒 bid 口服”抗菌、抗病毒、抗炎等对症治疗。5 天前，患者症状加重，出现胸闷、气喘等症状，即转入“当地市级传染病医院”继续治疗，调整治疗方案给予“莫西沙星针 0.4 g qd 静脉滴注 + 甲泼尼龙 80 mg q12h 静脉注射 + 干扰素 α2b 600 万 IU bid 雾化吸入 + 洛匹那韦利托那韦 2 粒 bid 口服”治疗。胸闷症状呈进行性加重，出现呼吸衰竭，指氧饱和度在 80% 左右，经省级专家会诊后转入我院进一步治疗。急诊以“①新冠肺炎；②呼吸衰竭；③冠心病；④高血压病”为诊断收入 ICU。患病以来，神志清，精神差，饮食、睡眠差，大小便正常，体重无明显减轻。

3. 入院查体

神志清，精神差，急性面容，表情忧虑，呼吸急促，无反常呼吸，面罩吸氧 10 L/min，指氧饱和度 71%，体温 37.8 ℃，脉搏 89 次 / 分，呼吸 42 次 / 分，血压

131/84 mmHg。胸部正中可见长约 20 cm 的手术瘢痕，愈合良好。

4. 辅助检查

新型冠状病毒核酸检测（2020 年 1 月 30 日，当地疾控中心）：阳性。

胸部 CT（2020 年 1 月 31 日，当地县医院）：双肺散在斑片状及絮状高密度影，边界模糊，胸骨呈术后改变。

血气分析（2020 年 2 月 3 日，当地传染病医院）：pH 7.52，$PaCO_2$ 32 mmHg，PaO_2 43 mmHg。

5. 入院诊断

新冠肺炎；Ⅰ型呼吸衰竭；冠状动脉搭桥术后；下肢深静脉血栓形成；高血压 3 级（很高危）。

6. 诊疗经过

12 天前患者受凉后出现发热，体温最高至 37.5 ℃，伴咳嗽，咳少量白色黏痰，在当地诊所按“上呼吸道感染”行退热等对症支持治疗，症状无明显改善。8 天前至“当地县医院”留观治疗，留取咽拭子行新型冠状病毒核酸检测，结果为阳性。胸部 CT 检查示双肺散在斑片状及絮状高密度影，边界模糊，考虑肺部感染。参照国家试行指南给予抗菌、抗病毒、抗炎等对症治疗。5 天前患者出现胸闷、气喘，转入当地市级传染病院继续治疗。入院当日胸闷症状进行性加重，出现呼吸衰竭，指氧饱和度在 80% 左右。查血气：pH 7.52，$PaCO_2$ 32 mmHg，PaO_2 43 mmHg。遂立即转入我院进一步治疗。入院后立即给予高流量吸氧（流量 60 L/min，吸氧浓度 90%）、心电监护，保持气道通畅，同时完善相关检查，患者新冠肺炎诊断明确， 暂时给予“利巴韦林注射液 0.5 g q12h 静脉滴注 + 甲泼尼龙琥珀酸钠 80 mg q12h 静脉滴注 + 头孢哌酮舒巴坦 3.0 g q8h 静脉滴注 + 血必净 100 mL q12h 静脉滴注 + 洛匹那韦利托那韦 2 粒 bid 口服”联合治疗，予以“干扰素 α2b 雾化、退热”等对症处理。当日夜间，为缓解患者胸闷症状，加用储氧面罩 10 L/min 联合高流量吸氧，患者呼吸平稳，无胸闷气喘症状，无呼吸费力表现。入院第 2 天上午，患者主诉胸闷、气短，食欲减退，继续给予储氧面罩 10 L/min+ 高流量吸氧（流量 60 L/min，吸氧浓度 90%）。入院第 4 天给予无创呼吸机辅助通气，间断换为储氧面罩 10 L/min+ 高流量吸氧（流量 60 L/min，吸氧浓度 90%）。入院第 6 天患者不能耐受无创呼吸机辅助通气，氧合指数持续低于 100 mmHg，给予患者气管插管有创呼吸机辅助呼吸。静脉持续输注丙泊酚、右美托咪定、瑞芬太尼镇痛镇静。入院第 7 天给予 V–V ECMO 辅助支持治疗及俯卧位通气。上机后，患者指氧饱和度明显好转，基本维持在 95% 以上，下调呼吸机参数（P–A/C 模式，压力 10 cmH_2O，PEEP 8 cmH_2O，氧浓度 60%）保护肺功能；给予补液、去甲肾上腺素持续泵入使平均动脉压维持在 80 mmHg 左右。同时继续给予抗病毒、抗感染、CRRT、抗凝、补充白蛋白、镇痛镇静、营养支持、抗炎、维持内环境稳定等治疗。调整镇痛镇静药物为咪达唑仑、右美托咪定、瑞芬太尼持续输注。入院第 21 天，为减少肺部渗出，降低肺毛细血管楔压，减少肺循环容量，把 V-V ECMO 辅助模式改为 V-A-V ECMO 模式，降低肺循环容量。调整镇痛镇静药物为咪达唑仑、丙泊酚、右美托咪定、舒芬太尼持续输注。入院第 25 天，把 V-A-V ECMO 更改为两个单独 V-V ECMO+V-A ECMO。入院第 27 天各项指标平稳后，撤除 V-A ECMO。术后给予输血、抗感染、CRRT、镇静镇痛、营养支持等治疗。入院第 31 天 17：15 患者心率骤降至 35 次 / 分，血压 60/40 mmHg，立即给予胸外心脏按压及抢救药物应用；17：53，心电监护波形一直呈直线，抢救无效死亡。

二、病例剖析

1. 对该患者在治疗过程中给予镇痛镇静的目的是什么？

重症新冠肺炎患者处于强烈的应激环境之中，因此应给予合适的镇痛镇静，尽可能减轻患者的痛苦与恐惧感，使患者不感知、不注意、不记忆或者遗忘其在治疗过程中的各种痛苦，避免这些痛苦及其所引发的焦虑和躁动增加各器官的代谢负担，加重患者的病情或影响其接受治疗。

（1）疼痛来源：包括翻身、吸痰、气管插管和导管插入等相关操作及长时间制动、炎症反应等因素。疼痛导致机体应激、器官做功负荷增加、睡眠不足和代谢改变，进而出现疲劳和定向力障碍，导致心动过速、组织氧耗增加、凝血功能异常、呼吸功能障碍、免疫抑制和分解代谢增加等。镇痛治疗是为了减轻或消除机体对痛觉刺激的应激及减轻病理生理损伤所采取的药物治疗措施，对于重症新冠肺炎患者具有很重要的意义。

（2）焦虑：是一种强烈、过度、持续的担忧和恐惧状态。患者焦虑的原因包括：①病房环境，包括噪声、灯光刺激、室温过高或过低；②对自己疾病和生命的担忧；③高强度的医源性刺激（频繁的监测、治疗，被迫更换体位）；④各种疼痛；⑤原发疾病本身的损害；⑥对诊断和治疗措施的不了解与恐惧；⑦对家人和亲朋的思念等。

减轻焦虑的方法包括：①保持患者舒适；②提供充分镇痛；③完善环境和使用镇静药物等。因此，对焦虑患者应在充分镇痛和去除可逆性因素基础上开始镇静治疗。

（3）躁动：是一种伴有不停动作的易激惹状态，或是一种伴随着挣扎动作的极度焦虑状态。引起焦虑的原因均可以导致躁动。另外，某些药物的不良反应、休克、低氧血症、低血糖、酒精及其他药物的戒断反应、机械通气不同步等也是引起躁动的常见原因。躁动可导致患者与呼吸机对抗、耗氧量增加、意外拔除身上各种装置和导管，甚至危及生命。

2. 对于该患者镇痛和镇静治疗的意义有哪些？

（1）消除或减轻患者的疼痛及躯体不适感，减少不良刺激及交感神经系统的过度兴奋。

（2）帮助和改善患者睡眠，诱导患者遗忘，减少或消除患者对其在治疗期间病痛的记忆。

（3）减轻或消除患者的焦虑、躁动甚至谵妄，防止患者的无意识行为（如挣扎）干扰治疗，保护患者的生命安全。

（4）减轻器官应激负荷，保护器官储备功能，维持机体内环境稳定。镇痛镇静可以降低患者的代谢速率，减少其氧耗氧需，使得机体组织氧耗的需求变化尽可能适应受到损害的氧输送状态，并减轻各器官的代谢负担，从而减轻强烈病理因素所造成的损伤，为器官功能的恢复赢得时间、创造条件。

3. 对该患者实施镇痛镇静治疗前应该进行哪些评估？

镇痛和镇静治疗是一把双刃剑，在降低应激、保护器官功能的同时，也可能抑制某些器官的重要生理功能（如呼吸、循环）或加重某些器官（如肝脏、肾脏）的代谢负担而导致器官功能损伤或失衡。在实施镇痛和镇静之前应对患者的基本生命体征（神志、心率、呼吸、血压、尿量及体温）进行严密监测，以选择合适的药物及其剂量，确定观察监测的疗效目标，制订个体化治疗方案，以达到最小的不良反应和最佳的疗效。镇痛和镇静不足时，患者可能出现人机对抗、呼吸浅促、潮气量减少、心率增快、氧饱和度降低等；镇痛和镇静过深时，患者则可能表现为呼吸频率过慢、呼吸幅度减小、心率过慢、血压下降、缺氧和（或）二氧化碳蓄积等，应结合患者病情及器官功能状态，及时调整镇痛和镇静治疗方案，避免不良事件发生。对于血流动力学不稳定的患者，需要评估导致血流动力学不稳定的病因，选择对循环影响相对小的镇痛镇静药物，并在镇痛镇静的同时积极处理循环问题。对于肝肾功能不全的患者，需要积极评估肝肾功能，并选择合适的药物及剂量和给药方式，同时根据肝肾功能变化对药物的剂量及时进行调整。对于呼吸衰竭而自主呼吸代偿性驱动很强的患者，需要合适的镇痛镇静深度，以尽可能减少患者过强的自主呼吸驱动、减少对肺组织的牵张损伤。

4. 对于该患者应该如何选择镇痛镇静药物?

（1）镇痛药物选择：首选阿片类药物作为镇痛药物。阿片类药物为强效中枢镇痛剂之一，具有镇痛效果强、起效快、可调性强、价格低廉等优点。但不同阿片类药物作用的阿片类受体及药理特点不同，应根据患者具体情况选择合适的药物。

1）芬太尼：镇痛效价是吗啡的 100 ~ 180 倍，研究发现芬太尼应用于 ICU 中，能明显降低疼痛评分和疼痛发生率。但由于芬太尼的表观分布容积较大，反复多次给药易于蓄积，不宜作为长期镇痛治疗药物。

2）瑞芬太尼：快速起效，1 分钟可达有效浓度，作用持续时间仅 5 ~ 10 分钟。瑞芬太尼代谢不受血浆胆碱酯酶及抗胆碱酯酶药物的影响，不受肝肾功能及年龄、体重、性别的影响，主要通过血浆和组织中非特异性酯酶水解代谢。长时间输注给药其代谢速度无变化，体内无蓄积。

3）舒芬太尼：镇痛作用很强，为芬太尼的 5 ~ 10 倍。因其镇痛效果明确、起效快、蓄积小、对呼吸抑制作用小，近年来在重症患者中的应用也逐渐增多。

（2）镇静药物选择：常用的镇静药物有苯二氮䓬类、丙泊酚和右美托咪定。

1）苯二氮䓬类药物：是中枢神经系统 γ-氨基丁酸（GABA）受体激动剂。具有抗焦虑、遗忘、镇静、催眠和抗惊厥作用。最常用的苯二氮䓬类药物为咪达唑仑，其作为该类药物中相对水溶性最强的药物，具有起效快、持续时间相对短、血浆清除率较高的特点。

2）丙泊酚：也是常用的镇静药物之一，其特点是起效快，作用时间短，撤药后能快速清醒，且镇静深度呈剂量依赖性。丙泊酚亦可产生遗忘作用和抗惊厥作用。丙泊酚单次注射时可出现暂时性呼吸抑制和血压下降、心动过缓，尤见于心脏储备功能差、低血容量的患者。其他不良反应包括高甘油三酯血症、急性胰腺炎和横纹肌损伤。丙泊酚使用时可出现外周静脉注射痛，因此临床多采用持续缓慢静脉输注方式。另外，部分患者长期使用后可能出现诱导耐药。

3）右美托咪定：右美托咪定是选择性 α_2 受体激动剂，通过抑制蓝斑核去甲肾上腺素释放和竞争性结合 α_2 受体，起到减轻交感兴奋风暴、冷静、抗焦虑和轻度的镇痛镇静作用，没有抗惊厥作用。由于不作用于脑干网状结构上行激活系统和 GABA 受体，使用右美托咪定镇静的患者更容易唤醒，呼吸抑制较少。右美托咪定一般在给药后 15 分钟内起效，镇静高峰出现在静脉给药后 1 小时内，能快速分布于周围组织并被肝代谢。对于肝功能正常的患者来说，清除半衰期大约为 3 小时。重度肝功能障碍会延长右美托咪定的清除时间，应适当降低剂量。右美托咪定最常见的不良反应是低血压和心动过缓，静脉负荷剂量过快给予可引起血压与心率波动。另外，右美托咪定兼具镇痛作用，可减少对阿片类药物的需求。

5. 该患者行气管插管时需要镇静镇痛吗？

新型冠状病毒主要以呼吸道飞沫传播或密切接触传播为主。气管内插管是抢救新冠肺炎危重型患者的重要手段，但是在没有麻醉的情况下进行气管插管，患者会发生剧烈的、反射性的呛咳，每次咳都有几亿甚至数十亿的病毒喷出。由于气管插管是与患者气道接触比较密切的临床操作之一，操作者被感染的风险非常高。但是气管插管可以在全身麻醉的基础上来做，让患者在无抵抗的情况下接受气管插管，能大大缩短插管时间，还能提高插管的成功率，最关键的是可以保护医务人员。

该患者采用改良的快速序贯诱导插管，患者入睡后，尽快给予快速起效的足量的肌松剂，消除患者的咳嗽反射，为气管插管创造更好的条件，避免加重低氧血症。镇静镇痛药物，可以静脉注射咪达唑仑 2 ~ 5 mg 和小剂量的依托咪酯（血流动力学不稳定患者）或小剂量的丙泊酚（血流动力学稳定患者）进行诱导。可适量给予芬太尼或瑞芬太尼，减少气管插管引起的反应。患者意识消失后，立即静脉注射罗库溴铵 0.9 mg/kg（首选）或琥珀胆碱 1 mg/kg，1 分钟后插管。有高钾血症的患者禁用琥珀胆碱。新冠肺炎后期有部分患者合并肺动脉高压，注意罗库溴铵有增加肺动脉压的副作用。

6. 新冠肺炎患者有创机械通气时应如何进行镇痛镇静管理？

呼吸急促是重型新冠肺炎的临床表现之一，新冠肺炎患者大多合并 ARDS 并需要机械通气治疗，机械通气期间制订镇痛镇静方案，包括制定镇痛镇静目标和评估镇痛镇静效果的标准，避免长时间镇痛镇静，对患者早期唤醒并进行肺康复治疗。根据不同严重程度、不同的病理生理状态给予不同的治疗策略：

（1）深度镇痛镇静 + 肌松策略：对于新冠肺炎合并重症 ARDS 患者要实施肺保护性通气策略，小潮气量必然使患者不适，明显加重呼吸窘迫，增加人机对抗和人机不同步，可给予深度的镇痛镇静。如患者使用镇静药物后仍存在人机不同步，无法控制 VT，可短时间使用肌松药，恰当的肌松药应用能增加胸壁顺应性，促进人机同步，减少机体氧耗和呼吸功，避免患者自主吸气努力程度过大导致跨肺压的显著增加和肺组织的过度牵张，甚至可能会降低 VALI 的发生。

（2）中度镇痛镇静策略：适用于新冠肺炎合并 ARDS 病情改善或者呼吸窘迫不明显者，常用 Ramsay 评分或 Richmond 镇静躁动评分（RASS 评分）来评估镇痛深度，滴定镇静水平，以 Ramsay 评分 3 ~ 4 分或 RASS –2 ~ 1 分作为镇静目标。中度镇痛镇静可保留自主呼吸，有助于预防谵妄和 ICU 获得性肌无力的发生，有利于减少呼吸机相关性肺炎，改善患者的预后。

（3）轻度镇痛镇静策略：适用于新冠肺炎合并 ARDS 患者病情显著改善，以 Ramsay 评分 2 ~ 3 分为目标，为脱机做准备，能保证患者的睡眠。

因为该患者属于新冠肺炎合并重症 ARDS 患者，故采用的是深度镇痛镇静 + 肌松策略。

7. 该患者连续性肾脏替代治疗（CRRT）对镇痛镇静药物有何影响?

该患者属于新冠肺炎重症患者，存在肾衰竭，选择 CRRT。CRRT 对药代动力学的影响体现在诸多方面。调节循环血量，减轻肝淤血，从而有利于肝功能恢复，改善肝脏对药物的代谢功能；直接滤过血浆蛋白结合率小的游离的中小分子药物；调节全身体液量，影响药物的表观分布容积，影响血药浓度和组织浓度；减轻肠道水肿，恢复肠道功能，从而改善口服药物的吸收；CRRT 过程中每升超滤液会丢失氨基酸约 0.2 g，从而影响药物与蛋白结合。但 CRRT 对药代动力学最大的影响仍在于药物清除，即使经肾排泄药物的滤过率增加。

镇痛镇静药物普遍呈高血浆蛋白结合率，经肝代谢，代谢产物经肾排泄。咪达唑仑蛋白结合率为 95%，药物原形经尿排出 $< 0.5\%$。影响重症患者咪达唑仑药代动力学的主要因素还是在于肝代谢的改变，而非 CRRT。右美托咪定主要经肝代谢为非活性产物，也不受 CRRT 影响。丙泊酚主要经肝代谢，非活性产物经肾排泄，丙泊酚也存在肝外代谢途径，包括小肠、肾、肺和脑。肝肾功能障碍及 CRRT 不影响丙泊酚的消除。芬太尼和舒芬太尼经肝代谢为非活性代谢产物，受 CRRT 影响甚微。瑞芬太尼经血浆非特异性酯酶代谢，不受 CRRT 影响。但吗啡血浆蛋白结合率较低，其活性代谢产物吗啡 -6- 葡糖苷酸经肾排泄，且吗啡的活性代谢产物吗啡 -6- 葡糖苷酸比吗啡药效更强。吗啡受 AKI 或 CRRT 影响较大，在不便于根据肌酐清除率调整药物剂量时，建议避免选择吗啡镇痛。

8. 行 ECMO 治疗过程中对镇痛镇静药物有何影响?

镇痛、镇静药物的药代动力学最容易受 ECMO 的影响。接受体外生命支持的患者常规需要较深程度的镇痛与镇静，以减少导管移位或意外拔管的危险，降低咳嗽引发“suck down”现象。所以，ECMO 治疗的患者需要更多的镇痛与镇静药物。

（1）芬太尼与吗啡：在 ECMO 治疗的 24 小时内，有 50%以上的吗啡被吸附，治疗时间越长，药物的丢失就越多。在没有膜氧合器的情况下，80%芬太尼被吸附在循环回路上；在使用聚丙烯 QuadroxD 膜氧合器的情况下，有 86%芬太尼被吸附，说明药物被吸附主要发生在循环回路中。同样，吗啡也有 40%被吸附在循环回路上，且不受膜氧合器的影响。而芬太尼和吗啡结果的差异，可能与其高脂溶性相关。在行 ECMO 治疗时建议根据镇痛效果调整药物剂量，若情况许可，监测芬太尼的血药浓度。

（2）咪达唑仑：咪达唑仑在 V-A ECMO 治疗的第一个 24 小时剂量需增加。

（3）丙泊酚：丙泊酚具有高亲脂性，并有高的蛋白结合率，可以被 ECMO 循环回路较多地吸附。丙泊酚在循环回路中循环 5 分钟和 120 分钟后，其回收仅为预计浓度的 65% 和 25%。丙泊酚可在 ECMO 停止拔管后在阿片类及苯二氮䓬类药物递减过程中使用，以预防这两类药物引起的戒断作用。

三、治疗体会

该患者病情危重，治疗过程漫长，经历了长时间气管插管机械通气治疗以及 ECMO 支持治疗和 CRRT 治疗。治疗过程中使用了大量的镇痛镇静药，如咪达唑仑、丙泊酚、右美托咪定、瑞芬太尼、舒芬太尼、顺式阿曲库铵，期间根据患者病情变化和治疗要求调整镇痛镇静药物剂量和镇痛镇静深度。另外，随着治疗过程延长，镇痛镇静药物使用剂量也逐渐增大，考虑可能与长时间持续输注引起的耐药有一定关系，也与长时间 ECMO 和持续 CRRT 引起的循环回路吸附和药物清除增加有一定关系。

第十节　营养支持治疗

一、病例

1. 基本情况

患者，男，74 岁。

2. 主诉及现病史

因“（代）发热 22 天，呼吸困难 6 天，加重 12 小时”急诊入院。22 天前无诱因出现发热，体温最高 38 ℃，无咳嗽、咳痰、胸闷、胸痛，无腹痛、腹泻、头晕、头痛、抽搐、意识障碍，未诊治。因有武汉逗留史，15 天前于当地县医院隔离，行“新型冠状病毒核酸检测”结果阳性，确诊为“新冠肺炎”，急诊收入当地定点医院住院治疗。入院后给予“干扰素、洛匹那韦利托那韦”等抗病毒治疗，先后依次给予“莫西沙星”应用 10 天、“哌拉西林他唑巴坦”应用 5 天、“头孢哌酮舒巴坦”和“伏立康唑”应用至今抗感染治疗（治疗用量均不详），给予“甲强龙、血必净”抗炎，“丙种球蛋白”调节免疫（具体治疗时间及治疗用量均不详）。以上药物用法用量据病情调节，患者仍间断发热，出现胸闷并进行性加重。6 天前患者出现呼吸困难，复查胸片提示肺部感染较前加重，给予“高流量吸氧，吸氧浓度 60%”。患者呼吸困难进行性加重，12 小时前患者出现指氧饱和度下降、血压下降，嗜睡，心电图提示“心房颤动”，急给予“气管插管、呼吸机辅助呼吸”，经省内专家会诊，建议转上级医院进一步治疗。为进一步诊治，今日急诊转至我院，急诊以“①新冠肺炎(危重型)并呼吸衰竭；② 2 型糖尿病；③高血压病”收入我科。发病来，神志由清醒逐渐至嗜睡，精神差，饮食、睡眠差，大小便无异常，体重无明显变化。

3. 入院查体

体温 36.1 ℃，脉搏 81 次 / 分，呼吸 36 次 / 分（呼吸机辅助呼吸），血压 106/56 mmHg。经口气管插管接呼吸机辅助呼吸，模式 PCV，吸氧浓度 100%，指氧饱和度 83%。留置胃管、尿管固定良好，右侧颈内双腔静脉置管固定妥善，局部皮肤略红肿，无渗出。右髋部可见 6 cm × 4 cm 二期压力性损伤。神志镇静状，双侧瞳孔等大等圆，直径 2.5 mm，对光反射迟钝。因穿隔离服，心、肺听诊不满意。腹平坦，无腹壁静脉曲张，腹部无包块。肝、脾未触及。

4. 辅助检查

血常规（2020 年 2 月 13 日，当地定点医院）：白细胞 11.75 $\times 10^9$/L，淋巴细胞 0. 33 $\times 10^9$/L，中性粒细胞百分比 94.4%，血红蛋白 117g/L，血小板 200 $\times 10^9$/L，C 反应蛋白 276 mg/L。

血生化（2020 年 2 月 13 日，当地定点医院）：ALT 33 U/L，AST 44 U/L，白蛋白 26.1 g/L，总胆红素 15.9 μmol/L，胆碱酯酶 3 012 U/L，血糖 19.7 mmol/L，尿素氮 6.7 mmol/L，肌酐 80 μmol/L，CK–MB 32.6 ng/mL，PCT 0.38 ng/mL，ESR 72 mm/h。

血气分析（2020 年 2 月 13 日，当地定点医院）：pH 7.407，$PaCO_2$ 36.2 mmHg，PaO_2 57 mmHg，HCO_3^- 24.4 mmol/L，BE –2 mmol/L，SaO_2 93%。

胸部 CT 检查（2020 年 1 月 30 日，当地定点医院）：双肺多发片状模糊影，边界不清，双肺门无明显增大，纵隔无偏移，纵隔内见增大淋巴结影。

胸部 CT 检查（2020 年 2 月 3 日，当地定点医院）：双肺炎症对比 2020 年 1 月 30 日明显进展，纵隔内多发淋巴结，部分增大钙化。

胸部 CT 检查（2020 年 2 月 6 日，当地定点医院）：双肺炎症对比 2020 年 2

月 3 日略进展，纵隔内多发淋巴结，部分增大钙化。

胸部 CT 检查（2020 年 2 月 14 日，我院）：双肺弥漫性病变，考虑病毒性肺炎可能（重症期），双侧胸腔少量积液，主动脉及冠状动脉管壁钙化，纵隔及双侧肺门多发钙化淋巴结。

心电图（2020 年 2 月 14 日，我院）：频发室性期前收缩。

5. 入院诊断

新冠肺炎；重症肺炎，重度 ARDS；心律失常，心房纤颤，室性期前收缩；胸腔积液；高血压病；2 型糖尿病；压疮。

6. 诊疗经过

患者入院后完善血常规、尿常规、凝血功能、肝肾功能、电解质、超声、心电图、床旁胸片等相关检查，新冠肺炎诊断明确。给予“阿比多尔 0.2 g tid 鼻饲 + 洛匹那韦利托那韦 2 片 bid 鼻饲 + 干扰素 600 万 IU bid 雾化”抗病毒治疗；“美罗培南 1.0 g q8h 微量泵输注 3 小时 + 伏立康唑 200 mg q12h，静脉滴注（首日加倍）”抗感染治疗；“血必净 100 mL q12h”抗炎；加强化痰、平喘治疗；患者重症感染，血液高凝状态，给予那屈肝素钙 4 100AXaIU qd ih 抗凝治疗；给予 CRRT 治疗，维持水、电解质及酸碱平衡，动态评估容量状态、心功能，密切监测患者尿量、尿比重及尿液颜色变化；严密监测患者体温、血常规、PCT、C 反应蛋白、血气分析、肝肾功及电解质等变化，复查新型冠状病毒核酸检测；做好患者隔离，加强翻身、拍背、吸痰，加强肺部护理，积极控制肺炎，避免进一步加重；患者既往有高血压、糖尿病，给予胰岛素持续泵入控制血糖；加强营养支持治疗，动态评估患者病情，给予氨基酸、脂肪乳、人血白蛋白，补充维生素，据病情变化逐步给予肠内营养治疗，保证热卡及足够的营养物质补充。多次多学科会诊，及时调整治疗方案及营养支持方案，经治疗后，复查肺部影像学稳定，复查新冠肺炎核酸检测连续 2 次阴性（间隔 24 小时以上），符合新冠肺炎治愈标准，给予办理出院。

二、病例剖析

1. 新冠肺炎患者发生营养不良的原因有哪些？该患者是否存在营养不良？

新冠肺炎患者发生营养不良的原因主要有以下几点：

（1）机体应激反应增强，体内分解代谢加速，能量供求失衡（该患者存在发热病史、细胞因子风暴、饮食摄入不足等因素）。

（2）重症新冠肺炎患者由于机体氧供少于氧耗，致使肠道功能受损（该患者存在呼吸困难，提示明显缺氧以至于需要气管插管有创呼吸机辅助呼吸）。

（3）肠道也是新型冠状病毒侵袭的靶器官之一，临床上很多患者合并有腹泻等消化道症状，同时抗病毒药物如阿比多尔、洛匹那韦利托那韦，也会引起食欲减退、腹泻等消化道症状（该患者在“当地医院”住院，诊断为重型新冠肺炎，除了新型冠状病毒对肠道侵袭外，治疗上给予“干扰素、洛匹那韦利托那韦”等抗病毒治疗，先后给予“莫西沙星”“哌拉西林他唑巴坦”“头孢哌酮舒巴坦”“伏立康唑”等抗菌治疗，药物对胃肠道的影响亦同时存在）。

（4）许多重型和危重型患者接受机械通气，这类患者往往胃胀气严重，增加腹压，引起肠内营养不耐受和误吸风险；此外，亦能导致呼吸力学改变，影响通气疗效（该患者入院时存在血流动力学不稳定，给予呼吸机和镇静药物应用，肠内营养不耐受和误吸风险高）。

结合以上新冠肺炎患者发生营养不良的影响因素，该患者由于出现感染、发热等症状，并进展为 ARDS，机体处于高分解代谢状态，导致糖异生增加、胰岛素抵抗，随之蛋白质分解代谢增加，机体出现负氮平衡，能量及蛋白质的需求进一步增加，在合并基础疾病的情况下，极易出现严重营养不良。

2. 营养支持治疗在新冠肺炎治疗中有什么作用？对于该患者是否有必要给予营养支持治疗？

新冠肺炎缺乏特效治疗手段，提高免疫力、对症处理、支持疗法是目前的主要措施。重型及危重型患者，除给予有效的呼吸、循环支持外，营养支持治疗已成为综合治疗策略中一个重要组成部分。营养支持不是单纯的能量与营养补充，故又称营养治疗。

营养素是包括人类在内的所有生物生长发育的基础物质。良好的营养不仅为人体提供抵抗疾病包括新冠肺炎的免疫力，而且是促进疾病康复的首要保证。

大量研究已经证实，与没有接受营养治疗的患者相比，接受营养治疗的患者临床预后更好、并发症更少、死亡率更低、住院时间更短、医疗花费更少。正是基于此，CSPEN（中华医学会肠外肠内营养学分会）专家认为营养治疗是疾病的基础治疗，是新冠肺炎患者综合治疗措施的核心内容之一。

专家建议所有新冠肺炎患者都要常规接受营养诊断，通过营养诊断，筛选需要营养治疗的患者，实施精准营养治疗。任何行之有效的营养诊断方法均可使用，包括主观整体评估（SGA）、全球营养不良领导倡议（GLIM）、体重指数（BMI）及理想体重等，重症患者推荐使用代谢车。针对该患者是否应该加强营养支持治疗？答案是必须加强！

3. 如何对该重症新冠肺炎患者进行营养筛查与评估?

新冠肺炎患者的共同特征是发热与炎症。体温每升高 1 ℃，人体能量消耗增加 10%，体温越高，能量消耗越大，能量需求也越多。新冠肺炎患者的能量需求高于正常人。由于各种各样的原因，如患者食欲不佳、医院膳食不合胃口、治疗性干扰，能量摄入不足是住院患者的普遍现象，满足目标需要量并非易事。能量负平衡（负债）与感染性并发症、住院时间及呼吸机使用时间密切相关。多数重症新冠肺炎患者更容易合并营养不良。

完整营养支持的三个基本步骤：营养筛查、营养评估和营养干预治疗。对所有患者进行营养筛查和评估尤为重要。营养风险筛查（nutritional risk screening，NRS）是欧洲肠外肠内营养学会（ESPEN）推荐使用的住院患者营养风险筛查方法。利用呼吸危重症患者营养支持治疗流程（图 1-7-20）时可以筛选营养治疗的适应人群和高营养风险的患者。

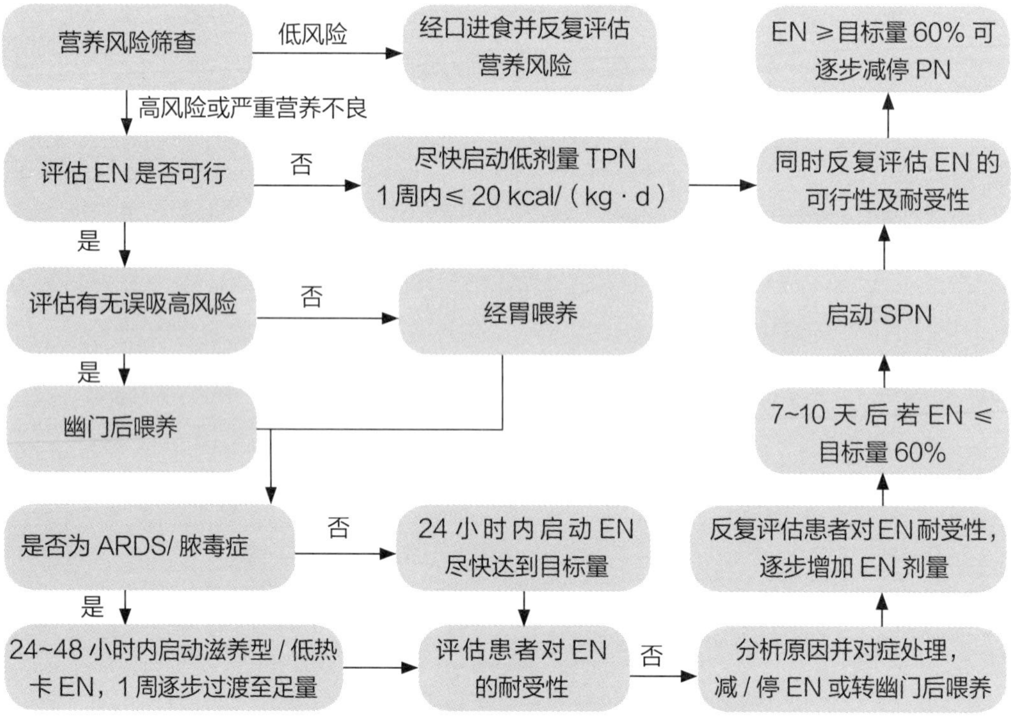

图 1-7-20 呼吸危重症患者营养支持治疗流程

注：EN 为肠内营养；TPN 为全肠外营养；SPN 为补充型肠外营养。

推荐对呼吸危重症患者实施营养支持治疗进行标准化流程管理，其中主要包括营养风险筛查、EN 可行性筛查、误吸高风险筛查等决定营养支持给予途径的因素，并根据疾病及患者耐受情况制定个体化的营养支持治疗目标和计划，逐步达到目标喂养量并降低营养支持治疗的不良风险。

营养干预的切入点首先就是营养风险评估。营养风险评估的工具则是 NRS 2002 或 NUTRIC 评分量表。由于缺乏营养不良高危患者评估的“金标准”，目前，营养风险筛查建议使用 NRS 2002（表 1–7–13）或改良 NUTRIC 评分工具。NRS 2002 评分≥ 3 分提示有营养不良风险，需要进行营养干预；NRS 2002 评分≥ 5 分或改良 NUTRIC 评分≥ 5 分（不考虑 IL–6）的高营养不良风险患者，要尽早给予营养治疗。对于所有入住 ICU 的重症新冠肺炎患者，均应尽早启动营养不良风险评估。

表1–7–13　住院患者营养风险筛查NRS 2002评估表

一、患者资料			
姓名		住院号	
性别		病区	
年龄		床号	
身高（m）		体重（kg）	
体重指数（BMI）		蛋白质（g/L）	
临床诊断			

二、疾病状态		
疾病状态	分数	若“是”请打钩
骨盆骨折或者慢性病患者合并有以下疾病：肝硬化、慢性阻塞性肺疾病、长期血液透析、糖尿病、肿瘤	1	
腹部重大手术、中风、重症肺炎、血液系统肿瘤	2	
颅脑损伤、骨髓抑制、加护病患（APACHE>10分）	3	
合计		

三、营养状态		
营养状况指标（单选）	分数	若“是”请打钩
正常营养状态	0	
3个月内体重减轻>5%或最近一周进食量（与需要量相比）减少25%~50%	1	
2个月内体重减轻>5%或BMI18.5~20.5kg/m²或最近一周进食量（与需要量相比）减少50%~75%	2	
1个月内体重减轻>5%（或3个月内减轻>15%，或BMI<18.5 kg/m²，或血清白蛋白<35 g/L）或最近一周进食量（与需要量相比）减少75%~ 100%	3	
合计		

续表

四、年龄		
年龄≥70岁加算1分	1	
五、营养风险筛查评估结果		
营养风险筛查总分		

注：NRS 2002 总评分包括三个部分的总和，即疾病严重程度评分 + 营养状态低减评分 + 年龄评分（若 70 岁以上加 1 分）。

（1）NRS 2002 对于营养状况降低的评分及其定义：

0 分：定义——正常营养状态。

轻度（1 分）：定义——3 个月内体重丢失 5% 或最近一周食物摄入为正常需要量的 50% ~ 75%。

中度（2 分）：定义——2 个月内体重丢失 5% 或最近一周食物摄入为正常需要量的 25% ~ 50%。

重度（3 分）：定义——1 个月内体重丢失 5%（3 个月内体重下降 15%）或 BMI < 18.5 kg/m^2，或者最近一周食物摄入为正常需要量的 0% ~ 25%。

以上 3 项问题任一个符合就按其分值，几项都以高分值为准。

（2）NRS 2002 对于疾病严重程度的评分及其定义：

1 分：慢性疾病患者因出现并发症而住院治疗。患者虚弱但不需要卧床。蛋白质需要量略有增加，但可以通过口服补充剂来弥补。

2 分：患者需要卧床，如腹部大手术后，蛋白质需要量相应增加，但大多数人仍可以通过肠外或肠内营养支持得到恢复。

3 分：患者在加强病房中靠机械通气支持，蛋白质需要量增加且不能被肠外或肠内营养支持所弥补，但是通过肠外或肠内营养支持可使蛋白质分解和氮丢失明显减少。

（3）评分结果与营养风险的关系：

总评分≥ 3 分（或有胸水、腹水、水肿且血清蛋白< 35 g/L）：表明患者有营养不良或有营养风险，即应该使用营养支持。

总评分< 3 分：每周复查营养评定。以后复查的结果如果≥ 3 分，即进入营养支持程序。

结合临床资料，该重症新冠肺炎患者与营养状况相关的指标均出现不同程度的降低，比如血清前白蛋白水平，重症新冠肺炎患者往往低于 100 g/L，部分危重症患者更是低于 70 g/L，而该患者低于 50 g/L。根据 NRS 2002 营养状况评分，对该患者的营养风险评估，表明其存在营养不良，应及时给予营养支持，尽快达到目标能量。

4. 如何把握重型新冠肺炎患者营养喂养时机及途径?

根据 2018 年欧洲重症患者营养治疗指南（ESPEN），所有 ICU 住院患者，特别是住院时间超过 48 小时的患者，均应考虑实施营养支持治疗。中华医学会肠外肠内营养学分会《关于新型冠状病毒肺炎患者的医学营养治疗专家建议》推荐五阶法实施营养治疗：膳食 + 营养教育、口服肠内营养（oral nutritional supplement，ONS）、管饲肠内营养、补充性肠外营养（supplemental parenteral nutrition，SPN）及全肠外营养（total parenteral nutrition，TPN）。对于重型新冠肺炎患者，应根据病情严重程度、胃肠功能和呼吸支持方式合理选择营养喂养途径。轻症可自主进食患者，首选经口进食或 ONS；若无法自主进食，则建议 48 小时内启动肠内营养。

（1）存在以下情况推迟肠内营养治疗：①重症新冠肺炎患者在休克未得到有效控制，血流动力学及组织灌注未达到目标时，推迟肠内营养时间；在存在危及生命的低氧血症、高碳酸血症或酸中毒时，推迟肠内营养时间；在稳定性低氧血症、代偿性或允许性高碳酸血症及酸中毒时，可开始肠内营养。②新冠肺炎存在活动性上消化道出血的患者需推迟肠内营养时间；在出血停止后或无症状表明存在再出血时，可开始肠内营养；存在明显肠道缺血的患者需推迟肠内营养时间；6 小时胃内抽吸量大于 500 mL 时，需推迟肠内营养时间。

（2）肠外营养时机：对存在经口进食或肠内营养禁忌证的重型新冠肺炎患者，需在 3 ~ 7 天内启动肠外营养。肠内营养摄入不足时，联合肠外营养可避免能量摄入不足和全肠外营养可能导致的血糖 / 血脂升高的风险。同时为避免过度喂养，重症患者的肠内营养和肠外营养应在 3 ~ 7 天内逐渐达到目标喂养量。呼吸危重症患者在给予 7 ~ 10 天的 EN 后，若仍不能满足 60% 的能量或蛋白质目标需求量，应该考虑给予 SPN。

（3）幽门后喂养推荐：重症新冠肺炎接受无创通气（non-invasive ventilation，NIV）的患者采用 ONS 途径，建议在进食时更换为鼻罩或暂时更换成经鼻高流量氧疗，以降低进食过程中出现低氧血症的风险；NIV 患者优先推荐“钮式”面罩，因该型面罩上设有胃管出口，不影响无创通气效率，同时更有利于肠内营养的顺利实施。如果 NIV 患者出现胃泡严重胀气，推荐幽门后喂养。

重症新冠肺炎接受有创机械通气或接受 ECMO 的患者，若无肠内营养的禁忌证，建议尽早行管饲肠内营养。经胃为首选的管饲营养喂养途径，如出现胃潴留，可用红霉素 100 ~ 250 mg，每日 3 次促进胃肠蠕动；或胃复安 10 mg，每日 3 次，并于 72 小时后减量至原来的 1/3；若仍不能缓解，可选择幽门后喂养；如患者合并高误吸风险，如气道保护能力丧失、年龄＞70岁、意识水平下降、口腔护理较差、俯卧位、胃食管反流、单次负荷量给予肠内营养，可首选幽门后喂养。

（4）重型新冠肺炎患者胃肠道功能评估：由于重型新冠肺炎患者不同程度地存在胃肠功能障碍，根据《中国呼吸危重症疾病营养支持治疗专家共识》，所有患者在实施EN前均应评估胃肠功能。临床常见的胃肠功能障碍包括胃肠动力障碍、消化吸收不良、黏膜屏障功能障碍及胃肠分泌功能障碍。目前尚缺乏一种理想的指标能够全面客观地评估胃肠功能。AGI（急性胃肠损伤）分级系统能初步评估患者的消化吸收功能，与早期EN的成功实施存在较好的相关性，且对患者胃肠不耐受的发生及临床预后具有预测价值。推荐使用AGI分级系统（表1-7-14）评估胃肠功能。建议AGI Ⅰ～Ⅱ级患者考虑启动EN，AGI Ⅲ级患者需谨慎地从小剂量EN开始尝试，AGI Ⅳ级患者需延迟EN的启动。

表1-7-14　AGI分级系统

AGI分级	定义及附例
Ⅰ级（存在胃肠道功能障碍或衰竭风险）	胃肠功能部分受损，表现为病因明确的、暂时的胃肠道症状。 例如：腹部术后恶心、呕吐及肠鸣音消失；休克早期肠动力减弱
Ⅱ级（胃肠功能不全）	胃肠道的消化吸收功能不能满足机体对营养物质和水的需求，但未影响到患者的全身情况。 例如：胃轻瘫伴有大量胃潴留/反流、下消化道麻痹、腹泻、腹腔内高压Ⅰ级（IAP 12~15 mmHg）、胃内容物或粪便中可见出血、食物不耐受［EN 72小时内未达到20 kcal/（kg・d）目标］
Ⅲ级（胃肠功能衰竭）	胃肠功能丧失，尽管采取治疗干预，胃肠功能仍不能恢复，而且全身情况没有改善。 例如：持续食物不耐受导致大量胃潴留、持续胃肠道麻痹、肠管扩张、腹腔内高压进展（IAP 15~20 mmHg）、腹腔灌注压下降（＜60 mmHg）
Ⅳ级（胃肠功能衰竭并严重影响其他脏器的功能）	AGI发展成为直接危及生命的因素，并伴有多脏器功能不全和休克。 例如：肠缺血坏死、导致失血性休克的胃肠道出血、Ogilvies综合征、需要积极减压的腹腔间隔室综合征

注：IAP为腹腔内压。

（5）新冠肺炎重型患者肠内营养耐受性：新冠肺炎重型患者由于疾病特点，即使给予肠内营养，也极易出现肠内不耐受。肠内不耐受的临床表现多样，腹痛、腹胀、恶心、呕吐、腹泻、肠鸣音亢进或减弱、误吸均提示可能存在不耐受。建议每日观察患者腹部张力、肠鸣音、排便排气，以及有无呕吐、误吸等情况，必要时行腹部平片等检查，评估呼吸危重症患者的不耐受情况。出现明显腹胀时建议监测腹内压。胃残余量（GRV）可不常规监测，出现不耐受表现时建议监测GRV。

本例患者入科时首先进行了血流动力学评估，患者应用呼吸机且需要较大剂量血管活性药物［去甲肾上腺素均值大于 0.56 μg/（kg·min）］，随着病情好转，虽然仍应用呼吸机，但是血管活性药物剂量降低［去甲肾上腺素当量＜0.14 μg/（kg·min）］，考虑早期肠内营养治疗。然后评估胃肠道功能，在没有肠内禁忌前提下实施肠内营养，并对患者肠内营养耐受性进行动态评估。该患者处于镇静状态，机械通气且需要长时间仰卧，年龄＞ 70 岁，考虑存在高误吸风险，给予喂养时床头抬高 30° ～ 45°，加强口腔护理，给予鼻肠管置入，必要时给予促胃肠动力药物，持续泵入肠内营养而非间断喂养，据肠内耐受情况调整喂养速度，同时监测 IAP，保证患者气管导管气囊充盈压不低于 25 cmH_2O，以提高肠内营养耐受性和降低误吸风险。据患者病情变化评估患者营养支持治疗是否需要调整。

5. 重型新冠肺炎患者的营养喂养量如何计算？

（1）热量：目前，按照国际上几个权威临床营养学专业团体［如欧洲肠外肠内营养学会（ESPEN）、美国肠外肠内营养学会（ASPEN）］的最新指南，对于重症患者，较为理想的方法是采用代谢车测量患者静息能量消耗，并以此为基础确定能量供给方案。结合相关指南推荐及《中国呼吸危重症疾病营养支持治疗专家共识》，建议使用基于体重估算能量消耗的简单公式｛25 ～ 30 kcal/［kg（实际体重）·d］｝来估算能量需求。如果有条件，建议使用 IC 法（间接测热法）确定能量需求。

在开始营养支持治疗之前，应首先确定患者的能量需求，即目标喂养量。IC 法是目前最为准确的计算患者能量需求的方法，但由于实用性及成本问题，在大多数医疗机构难以广泛开展。基于体重估算能量消耗的简单公式准确性较低，并受多种因素影响，如体重、药物、治疗情况、体温等，但公式简便、实用，便于开展。对于接受较大量的液体复苏或存在全身性水肿的患者，应根据患者平时的体重计算能量供给。对于肥胖的患者，应根据体重指数（BMI）调整能量需求：BMI 30 ～ 50 kg/m^2 时，按照 11 ～ 14 kcal/［kg（实际体重）·d］计算；BMI ＞ 50 kg/m^2 时，按照 22 ～ 25 kcal/［kg（实际体重）·d］计算。无论是通过 IC 法测量还是通过简单公式估算，能量消耗应每周至少重新评估一次，以优化能量和蛋白质摄入策略。

（2）蛋白质：新冠肺炎重型患者需强化蛋白质供给，增加蛋白质的比例，根据国家卫健委《新型冠状病毒肺炎重型、危重型病例诊疗方案（试行第二版）》推荐及《中国呼吸危重症疾病营养支持治疗专家共识》，按照蛋白质 1.5 ～ 2.0 g/（kg·d）［氮 0.25 ～ 0.33 g/（kg·d）］供给，提高支链氨基酸供给，从而促进蛋白的合成。当蛋白量摄入不足时，建议在标准整蛋白制剂基础上额外添加蛋白粉，改善呼吸肌功能和机体免疫功能。在行肠外营养时，非蛋白供能比：糖/脂为（50 ~ 70）/（50 ~ 30）；非蛋白热卡/氮为（100 ~ 150）/1。

与总能量供给相比，高蛋白质摄入与危重症患者临床结局改善的关系更为密切，蛋白质摄入≥ 1.2 g/［kg（实际体重）·d］可降低 ICU 患者病死率，缩短住院时间。因此，建议以 1.2 ~ 2.0 g/［kg（实际体重）·d］估算呼吸危重症患者蛋白质需求。对于 BMI 30 ~ 40 kg/m^2 的患者，按照 2.0 g/［kg（实际体重）·d］计算蛋白质需求；BMI ≥ 40 kg/m^2 时，按照 2.5 g/［kg（实际体重）·d］计算。对于急性肾损伤并且接受血液透析或连续肾脏替代治疗的患者，最大剂量可达 2.5 g/［kg（实际体重）·d］。

合并 ARDS 的新冠肺炎重型患者选择肠内营养制剂的种类及肠外营养制剂的配方时均应适当减少糖的比例，以减少二氧化碳的产生，减轻患者肺的负荷。同时，由于该类患者急性期需遵循严格的容量管理原则，建议选择高能量密度肠内营养制剂，限制液体过度摄入；后期可选择非浓缩型肠内营养制剂。

而对于合并 AGI 的新冠肺炎重型患者应根据 AGI 的分级选择合适的肠内营养制剂。AGI Ⅱ ~ Ⅲ级的新冠肺炎重型患者推荐选择短肽类制剂，AGI 0 ~ Ⅰ级首选整蛋白制剂。

部分新冠肺炎重型患者在给予肠内营养治疗的时候，往往会出现肠内营养不耐受。针对肠内营养不耐受，需积极改善体位、减缓输注速度，还可选用以下几类营养制剂：①低渗或等渗配方；②易消化吸收的脂肪组合，如加入中链脂肪酸（MCT）及有助于长链脂肪酸（LCT）消化吸收的特殊营养素（如左旋肉碱），优先使用中长链脂肪酸，提高 n-3 脂肪酸、n-9 脂肪酸比例；③含可溶性膳食纤维如低聚果糖（FOS）的配方。

对于 BMI ＜ 14 kg/m^2，过去 3 ~ 6 个月体重下降 20% 或 15 天以上营养摄入显著降低的新冠肺炎重型患者，给予肠内或肠外营养治疗时，应持续监测患者血清电解质尤其是血磷的水平。若出现血清磷水平的显著降低，应警惕再喂养综合征。为避免喂养过程中出现再喂养综合征，建议缓慢增加肠内营养热卡量，5 天以后达到目标热卡的 80%，同时补充磷酸盐或高剂量（＞ 100 mg 或＞ 200 mg）硫胺素。

（3）新冠肺炎重型患者特殊营养成分推荐：

1）鱼油成分：新冠肺炎重型患者体内大量炎症介质（如 TNF-α、IL-1β）的瀑布式释放和氧化应激，是并发 ARDS 的重要病理生理机制，因此，抗炎和抗氧化是阻断病理过程和疾病进展的重要手段。

有研究探讨了含有 ω-3 鱼油的肠内营养制剂和含有二十二碳六烯酸（DHA）

+二十碳五烯酸（EPA）的肠外营养制剂对 ARDS 患者的疗效。基于循证医学证据，欧洲临床营养与代谢学会《ESPEN 重症营养指南》及美国肠外肠内营养学会和美国重症学会《ASPEN/SCCM 重症患者营养指南》均推荐合并呼吸衰竭的重症患者使用肠内和/或肠外营养添加鱼油的营养配方，肠外营养可按照0.1 ~ 0.2 g/（kg·d）给予鱼油。ω-3 脂肪酸应视为一种代谢-免疫调节药物，若使用，则建议采用鱼油脂肪乳剂，且应在重型患者早期应用，危重型患者则需慎重。

2）微量营养素：即微量元素和维生素，是碳水化合物、蛋白质和脂类代谢所必需的营养底物，在改善免疫功能和抗氧化、调节内分泌、DNA 合成、DNA 修复和细胞信号转导方面发挥重要作用。炎症反应失调的患者多种微量营养素缺乏严重。对重型和危重型患者，建议加强血清微量营养素浓度监测，按照正常人的饮食摄入量补充。

行空肠喂养和使用质子泵抑制剂的重型患者往往出现维生素 B_{12} 吸收障碍，应关注此类患者维生素 B_{12} 的补充。

若新冠肺炎重型患者血清25-羟维生素 D_3 的水平低于12.5 ng/mL或50 nmol/L，应在一周内补充 500 000 IU 维生素 D_3。

在重症急性呼吸衰竭患者的治疗过程中，由于患者自身摄入维生素 C 减少以及氧化应激反应增加，增加维生素 C 的给予量至 6 g/d 可使患者获益。

对于某些高危重症患者尤其应注重维生素 B_1、维生素 C、叶酸、锌和肉碱等补充。科学合理的营养治疗对于重症新冠肺炎患者疾病康复、预后改善至关重要，应重视营养治疗在重症新冠肺炎患者治疗中的核心地位。

3）肠道微生态调节剂：既往对于重症患者是否使用益生菌，尚未形成统一意见。部分研究推荐考虑使用益生菌降低感染的总体发生率。针对此次新冠肺炎，由于部分患者病情发展快，而既往研究显示益生菌对重症患者有降低感染总体发生率的潜在益处，国家卫生健康委员会颁布的诊疗方案也提出可将其作为辅助治疗措施，预防继发细菌感染，因此临床可酌情试用，但要严格掌握适应证，权衡利弊。

三、治疗体会

本例患者高龄，存在高血压、糖尿病、心功能不全、肾功能不全等多种疾病，给予机械通气、连续性血液净化治疗，病情重且变化快，根据疾病不同阶段及生理状态，密切监测相关指标及治疗反应性，制订合理的营养支持方案，对于新冠肺炎重型患者疾病康复、预后改善至关重要。

对于新冠肺炎重型患者的营养支持治疗虽然重要，但是必须坚持“无监测慎营养”的原则。监测患者对血液中的内、外源营养底物的利用，知哪些不足，晓哪些有余，不仅能让患者较为充分有效地利用血液中的各种营养底物，而且不加重各器官的代谢负担。

给予重症患者高蛋白质喂养，可通过补充外源性氨基酸以减少机体自身肌肉和内脏蛋白质分解；在疾病状态允许条件下，宜经肠道补充蛋白质，急性应激期蛋白质的补充主要应以预消化的短肽型和氨基酸型进行，随着患者病情稳定，逐渐向整蛋白剂型过渡。无论是肠内营养还是肠外营养，补充蛋白质底物时均需要密切监测患者血尿素氮等指标水平的变化。

同时还必须监测血清甘油三酯和葡萄糖水平。值得指出的是，近年来随着糖尿病患者的增加和人们对应激性高血糖的重视，部分肠内营养制剂的配方降低了糖类含量，而大大增加了脂肪比例，并刻意提高了单位容量制剂的热量比，导致部分患者血清甘油三酯水平过高。

在控制血糖水平的各种措施中，匀速持续地给予糖类较之血糖显著升高之后再依靠大量胰岛素降低血糖更为重要。因为大量的胰岛素本身并不能直接降低血糖水平，而是通过刺激肝或肌肉细胞竭力合成糖原而降低血糖，快速给糖再追加胰岛素降糖治疗势必会加重重症患者肝脏的代谢负担。

新冠肺炎重型患者并不是需要一味地“低热量喂养”。在重症应激期过后，特别是在疾病控制后的机体恢复阶段，一旦监测结果提示患者血液中的各种营养底物不再蓄积，机体能够及时将其廓清和利用，则应在监测利用状态的基础上，增加营养底物，包括热量供给，以满足患者机体器官修复和物质代谢的需要。

第十一节　康复期治疗

一、病例

1. 基本情况

患者，男，43 岁。既往有“支气管哮喘”“2 型糖尿病”及“胃溃疡伴胃出血”病史。

2. 主诉及现病史

因“发热、咳嗽伴胸闷 20 天，加重 10 天”为代主诉急诊入院。20 天前无明显诱因出现间断性发热，体温波动在 37.0 ~ 38.0 ℃，咳嗽、咳痰，痰为白色黏痰，胸闷，伴恶心、呕吐，呕吐物为胃内容物，3 ~ 4 次 / 天，每次 50 ~ 100 mL，急至“当地医院”就诊，结合其新冠肺炎患者接触史，经专家组会诊考虑疑似新冠肺炎，遂转至“当地定点医院”。19 天前咽拭子新型冠状病毒核酸检测阳性，收治隔离病房，给予鼻导管吸氧氧疗，“干扰素、洛匹那韦利托那韦等”抗病毒治疗。10 天前无明显诱因出现胸闷，伴呼吸困难，静息状态下指氧饱和度为 88%，给予面罩吸氧 5 L/min，指氧饱和度升至 97%，转至 ICU，加用“莫西沙星、血必净、乌司他丁”抗炎抗感染治疗、“氨溴索”化痰等。2 天前指氧饱和度再次下降，给予高流量吸氧，不能改善后给予无创呼吸机辅助呼吸，但病情仍持续恶化，遂急诊转至我院感染科 ICU。

3. 入院查体

体温 37.8 ℃，脉搏 127 次 / 分，呼吸 42 次 / 分，血压 116/74 mmHg。浅昏迷状态，呼之不应，查体不能配合。无创呼吸机辅助通气，急性病面容，抢救送入病房。双侧瞳孔等大等圆，直径约 2.5 mm，对光反射迟钝。

4. 辅助检查

入院后血气分析：$PaCO_2$ 36 mmHg，PaO_2 91.5 mmHg，氧合指数 91 mmHg。

血常规 +C 反应蛋白：淋巴细胞计数明显降低；C 反应蛋白明显升高。

床旁超声：右心大（RA 40 mm × 47 mm）；室间隔运动幅度减低；主动脉瓣轻度反流；三尖瓣重度反流；中重度肺动脉高压（PASP 68 mmHg）；肝实质回声稍致密增强并肝静脉增宽；肝门静脉增宽（直径 15 mm）；IVC 压低率 48%；脾大（119 mm × 43 mm）；双侧胸腔积液（R，84 mm × 34 mm；L，85 mm × 34 mm）。

床旁胸片：两肺野纹理增粗紊乱，两肺野内散在点片状密度增高影，边界不清，右肺下野可见类圆形透亮影。

5. 入院诊断

新冠肺炎（危重型）；急性呼吸衰竭；重症肺炎；ARDS；2 型糖尿病；胃溃疡；支气管哮喘。

6. 诊疗经过

入院后完善相关检查，考虑患者急性肺栓塞，心功能差，经院内专家组会诊，给予机械通气、V-A ECMO、CRRT 等支持，并给予抗病毒、抗感染、输注红细胞和血浆、输注白蛋白、雾化给药、肠内及静脉营养支持等治疗，患者心功能逐渐恢复，但肺功能仍较差。入院 11 天后更换 V-A ECMO 为 V-V ECMO，患者出现发热，感染加重，呼吸道标本培养及血培养回示鲍曼不动杆菌（泛耐药），调整抗菌药物为“替加环素＋美罗培南＋伏立康唑＋利奈唑胺”后，体温恢复正常，感染指标较前好转，患者氧合指数较前改善。经专家组会诊，入院15天后顺利撤除V–V ECMO后患者感染加重，出现发热，调整抗菌药物为“替加环素＋硫酸多黏菌素B+伏立康唑＋利奈唑胺”，并给予补液、抗休克、输注红细胞和血浆、俯卧位通气及CRRT等支持治疗，患者一般情况较前好转，感染仍较重，但生命体征尚平稳，经全院会诊后于入院25天后顺利拔除气管插管。

二、病例剖析

1. 在本例患者整个治疗过程中，康复治疗占了很重要的一部分。那么康复治疗的基本原则是什么呢？

（1）前提：重型、危重型新冠肺炎患者，生命体征不稳定，如需在隔离病区内为其进行康复治疗，需充分评估必要性及获益大小，请包括康复科在内的专家组共同会诊，共同制订出详细的感染防控和康复治疗方案后方可进行。

（2）目的：降低死亡率，减少并发症，缓解焦虑、抑郁情绪，降低致残率，最大限度保留患者的呼吸功能和运动功能，提高生活质量。

（3）方式：尽可能使用教育视频、宣传手册或远程会诊的方式对患者进行呼吸康复指导，以节省防护用品资源和减少交叉感染的概率。

2. 新冠肺炎患者的康复治疗目标是什么？

（1）短期目标：提高肺通气效率；提升肺容量；促进气体交换；提高呼吸肌功能；促进气道分泌物的清除；预防身心功能恶化，提高运动功能；预防长期卧床引起的深静脉血栓、皮肤压疮等并发症；缓解患者紧张、焦虑、抑郁、恐惧等情绪，使其能积极配合治疗。

（2）长期目标：尽可能改善呼吸和活动能力；回归家庭，回归社会。

3. 如何把握新冠肺炎患者的康复时机？

血流动力学及呼吸功能稳定后方可开始进行康复治疗。需符合以下标准：心率＞40次/分或脉搏＜120次/分；收缩压≥90 mmHg或≤180 mmHg，或/和舒张压≤110 mmHg，平均动脉压≥65 mmHg或≤110 mmHg；呼吸≤35次/分；血氧饱和度≥90%，机械通气吸入氧浓度（FiO_2）≤60%，呼气末正压（PEEP）≤10 cmH_2O。

在延续生命支持阶段，给予小剂量血管活性药物支持，多巴胺剂量≤10 μg/（kg·min）或去甲肾上腺素/肾上腺素≤0.1 μg/（kg·min），即可实施康复介入。特殊体质患者，可根据患者的具体情况实施。生命体征稳定的患者，即使带有引流管（应有严格防脱措施），也可逐渐过渡到每天选择适当时间做离床、坐位、站位、躯干控制、移动活动、耐力训练及适宜的物理治疗等。

4. 新冠肺炎患者康复评估内容有哪些?

（1）体格检查：生命体征、呼吸系统体征、呼吸模式、有氧活动能力、呼吸肌力量、四肢肌力、关节活动度、肢体围度、营养状态。

（2）问卷量表：呼吸症状评估、肌骨症状评估、疼痛评分、平衡量表、活动功能评估、生活质量评估、营养状态评估及心理评估。

（3）辅助检查：以胸部影像学、肺功能以及血液生化指标为基础，并根据实际条件以及功能障碍类型安排膈肌超声、心肺运动功能测试、骨密度、肌肉磁共振等辅助检查项目。

5. 康复治疗方法

（1）普通患者的呼吸康复治疗：

1）体位管理：为减轻平卧体位对肺通气和灌注的不利影响，建议患者在非睡眠时间内，尽可能多采取靠坐位休息，体力允许的情况下建议下床站立及活动。

2）充分引流痰液：气道清洁第一步需要松动痰液，促进其由四周向中心移动；第二步，促进咳嗽或模拟咳嗽动作，将痰液排出体外。包括体位引流、叩击或振动、咳嗽训练、ACBT（主动循环呼吸技术）、超短波等方法。

3）呼吸控制训练：控制性深呼吸、腹式（膈肌）呼吸、局部呼吸训练法。

4）其他：活动及有氧运动。

（2）重型、危重型患者对症康复治疗：①提高肺容量，改善肺不张问题；②降低呼吸做功，缓解呼吸困难；③提高运动能力和运动耐力；④清除气道分泌物；⑤预防静脉血栓。

（3）心理康复指导治疗：

1）新冠肺炎患者及其家属的心理特点：包括社会认知偏差、恐慌紧张、孤独无助、焦虑急躁和抑郁绝望等。

2）常用心理评估量表手册：90 项症状清单（SCL–90）、抑郁自评量表、焦虑自评量表、康奈尔医学指数、心境状态剖面图、状态 – 特质焦虑量表等。

3）新冠肺炎患者及其家属的心理问题疏导：包括健康教育、缓解恐惧心理、缓解孤独心理、缓解焦虑急躁心理、缓解抑郁绝望心理等，必要时行药物治疗。

6. 对新冠肺炎患者心肺功能进行徒手评定的方法有哪些?

心肺功能是人体新陈代谢的基础，评定心肺功能有助于了解机体循环和呼吸功能储备，是心肺康复的基础评定项目。包括6分钟步行试验、2分钟踏步试验、30秒椅子站立试验、30秒手臂弯曲试验、30秒ACT、坐椅前伸试验、抓背试验、改良转体试验。

7. 新冠肺炎患者出院康复指导有哪些?

（1）患者宣教：提高患者对疾病的认识，针对可能出现的身体、心理改变进行宣教，指导患者定期复诊，了解注意事项及营养支持、氧疗、呼吸康复训练的意义，以及日常生活中的节能方式等。如果患者在出院后存在气促、喘憋、排痰困难等症状，应在临床医疗处理的基础上安排针对性训练。

（2）康复指导：普通型患者住院时间短，产生身体功能障碍的可能性较小，大多数患者肺功能损害轻微或无持续残留的肺功能问题，康复目标以恢复体能和心理调整为主。治疗以有氧运动为主。针对重型/危重型出院患者，需要进行肺功能评估，有针对性地进行个性化呼吸康复指导。

1）呼吸训练：呼吸模式训练（体位管理、呼吸控制、胸廓活动度训练）、呼吸肌训练、排痰训练。

2）有氧运动：持续/间歇原地踏步、室内/外步行、室内/外踏车、太极拳、游泳、慢跑、快走等。

3）肌力、耐力训练。

4）日常生活活动能力干预：能量节省技术、节能辅具代偿、模拟日常生活场景的作业治疗。

5）其他：心理重建。

8. 结合上述患者，我们是如何做的呢?

（1）入院时：患者入院时已出现昏迷状态，严重缺氧，呼吸衰竭，此时的主要治疗一定是抢救生命，给予急诊气管插管、ECMO、CRRT等对症支持治疗。此时患者生命体征不稳定，不是康复时机。

（2）治疗初期：患者意识逐渐清醒，但严重肺部感染、多脏器功能不全、肺栓塞、心功能不全，戴有气管插管、ECMO管路、床旁血滤管路、尿管、胃管等，且循环不稳定，需大剂量升压药物维持，烦躁不安，需要镇痛镇静，这个时候也不是康复时机，但患者需要机械通气，我们采用了保护性肺通气策略，防止肺进一步损伤，保护了肺功能，为下一步脱机拔管奠定了基础。

（3）疾病稳定期：随着患者疾病的进一步稳定，顺利撤除了血管活性药物、撤除了ECMO、撤除了呼吸机，但患者因长时间卧床、严重感染，仍虚弱、肌力差，撤除呼吸机后仍需间断无创呼吸机与高流量交替吸氧，此时患者的康复治疗就显得尤为重要。通过治疗组的详细查体及评估，我们认为此时应该加用康复治疗，以促进患者康复，经过专家组的讨论，我们制定了短期的康复目标及一系列康复计划。

1）心理康复：患者入院时处于昏迷状态，入院后因病情危重，身上插满各种管路，持续镇痛镇静治疗。随着病情的稳定，患者意识清醒，逐步去除 ECMO、呼吸机等，镇痛镇静药物逐渐减量，此时患者紧张、焦虑、恐惧情绪逐渐表现出来。经科室讨论后，决定对患者实施心理疏导。首先，耐心给他讲解了他患病来发生的情况，让患者消除顾虑，树立起战胜病魔的信心；其次，每班医护人员都会主动关心患者，通过“聊天”的方式转移其注意力，进一步缓解其紧张、焦虑的情绪。另外，加用了抗焦虑、抗抑郁药物，促进患者快速恢复心理健康。通过积极的心理治疗，患者精神状态明显好转，能积极配合我们的工作。

2）呼吸康复：患者长期卧床，消瘦、虚弱，双上肢肌力 2 ~ 3 级，双下肢肌力 1 ~ 2 级，虽已拔除气管插管，但仍不能脱离无创呼吸机或高流量吸氧，氧储备差，咳嗽功能较差，不能有效咳痰，心功能、呼吸功能都有不同程度损伤，经全院会诊后制定了以下呼吸康复措施：

A. 体位管理：患者在非睡眠时间内，采取靠坐位休息，床头抬高 45° ~ 60°，如图 1-7-21 所示。

B. 充分引流痰液：先松动痰液，促进其由四周向中心移动；然后促进咳嗽或模拟咳嗽动作，将痰液排出体外。每天定时对患者进行机械深度排痰，如图 1-7-22 所示。

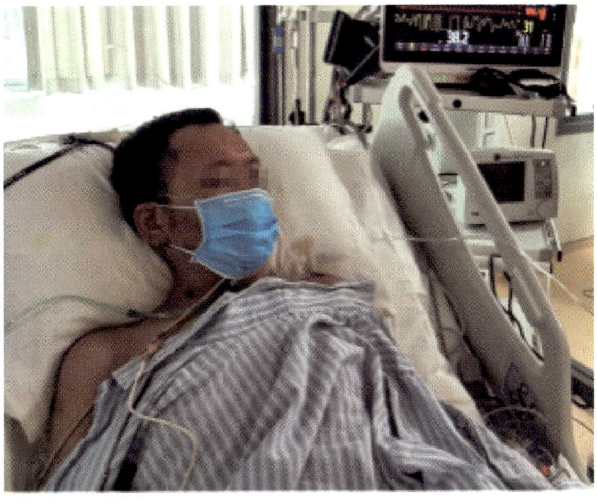

图 1-7-21　体位管理

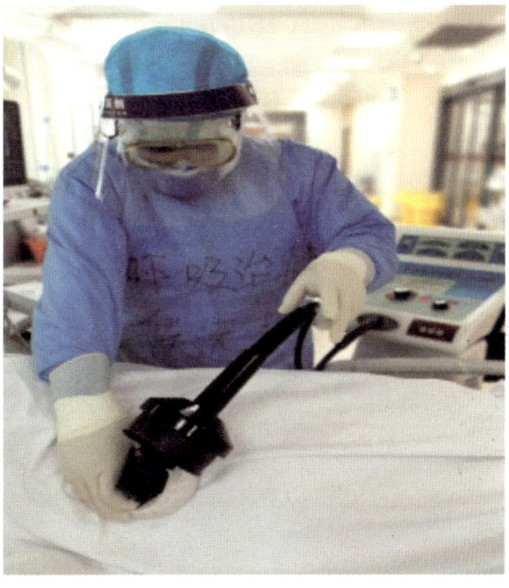

图 1-7-22　痰液引流

C. 呼吸控制训练：

a. 控制性深呼吸：①减慢呼吸频率，控制吸气与呼气时间，增加吸气容积（吸气末保持几次深呼吸中，穿插吸气相 3 ～ 5 秒的呼吸保持）；②吸气肌训练［强度≥ 30%MIP（最大呼吸压力），持续时间 10 ～ 30 分钟，频率 1 ～ 2 次 / 天］，如图 1-7-23 所示。

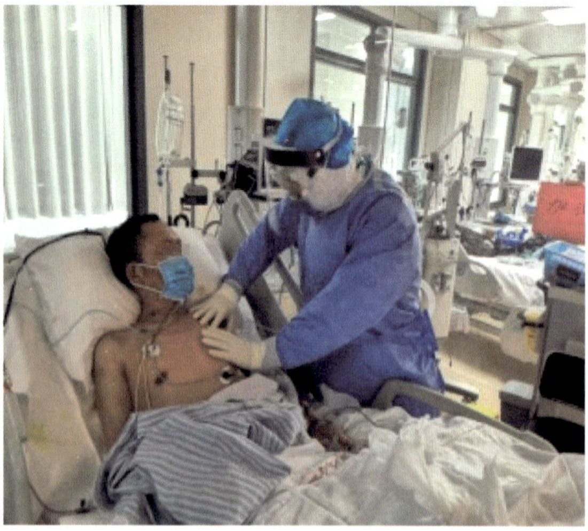

图 1-7-23　控制性深呼吸

b. 缩唇呼吸：①注意吸气和呼气的比例在 1 ∶ 2 进行，循序渐进至 1 ∶ 4；②进行卧位、坐位训练，3 ～ 4 次 / 天，15 ～ 30 次 / 分。

c. 腹式（膈肌）呼吸：①吸气时腹部鼓起，呼气时腹部收缩；②尽可能通过增加膈肌活动范围提高肺扩张程度，使浅快呼吸逐渐变为深慢呼吸。

d. 局部呼吸训练法：让患者坐位或屈膝仰卧位，吸气时胸廓扩张且肋骨外张时，可给予下肋区轻微阻力以增强抗阻。当患者再次呼气时，治疗师用手轻柔地向下向内挤压胸腔加以协助，如图 1-7-24 所示。

通过以上呼吸功能的康复治疗，患者呼吸急促的情况较前好转，在呼吸治疗师的协助下能咳出大部分痰液，但由于患者卧床时间长、肌力差、肺部感染严重，呼吸功能的恢复仍需一段时间。

3）肢体运动康复：①在治疗师指导下进行握拳、举臂、踝泵、足跟后滑、抬腿、股四头肌及臀肌等长收缩等活动。②胸廓活动训练操，如图 1-7-25 所示。③因患

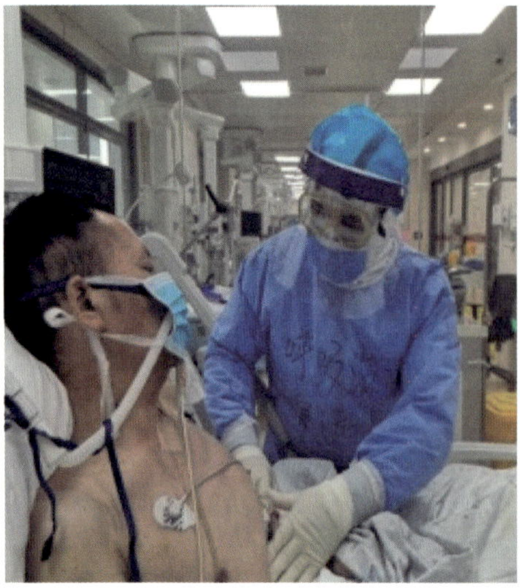

图 1-7-24　局部呼吸训练

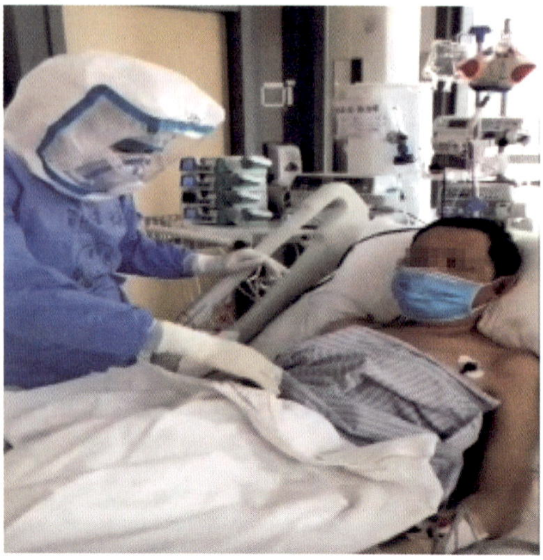

图 1-7-25　胸廓活动训练

者双侧肌间静脉血栓，暂不用气压治疗。严禁挤压、按摩，但可鼓励患者做抬腿、屈伸等动作。

经过康复治疗，患者双上肢基本可配合动作，肌力有逐渐增加趋势，但患者双下肢肌力恢复仍较慢，需继续加强康复功能锻炼。

三、治疗体会

对于新冠肺炎患者来说，康复治疗非常重要，但要区分普通型、重型、危重型患者康复介入时机。对于普通型患者视情况可尽早进行，对于重型、危重型患者要待患者生命体征稳定后再进行。引流管、气管插管等不是康复的绝对禁忌证。另外，在康复治疗中，心理康复与呼吸康复同等重要，患者入院后有不同程度心理问题，如果不能及时纠正，势必影响患者情绪，影响正常治疗的进行。再者，对于不同的患者，或疾病的不同时期，要根据具体情况选择相适应的康复方式，不能生搬硬套，只有适当的康复才能让患者最大程度获益。

第八章
医疗管理

第一节　方舱医院管理

2019 年年底，湖北省武汉市发生了多例新冠肺炎，人群普遍易感，传染性强。随着武汉市新冠肺炎确诊病例不断攀升，医疗资源严重不足。湖北省武汉市防控疫情指挥部决定组建方舱医院，集中收治新冠肺炎轻症患者。方舱医院可以有效控制传染源，切断传播途径，保护易感人群，提高治愈率，降低死亡率。在抗击肺炎的关键时刻，河南省派出由 300 人组成的第五批援鄂医疗队，赴武汉市青山方舱医院，组织不同工作背景的医护人员有序、高效地开展救援工作，并取得了一定的成效。现将医疗队伍建设的相关经验汇报如下，供同道参考。

一、医疗队的组成

2020 年 2 月 9 日凌晨接到指令，2020 年 2 月 9 日下午河南省第五批援鄂医疗队组队完毕，整装出发。本批援鄂医疗队由 100 名医生、200 名护理人员组成，来自河南省一级、二级、三级共 49 家医疗机构，涉及重症、急诊、呼吸、神经、心血管、肾脏、中医、肿瘤、消化、泌尿外科等不同学科与专业。其中一级医疗机构 8 家，二级 32 家，三级 9 家。

1. 医生队伍组成

医生来自 16 个学科，包括重症医学科、呼吸与危重症医学科、急诊科、神经内科、影像医学科、心血管内科、内分泌科、中医内科、中西医结合科、神经肿瘤介入科、消化内科、全科医学、肾内科、普外科、耳鼻喉科、儿科。职称统计：主任医师 6 人，副主任医师 20 人，主治医师 49 人，住院医师 25 人。

2. 护理队伍组成

护理人员来自 15 个学科，包括重症医学科、呼吸与危重症医学科、呼吸亚重症科、急诊科、心血管内科、心脏重症科、神经内科、神经内科（重症监护病区）、中西医结合内科、中医内科、内分泌科、肾内科、肿瘤内科、消化内科、泌尿外科。职称统计：主管护师 62 人，护师 94 人，护士 44 人。

二、医院管理制度

方舱医院由具有不同医疗或技术保障功能的方舱组合而成，其机动性好，展开部署快速，适应性强。目的是集中隔离治疗新冠肺炎轻症患者，避免发生社区交叉感染，便于进行宣传教育及心理疏导，给予患者科学的治疗观察，降低病重率和死亡率。

1. 成立党组织

管理上成立方舱医院临时党委，各医疗队成立临时党支部，入住的党员患者成立临时党小组，进行患者自治管理模式，充分发挥党员的先锋模范作用，也使更多医务人员积极加入党组织中，时刻以高标准要求自己，提高方舱医院集中工作效率。

2. 完善组织架构

医疗队设立综合信息组、医疗运行组、院感控制组、后勤保障组，并可根据实际情况设置职能管理部门（图 1–8–1）。各工作组明确分工，完善工作方案和工作制度，实施总值班制度，进行有效沟通协调、信息上报，督促相关负责组处理方舱医院运行过程中出现的各种问题。对患者实行定向收治、集中隔离、分区管理、标准化治疗、双向转诊。严格按照入院标准收治患者，按诊疗方案治疗患者。严格执行患者身份核查制度，医嘱查对制度，给药、注射、输液查对制度，出院和重症转诊标准，方舱医院会诊制度，以及患者病情变化处理及抢救流程。在后勤保障方面，加强管理，优化运行，全心全意为患者和医务人员服务，充分发挥后勤的保障作用。组织架构方面，设置餐饮组、保洁组、防护医用物资组、生活物资组、安保组，用于落实餐饮、保洁、防护医用物资、生活物资、安保需求。在医疗废弃物管理上，切实落实主体责任，执行培训制度、督导制度、分类收集制度，规范包装容器，做好安全收集，正确处置潜在污染区和污染区产生的医疗废弃物，做好病原标本处理，规范医疗废弃物的运送储存。同时，需要做好院感管理，能够应对方舱医院紧急事件。

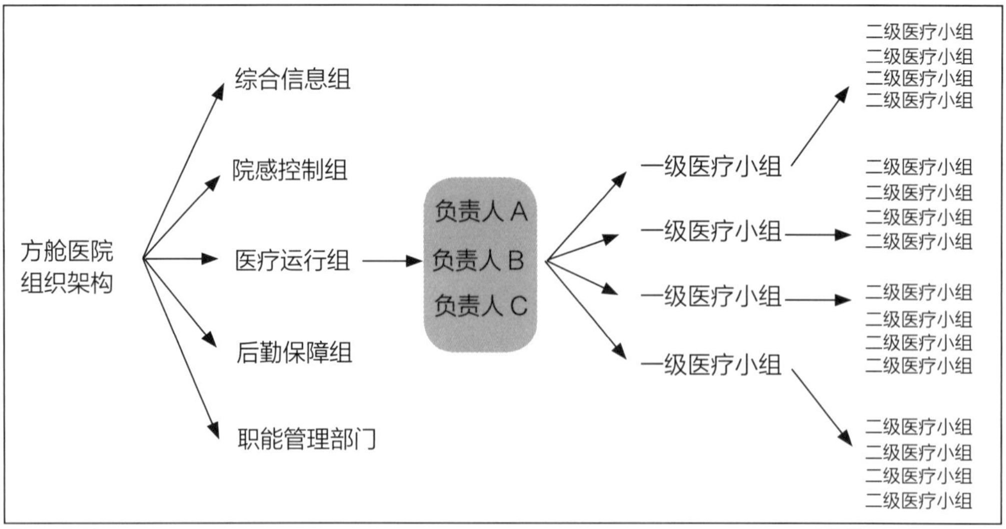

图 1-8-1　方舱医院组织架构

3. 完善培训体系

医疗队在出发前、出发途中紧急制定培训框架，制定相关强化培训和专项培训项目，完善培训体系。进驻方舱医院前进行为期两天的强化培训，主要包括基础知识、个人防护、消毒隔离；进驻后培训主要为专项培训，包括各班工作职责、规章制度、应急处理、心理应对等。由主任医师及护士长担任教员，组建教学培训小组，制定穿脱防护用品的统一流程，教员演示正确的穿脱防护用品流程并拍摄视频，学员分批次在教员指导下进行练习，达到考核标准后，获得教员推荐并参加考核，考核合格者方可获得入舱工作资格。

4. 做好后勤保障工作

切实做好团队管理及物资保障，做好饮食、睡眠保障等后勤工作，使团队成员能以充沛的精力、充足的准备、良好的工作状态投入一线工作之中。医疗队在不同时期将会面临不同的核心问题，要实施前瞻性管理。

（1）制定管理例会制度。每天 18：30 通过视频召开工作例会，通报当天的工作情况及存在的问题，大家一起分析原因，想出解决问题的办法；医疗队解决不了的问题向自己医院领导汇报，协调解决，争取“事不过夜”。该项制度让很多问题在出现早期就得到有效解决，避免对医疗工作产生不良影响。

（2）组建兴趣小组，组织相关活动，活跃驻地气氛，让志趣相投的队员于工作之余能有充分沟通交流的机会，舒缓队员的压力。让大家有一个轻松的生活环境，减轻疲劳感。

（3）加强物资保障。团队短时间内集结，准备匆忙，很难带齐所有物品，尤其是防护物资及生活必需品。后勤团队负责完善保障工作。

（4）改善饮食结构，解决食材不足问题，尽可能照顾不同地域人员的饮食习惯。

（5）优化睡眠环境，保证队员得到充分休息。

5. 人文关怀

（1）心理调节疏导：对医疗队医务人员定期体检，每日登记体温及身体各系统不适症状，逐级汇总形成日报表，使管理者第一时间动态掌握团队成员的身体情况，针对不适症状及时采取有效措施。团队成员长期着防护服工作，可能有缺氧、憋闷、失水等不适；封闭的工作和生活环境、较大的工作强度，大多成员都有恐惧和焦虑情绪；常态工作，易出现疲劳和懈怠；不良情绪蔓延，可能会出现队员与工作的医院、队员间、医护间的矛盾，需要及时疏导解决，避免矛盾激化。对焦虑情绪较重的队员，安排人员一对一交流，必要时请专业人员对其进行心理疏导，减轻其不良情绪。

（2）正能量宣传引导：组织宣传小组收集先进事迹、感人素材，推送宣传稿，传播正能量，提高医务人员抗击疫情的士气。用正能量引导医务人员树立正确积极的观念，提高团队成员的心理承受能力，进一步提高工作效率。

三、医疗质量同质性管理

医疗质量管理是医疗工作的重中之重，是衡量医疗队工作的根本。不同学科的医务人员临床思维存在一定差异，但他们的技术优势又具有互补性，合理的人员组成对确保医疗质量至关重要。

1. 合理排班，提高团队协作能力

根据青山方舱医院的内部布局及核定床位数，划分两舱十三个责任区，每个责任区 30 ~ 40 张床位。我医疗队根据队内医护人员特点，组成不同治疗组，主要承担 A、B 两区工作。在医疗人力资源管理上，为了增加防护服等医疗用品的利用率，减少防护服穿脱次数，最大限度降低感染风险，制定 24 小时四班制，即：每班工作 6 小时，分别为 08：00—14：00，14：00—20：00，20：00—02：00，02：00—08：00。根据排班，将医生分为四个大组，分别由工作经验丰富的重症医学、呼吸与危重症医学、急诊医学专科主任医师或高年资副主任医师带组。每个大组分为 4 个小组，每小组 6 名医生，分别在 A 区（主任 1 组、2 组）、B 区（主任 3 组、4 组）值班（见表 1–8–1）。按照白、夜、休、休进行排班，平均每天工作 6 小时。同时按照国家卫健委指导合理安排护士人数（方舱医院百张床护士数为 40 ~ 50 人）。将护士分为 16 个护理小组，每个小组 12 ~ 13 名护士。

表1-8-1　医生排班模式

日期 班次	星期一	星期二	星期三	星期四	星期五	星期六	星期日
N（02: 00–08: 00）	A主任1组	C主任1组	E组	B主任2组	D主任2组	B主任1组	D主任1组
A1（08: 00–14: 00）	A主任2组	C主任2组	A主任1组	C主任1组	E组	B主任2组	D主任2组
A2（14: 00–20: 00）	B主任1组	D主任1组	A主任2组	C主任2组	A主任1组	C主任1组	E组
P（20: 00–02: 00）	B主任2组	D主任2组	B主任1组	D主任1组	A主任2组	C主任2组	A主任1组

2. 严格控制医疗质量

（1）医疗队由重症医学、急诊、呼吸及危重症等不同专业高年资医师根据国家卫健委发布的《新型冠状病毒肺炎诊疗方案（试行第六版）》《方舱医院工作手册（第三版）》等指导方案，建立临床路径。根据国家更新诊疗方案，结合院内患者临床状况，及时学习并修改诊疗思路。

（2）落实各组三级医师查房制度，每日都有主任医师查房，主要负责患者治疗方案的制订和落实。

（3）定期组织各个小组成员集中讨论，对治疗中遇到的问题早讨论、早解决。

（4）医疗、护理质量由相关机构定期督查，内部质量控制由各位治疗组长责任到人，从而保证患者治疗的同质性。

四、注意事项及思考建议

1. 感染防护工作要精益求精

感染防护工作是重中之重，要开展全员培训，严格落实对医务人员和工勤人员的防护制度。根据不同工作区域设置防护等级，清洁区、消毒（清洁区）采用一级防护，污染区、半污染区、非呼吸道标本采集、标本运送、消毒（污染区及半污染区）、患者护送及转运、非呼吸道实验室检查、影像学检查采用二级防护，呼吸道标本采集、核酸检测采用三级防护。规范污染区、半污染区、清洁区的消毒，配备不同浓度的含氯消毒液、紫外线；垃圾分类；注意开窗通风；加强患者管理和教育，指导个人防护和咳嗽礼仪。为了降低人力资源成本，减少人员感染风险，可以投入自动化消毒机器，对地面、物体、空气进行消毒，还可以极大提高工作效率。

2. 强化对患者心理疏导

治疗组不仅要治“病”，还要治“心”。就患者而言，本身患病承受身体的痛苦，会有很大的心理压力，隔离的环境，单调枯燥的生活，更加重了焦虑。本次发病符合流行病学“家族聚集”特点，很多患者均有亲人发病，在不同医院治疗，这些更加重患者的不良情绪。医疗队要给予患者无微不至的关心，多与患者沟通，增加与患者的互动,缓解他们的心理压力。帮助患者通过一些途径获得家人的鼓励，增强其治疗信心。

3. 加强后勤保障

各小组安排专门人员，设置专门的医用防护物资发放岗，根据医务人员的人员排班名单，按姓名签字发放医用防护物资，做好领取账目，保证账目准确，库存不足时，及时上报处理。要有充分的生活物资保障，保证患者的基本生活需求，对于社会捐赠的物资，做到物尽其用、不浪费。要让救援医疗队和患者无后顾之忧。

4. 呼吁更多的医务工作者参与到方舱医院的设计与建设

方舱医院的改造要兼顾卫生、防护、管理等多方面，时间紧迫，任务繁重，改造规模大。目前国内外缺乏成熟的模式经验。在实际工作中，会遇到因建设布局不合理而对诊疗工作带来的不便，如缺少药品输送通道，舱内所需药品只能通过接班护士带入等，增加了护理及治疗的滞后性。一线医务工作者积极参与方舱医院建设，会给方舱医院设计改建带来积极影响。

五、总结

合理的管理层架构、完善的管理制度起到了关键性作用。在河南当地团队集结时、出发去武汉途中以及到达武汉方舱医院后，均不间歇开展培训、救治、制度制定与落实等各项工作，积极磨合队伍，管理经验有一定的借鉴和推广意义。我们建立了线上线下培训模式，强化个人防护培训内容；根据医护人员人力特征构建梯队，合理排班，提高人力资源利用率；根据《方舱医院工作手册》制定了三十余项工作制度、流程、职责等，确保了各项工作有据可依，有章可循；重视医院感染控制工作，建立感控管理体系，确保一线医务人员身心安全；从身体、心理、生活全方面关心关爱医务工作者，使一线人员心无旁骛、认真投入抗疫工作之中；结合 COVID-19 患者的流行病学及发病特点，在治疗临床症状的同时积极进行心理治疗，起到了良好的治疗效果。青山方舱医院医疗团队在医院建设中积累了一些经验，但仍有改进和提升的空间。例如，在队伍中缺少心理专科医疗人员，对患者及医务工作者出现的心理问题不能及时有效地实施干预措施；方舱医院的设计改造、医院内部诊疗管理制度的制定尚缺乏较成熟的模式经验。种种问题需要包括临床一线人员在内各界人士积极总结经验教训，为今后应对相关流行性疾病的诊疗提供帮助。

第二节　隔离重症监护病房的物资配置

部分新冠肺炎患者在入院后迅速出现呼吸困难、急性呼吸窘迫综合征（ARDS）等，在短时间内由普通轻型恶化成危重型，此类患者的成功救治是降低新冠肺炎总体死亡率的关键。针对危重症患者，ICU 的治疗需要兼顾两个重要方面。一方面是进行器官功能支持，提高救治的成功率；另一方面，更重要的是有效杜绝病原体的进一步传播，避免医务人员感染。新型冠状病毒的传播方式主要包括飞沫传播、接触传播，一定条件下存在气溶胶传播可能。重症监护病房是处置病情最危重患者的场所，气管插管、吸痰、采血等产生气溶胶的危险操作较多，需要合理的病房设置以及充分的防护措施才能避免医务人员感染。

一、病房设置

1. 负压病房

病房按照《医院负压隔离病房环境控制要求》（GBT 35428—2017），保证空气由洁净区到污染区单向流动，各区域压力不受影响，病房室内空气压力比室外低，缓冲间门与物品传递窗均为双向互锁设计，两侧不能同时开启 。

2. 病房分区

病房实施分区管理，根据呼吸道疾病污染程度分为三个区域：清洁区（医疗人员休息区）、半清洁区（医疗人员工作区）、污染区（隔离区）。医务人员入室至出室流程为：清洁区—半清洁区（穿隔离服）—污染区（治疗）—脱隔离服、消毒—半清洁区（淋浴、消毒、更衣）—清洁区。患者只能在污染区的病房及走道里活动。医护人员工作区与生活区分层安排，最大限度降低感染风险。

3. 医患分流

医疗人员经医疗人员专用入口进入清洁区，穿戴一级防护用品后入半清洁区，穿戴二 / 三级防护用品后经医务人员通道进入病房，治疗结束后不经原路返回，经消毒室消毒后回到半污染区，再淋浴、更衣回到清洁区。患者从专门入口乘专用电梯经专用通道进入病房。

4. 医疗废物处理

隔离治疗病房所产生的医疗及生活废物全部按医疗垃圾处理，设置专用垃圾箱和暂存站，严格执行专人管理、专用通道、专车运输、专业公司处理。隔离治疗病房内铺设有专用管道、专用沉淀池，产生的医疗废水，经灭活消毒处理达标后排放。

5. 互联网应用

构建多样化互联网应用场景，便于通过视频、图像、音频方式实时沟通，实现隔离病房与医疗办公区域及远程会诊中心三者之间及时的互联互通，便于及时开展诊断与治疗指导工作。同时通过网络探视系统，手机、平板电脑等移动终端设备建立视频和音频连接，家属、医务人员可通过网络实现与患者的视频、语音交流。

二、防护物资供应

保障防护物资的供应是医院工作的重中之重,是打赢抗疫攻坚战的重要举措。要做好新冠肺炎疫情防控工作，最大限度合理有效使用医用防护用品。设立医用耗材管理委员会并切实履行职责，组织专门部门和人员对医用防护用品的全过程进行管理。指定具体部门作为医用防护用品管理部门，负责遴选、采购、验收、存储、发放等管理工作；接受社会捐赠的医疗机构，配备专人做好相应组织管理工作。各种防护用品的管理要结合岗位实际需要，按照保重点区域、保重点操作、保重点患者尤其是重型和危重型病例的原则，严格落实国家有关临床诊疗和感染防控的规章制度、技术指南及行业标准等，合理使用防护用品。

三、ICU其他常规设备

ICU 每床配备完善的功能设备带或功能架（干湿分离吊桥）、ICU 使用的电动病床、防压疮床垫；配备床旁监护系统（中央监护仪、床旁监护仪），进行心电、血压、脉搏血氧饱和度、有创压力监测等基本生命体征监护。为便于安全转运患者，配备便携式监护仪 1 台；每床配备 1 台呼吸机（有创呼吸机、无创呼吸机）、便携式呼吸机、多个微量注射泵；另外还要有心电图机、便携式血气分析仪、便携式除颤监护仪、多功能血液净化仪、心肺复苏抢救装备车、纤维支气管镜、电子升降温设备（亚低温治疗仪）、多功能麻醉机、脑电双频指数监护仪（BIS）、输液加温设备、防止下肢 DVT 发生的气压治疗仪、胸部振荡排痰装置、多功能空气消毒机、床单消毒机、超声设备、可移动 X 线机、ECMO 设备等。

第三节　感染预防与控制

为做好新型冠状病毒感染预防与控制工作，有效降低新型冠状病毒在医疗机构内的传播风险，保护患者同时保护医务人员，我院采取的感染控制措施有以下几种。

一、基本要求

1. 制定应急预案和工作流程

根据新型冠状病毒的病原学特点，结合传染源、传播途径、易感人群和诊疗条件等，建立预警机制，制定应急预案和工作流程。

2. 开展全员培训

依据岗位职责确定针对不同人员的培训内容，尤其是对高风险科室如发热门诊、内科门诊、儿科门诊、急诊、ICU 和呼吸病房的医务人员要重点培训，使其熟练掌握新型冠状病毒感染的防控知识、方法与技能，做到早发现、早报告、早隔离、早诊断、早治疗、早控制。

3. 做好医务人员防护

医疗机构应当规范消毒、隔离和防护工作，储备质量合格、数量充足的防护物资，如消毒产品和医用外科口罩、医用防护口罩、隔离衣、护目镜等防护用品，确保医务人员个人防护到位。在严格落实标准预防的基础上，强化接触传播、飞沫传播和空气传播的感染防控。正确选择和佩戴口罩、手卫生是感染防控的关键措施。

4. 关注医务人员健康

医疗机构应当合理调配人力资源和班次安排，避免医务人员过度劳累。提供营养膳食，增强医务人员免疫力。针对岗位特点和风险评估结果，开展主动健康监测，包括体温和呼吸系统症状等。采取多种措施，保障医务人员健康地为患者提供医疗服务。

5. 加强感染监测

做好早期预警预报，加强对感染防控工作的监督与指导，发现隐患，及时改进。发现疑似或确诊新冠肺炎患者时，应当按照有关要求及时报告，并在 2 小时内上报信息，做好相应处置工作。

6. 做好清洁消毒管理

按照《医院空气净化管理规范》，加强诊疗环境的通风，有条件的医疗机构可进行空气消毒，也可配备循环风空气消毒设备。严格执行《医疗机构消毒技术规范》，做好诊疗环境（空气、物体表面、地面等）、医疗器械、患者用物等的清洁消毒，严格处理患者呼吸道分泌物、排泄物、呕吐物，严格终末消毒。

7. 加强患者就诊管理

医疗机构应当做好就诊患者的管理，尽量减少患者的拥挤，以降低医院感染的风险。发现疑似或确诊感染新型冠状病毒的患者时，依法采取隔离或者控制传播措施，并按照规定对患者的陪同人员和其他密切接触人员采取医学观察及其他必要的预防措施。不具备救治能力的医疗机构，应及时将患者转诊到具备救治能力的医疗机构诊疗。

8. 加强患者教育

医疗机构应当积极开展对就诊患者及其陪同人员的教育，使其了解新型冠状病毒的防护知识，指导其正确洗手、咳嗽礼仪、医学观察和居家隔离等。

9. 加强感染暴发管理

严格落实医疗机构感染预防与控制的各项规章制度，最大限度地降低感染暴发的风险。增强职业敏感性，一旦发生新型冠状病毒感染疑似暴发或暴发后，医疗机构必须按照规定及时报告，并依据相关标准和流程，启动应急预案，配合做好调查处置工作。

10. 加强医疗废物管理

将新型冠状病毒感染确诊或疑似患者产生的医疗废物纳入感染性医疗废物管理，严格按照《医疗废物管理条例》和《医疗卫生机构医疗废物管理办法》有关规定，进行规范处置。

二、重点部门管理

1. 发热门诊

（1）发热门诊建筑布局和工作流程符合《医院隔离技术规范》等的有关要求。

（2）留观室或抢救室加强通风；如使用机械通风，应当控制气流方向，由清洁侧流向污染侧。

（3）配备手卫生设施。

（4）医务人员开展诊疗工作应当执行标准预防。正确佩戴医用外科口罩或医用防护口罩，戴口罩前和摘口罩后应当进行洗手或手卫生消毒。进出发热门诊和留观病房，严格按照《医务人员穿脱防护用品的流程》要求，正确穿脱防护用品。

（5）医务人员掌握新型冠状病毒感染的流行病学特点与临床特征，按照诊疗规范进行患者筛查，对疑似或确诊患者立即采取隔离措施并及时报告。

（6）患者转出后按《医疗机构消毒技术规范》进行终末处理。

（7）为患者及陪同人员提供口罩并指导其正确佩戴。

2. 急诊

（1）落实预检分诊制度，引导发热患者至发热门诊就诊，制订并完善重症患者的转出、救治应急预案并严格执行。

（2）合理设置隔离区域，满足疑似或确诊患者就地隔离和救治的需要。

（3）医务人员严格执行预防措施，做好个人防护和诊疗环境的管理。实施急诊气管插管等感染性职业暴露风险较高的诊疗措施时，应当按照接治确诊患者的要求采取预防措施。

（4）诊疗区域应当保持良好的通风并定时清洁消毒。

（5）采取设置等候区等有效措施，避免人群聚集。

3. 普通病区（房）

（1）应当设置应急隔离病室，用于疑似或确诊患者的隔离与救治，建立相关工作制度及流程，备有充足的应对急性呼吸道传染病的消毒和防护用品。

（2）病区（房）内发现疑似或确诊患者，启动相关应急预案和工作流程，按规范要求实施及时有效隔离、救治和转诊。

（3）对疑似或确诊患者，应由专人诊疗与护理，限制无关医务人员的出入，原则上不探视；有条件的可以安置在负压病房。

（4）不具备救治条件的非定点医院，应当及时将患者转到有隔离和救治能力的定点医院。等候转诊期间对患者采取有效的隔离和救治措施。

（5）患者转出后按《医疗机构消毒技术规范》对其接触环境进行终末消毒

处理。

4. 收治疑似或确诊新冠肺炎患者的病区（房）

（1）建筑布局和工作流程应当符合《医院隔离技术规范》等有关要求，并配备符合要求、数量合适的医务人员防护用品。设置负压病区（房）的医疗机构应当按相关要求实施规范管理。

（2）对疑似或确诊患者应当及时采取隔离措施，分开安置；疑似患者进行单间隔离，经病原学确诊的患者可以同室安置。

（3）在实施标准预防的基础上，采取接触隔离、飞沫隔离和空气隔离等措施。

（4）重症患者应当收治在重症监护病房或者具备监护和抢救条件的病室，收治重症患者的监护病房或者具备监护和抢救条件的病室不得收治其他患者。

（5）严格探视制度，原则上不设陪护。若因患者病情危重等特殊情况必须探视的，探视者必须严格按照规定做好个人防护。

（6）按照《医院空气净化管理规范》规定进行空气净化。

三、医务人员防护

储备质量合格、数量充足的防护物资，确保医务人员个人防护到位。合理调配人力资源和班次安排，避免医务人员过度劳累。提供营养膳食，增强医务人员免疫力。针对岗位特点和风险评估结果，开展主动健康监测，包括监测体温和呼吸系统症状等。采取多种措施，保障医务人员健康地为患者提供医疗服务。

落实标准预防措施，做好诊区、病区（房）的通风管理，严格落实《医务人员手卫生规范》要求，采取飞沫隔离、接触隔离和空气隔离防护措施。接触患者的血液、体液、分泌物、排泄物、呕吐物及污染物品时戴清洁手套，脱手套后洗手。可能受到患者血液、体液、分泌物等喷溅时戴医用防护口罩、护目镜，穿防渗隔离衣。

微生物检测人员的防护：统一在公共卫生中心设立实验室，减少标本的院内传播，按医务人员防护标准防护。标本采集与检测时，切实加强生物安全防护，严格按照实验室生物安全规定开展检测工作。

四、加强患者管理

（1）对疑似或确诊患者及时进行隔离，并按照指定规范路线由专人引导进入隔离区。

（2）患者进入病区前更换病号服，个人物品及换下的衣服集中消毒处理后，存放于指定地点，由医疗机构统一保管。

（3）指导患者正确选择、佩戴口罩，正确实施咳嗽礼仪和手卫生。

（4）加强对探视或陪护人员的管理。

（5）对被隔离的患者，原则上其活动限制在隔离病房内，减少患者的移动和转换病房。若确需离开隔离病房或隔离区域时，应当采取相应措施如佩戴医用外科口罩，防止患者对其他患者和环境造成污染。

（6）疑似或确诊患者出院、转院时，应当更换干净衣服后方可离开，按《医疗机构消毒技术规范》对其接触环境进行终末消毒处理。

（7）疑似或确诊患者死亡的，对尸体应当及时进行处理。处理方法为：用含有效氯 3 000 mg/L 的消毒液或 0.5% 过氧乙酸棉球或纱布填塞患者的口、鼻、耳、肛门等所有开放通道；用双层布单包裹尸体，装入双层尸体袋中，由专用车辆直接送至指定地点火化。患者住院期间使用的个人物品经消毒后方可由家属带回家。

下篇

合并COVID-19的心血管疾病急重症患者手术及围术期管理

第一章

合并 COVID-19 的心血管疾病急重症患者的收治及术前准备

对于确诊为 COVID-19 的心血管外科急重症患者，应在具备有效隔离和防护条件的定点医院隔离治疗，尽量安排在单人隔离病室，隔离病室需有隔离标识，并限制人员出入。加强对探视或陪护人员的管理。考虑到心血管疾病的特殊性，患者应绝对卧床，做心电监护，视病情许可佩戴医用外科口罩，限制活动。由就诊医院组织心血管外科专家会诊，制订治疗方案。诊疗流程和传染病防护措施按院方制定的防控流程执行。如需转院诊治，应使用专用车辆（有负压救护车更好），做好参与转运人员的个人防护和车辆消毒。

对于疑似为 COVID-19 的心血管外科急重症患者，如在院外发病，在做好基本防护的情况下应快速将其转运至当地卫健委指定的定点医院进行治疗。如已在院内就诊，应实施单间隔离和医务人员二级以上防护，尽快联系院内专家会诊，并向上级卫健委报告。如确实需要急诊手术治疗，应在指定专用手术室（有负压手术间更好）进行手术，术后转入具有负压层流条件的监护室进行单间隔离，同时按国家规定尽快启动病原学检测流程。如排除 COVID-19，可按心血管外科术后监护常规处理。

心外科急重症患者如有合并发热，应及时联系院内相关专家会诊，排除病毒性肺炎后可按常规处理。如考虑疑似 COVID-19 病例，应按上述原则处理。

各类型心血管外科急重症患者原则上应立即被收入重症监护室，对于疑似或确诊 COVID-19 患者应隔离收治。

第一节　合并COVID-19的心血管疾病急重症患者的收治流程及预案

为有效避免新冠肺炎疫情的传播，做好病区新冠肺炎感染防控工作，规范医务人员的诊疗行为，同时满足患者的就医需求，医务人员均应执行医院下发的消毒隔离、标准预防等各项应急预案，以避免感染的发生。

一、疫情期间住院患者收治原则

（一）单个患者入院预案

（1）接诊医生对拟收治入院的患者及陪护人员（固定一人）进行流行病学史调查、体温测量、血常规检查及 CT 检查。患者及陪护人员各项检查结果均无明显异常，排除新冠肺炎疑似病例后，接诊医生应认真填写《新型冠状病毒肺炎疫情期间就诊确认单》（附件 1），并和住院证一起交于患者。

（2）住院收费处、出入院管理中心为患者办理住院手续时，应认真核对患者的身份证、住院证及《新型冠状病毒肺炎疫情期间就诊确认单》，并核查患者信息是否一致，确认无误后方可为其办理住院，并为陪护人员发放陪护证。

（3）病区实行门禁管理，只允许患者和一名陪护人员（已完成入院检查者）进入，由保安对身份证、住院证、确认单、陪护证进行核对，病区护士进行二次确认，方可进入病区。其他家属一律不得进入病区。严禁无陪护证人员在阳光厅区域滞留。

（4）各管床医生、责任护士务必提高敏感性，加强对所有在院患者及陪护家属的观察。将住院期间出现发热和 / 或呼吸道症状的患者或陪护家属，立即转至本病区应急隔离室进行隔离；同步完善相关血常规检查、胸部 CT 检查；科主任负责立即组织讨论。符合“新冠肺炎疑似病例诊断标准”者，立即上报至医务部、护理部、疾控科、感控科，由医务部安排新冠肺炎救治专家组会诊，根据会诊结果转至定点医院治疗或在原科室治疗，根据病例诊断级别启动医务人员观察程序，并对房间物品进行有效清洁消毒。

（5）新入院患者应单人单间收治，应急隔离病房应处于随时备用状态，应急隔离箱每日交接，确保物品处于应急状态；各医生组预约患者时量出为入，避免出现患者扎堆入院无床可住的情况。

二、多名患者同时入院预案

（1）所有入院患者及家属均须持住院证、陪护证及肺炎筛查表（有接诊医生和住院收费处签字）方可到病区阳光厅。

（2）若多名患者需入住院，门 / 急诊工作人员完成筛查后，在患者到达病区前，与病区电话联系并登记患者信息，安排患者及家属分时间段进入病区，避免同时聚集于病房阳光厅而增加交叉感染的风险。每日对阳光厅按相关流程进行严格消毒。

（3）如遇多名患者同时到达阳光厅，保安做好人员分流，人与人间隔大于 1 米，不能出现不同患者及家属聚集，并督促患者及家属戴好口罩。

（4）进出病区人员严格限流，除患者及 1 名经过筛查的家属以外，其余人员均不允许进入病区；住院期间做好自我防护，严格陪护证管理，谢绝探视。

（5）减少患者及家属在护士站聚集，出、入院分开办理，各种宣教及告知由责任护士到患者床旁一对一进行。

（6）若病房已满 15 名患者，病区护士长须与收治患者的三级医师联系，认真评估患者，根据病情联系其他尚有床位的病区（若同楼层病区为相同或相近专业，则优先安排）、CCU、心外 ICU、儿童 ICU、综合 ICU 进行收治。

（7）若其他病区及监护室均收治满员而患者必须住院时，经科主任同意，可对符合以下条件的患者进行房间合并：住院期间无体温升高（≥ 37.3 ℃），无任何呼吸道症状（咳嗽、咳痰、呼吸困难等）；与患者及家属沟通，征得双方同意；优先考虑住院时间较长、已安全度过病毒潜伏期的患者。

（8）若进行房间合并，严格执行调床流程（附件 10），防止护理安全（不良）事件发生。每间病房最多允许入住 2 位患者，床间距保持 1 米以上（一人靠窗，一人靠卫生间），严格区分两位患者的物品存放区域；每日对病房按相关流程进行严格消毒。

（9）护士长根据病房患者收治情况，动态排班，在保证人力的情况下尽量减少交接频次。

（10）根据每位护士负责 6 ～ 8 名患者的原则，每日安排责任护士 2 人（责 1+ 责 2），仅需 1 名责任护士时由责 1 出勤，责 2 后备；主治班 1 人，夜班 2 人，二线备班 2 人随叫随到，绝不允许以任何借口推诿拒绝。

（11）收治大量新入院患者夜班标本采集工作应急管理。单日收治新入院患者15人以上时，增设帮班，提高工作效率；夜班严格执行双人核对医嘱，防止采集出错；增加血标本采集架，按照床号有序排列。

（12）每天病区应专人上午、下午两次对所有患者及家属进行体温监测并登记，如有异常，立即上报护士长、值班医生，启动排查流程。

（13）如需进行手术，责任护士应检查患者及家属是否戴好口罩，并宣教原则上只能有1名固定陪护家属在手术等候区等待，座位间隔大于1米，不聚集。

第二节　合并COVID-19的心血管疾病急重症患者术前准备

一、术前检查

（1）术前体检重点除心、肺体征外，还应了解全身情况，如发育及营养状态、贫血、黄疸、凝血等方面有无异常体征。准确测量身高、体重、体表面积。

（2）血、尿、粪便常规，以及红细胞沉降率（简称血沉）、抗“O”、血细胞比容等。

（3）肝、肾功能，电解质、酸碱平衡。

（4）凝血机制，包括出凝血时间、血小板计数、凝血酶原时间；若有出血倾向，还需查血小板功能、凝血因子等。

（5）血气分析。若有发绀，需查股动脉指氧饱和度。

（6）2周内的正侧位胸片，必要时拍心脏三位片。

（7）心电图。

（8）超声心动图，对心腔大小、畸形、分流提供指示。

（9）必要时做心导管及心血管造影检查，可计算心排血量、心室舒张容积、射血分数（EF），对手术有帮助。

（10）心脏电生理。心律失常者，术前应检查心脏电生理并治疗。

（11）必要时行心脏核医学检查。

（12）必要时做肺功能测定。

二、改善患者一般情况

急重症心脏病患者常伴不同程度的营养不良，应给予高热量、高蛋白、高维生素饮食，纠正贫血和水、电解质紊乱，必要时可给予少量输血和血浆。应用极化液（GIK 液）可增加心肌细胞内糖原、钾储备，减少心律失常和洋地黄中毒的发生率。

三、改善心功能

（1）休息：绝对卧床，吸氧，限制活动，减轻心脏负担。

（2）限制水、钠摄入和应用利尿剂（严重发绀者慎用）：一般将排钾利尿剂和保钾利尿剂联合应用，以免引起电解质紊乱。

（3）强心剂应用：心功能良好者术前不用洋地黄类制剂。心力衰竭者首选洋地黄类，目前主张小剂量(洋地黄化的 1/3 ～ 1/2 量)应用，并对强心作用明显者改为维持量。应注意防止低血钾。手术前 1 日停用地高辛。

（4）必要时使用血管扩张剂。

四、术前常规治疗

（1）对于合并 COVID-19 的患者，在常规心血管外科药物治疗基础上，可加用抗病毒治疗（如应用干扰素、洛匹那韦利托那韦）等。

（2）根据病情和指氧饱和度变化，及时给予恰当、有效的氧疗措施，包括鼻导管给氧、面罩给氧、经鼻高流量氧疗、无创或有创机械通气等。

（3）抗风湿治疗：有风湿活动者，原则上应在控制风湿活动后 3 ～ 6 个月手术。如遇紧急情况，可急诊手术，术后继续抗风湿治疗。

（4）改善肺功能：绝对戒烟。嘱患者注意口腔卫生，鼓励患者深呼吸和咳嗽训练，改善通气功能，预防术后肺不张。

（5）清除感染病灶：手术前应清除或控制患者体内、口腔感染病灶。若情况紧急需立即手术，术后应选用有效抗生素。

（6）发绀型心脏病患者红细胞增多，术前血细胞比容在 0.70 以上，可静脉输入等渗液稀释。

（7）对曾行瓣膜置换术或有栓塞症者，术前应中止抗凝，使凝血酶原时间复原。

（8）对疑似 COVID-19 合并心血管急重症患者的处理原则：①对有接触史、发热（体温≥ 37.3 ℃）、合并呼吸道症状、肺炎影像学和血常规等表现者，立即启动二级以上防护，积极完善术前辅助检查，尽量床边完成检查工作。②若必须离开隔离病房或区域，如行 CT 血管造影（CTA）检查等，需采取相应措施，由外科医生陪同，经专用通道及专用电梯至专用检查室。③对疑似病例须按国家规定尽快启动病原学检测流程，检查血常规、CRP、病原学筛查（血呼吸道五项病原体：肺炎支原体 IgM、肺炎衣原体 IgM、呼吸道合胞病毒 IgM、腺病毒 IgM 和柯萨奇病毒 IgM。咽拭子呼吸道三项病毒核酸：呼吸道合胞病毒 RNA、甲型流感病毒 RNA、乙型流感病毒 RNA）进行鉴别诊断。④如以上病毒学结果为阴性，立即向医务处申请 SARS-CoV-2 核酸检测、胸部 CT 检查以了解支气管肺部病变。若完全排除 COVID-19，可按常规术前处理。

五、手术适应证与禁忌证

1. 适应证

心血管急重症合并 COVID-19 时，如果病情十分严重，尤其是并发多器官功能衰竭或内环境紊乱，应严格掌握急重症手术适应证。

（1）主动脉夹层。Stanford A 型主动脉夹层在确诊后均应急诊手术。Stanford B 型主动脉夹层应积极采用药物治疗，出现以下任何情况均应急诊手术：①有主动脉破裂征象(大量胸腔积血、出血性休克)；②有主动脉破裂倾向(药物治疗不能控制的高血压、疼痛不能缓解、主动脉直径短期内迅速增大)；③重要器官供血障碍。慢性期患者，如主动脉直径不断增大或有局部隆起而不适合介入治疗，也应采用手术治疗。

（2）急性心肌梗死并发症。如室壁瘤、室间隔穿孔、乳头肌及腱索断裂导致二尖瓣大量反流等，经内科治疗或主动脉内球囊反搏（IABP）辅助后循环不稳、频发恶性心律失常、血栓脱落。

（3）冠心病频繁发作心绞痛，经内科治疗或 IABP 辅助后症状不缓解。

（4）冠心病介入治疗中出现严重并发症，如穿破冠状动脉导致出血，或斑块剥离堵塞远端管腔，伴血压下降、顽固性心律失常等。

（5）复杂先天性心脏病（先天性心脏病）伴严重缺氧、循环不稳。

（6）简单先天性心脏病伴重度肺动脉高压及心力衰竭。

（7）心脏肿瘤导致血流动力学不稳定。

（8）大面积肺动脉栓塞。

（9）感染性心内膜炎（赘生物脱落、瓣叶穿孔致循环不稳）。

（10）主动脉窦瘤破裂经内科治疗效果不佳（应尽早手术治疗）。

2. 禁忌证

（1）先天性心脏病临床表现发绀的艾森曼格综合征。

（2）多器官功能衰竭。

（3）出凝血机制障碍。

（4）极度营养不良、恶病质。

（5）患恶性肿瘤，估计 1 年存活率< 50%。

（6）近 4 周内大面积脑梗死或脑出血。

（7）严重的慢性阻塞性肺疾病。

（8）拟行冠状动脉旁路移植术（冠状动脉搭桥术）者；冠状动脉弥漫性病变，病变远端血管管腔< 1 mm，或反复发生心肌梗死，已发展致终末期缺血性心肌病，而且靶血管差者。

（9）室间隔穿孔伴有左室壁广泛缺血病变者和室间隔后部穿孔伴有严重心功能不全者。

（10）左心功能极差（左室射血分数< 25%），伴血流动力学不平稳者慎重手术。

六、医护人员防护原则及措施

（1）所有患者一旦归类于心血管外科急重症，均应书面告病危，监测生命体征，严格控制血压和心率等生命体征，并给予吸氧、镇痛，预防继发性感染等。

（2）COVID-19 疫情防控期间，为外科急症患者实施紧急救治时，应遵循安全救援原则，在保证医护人员安全(包括参与救治团队的整体安全、设备安全、器械安全等)的前提下实施救治，做到既实现救治目的，又不牺牲救援人员的安全，并最大限度地保护医院设备和环境等。

（3）应遵循标准预防及分级防护的原则。标准预防是指基于患者血液、体液、分泌物、排泄物(不包括汗液)、黏膜和非完整皮肤均可能含有感染性因子的原则，为了最大限度地减少医院感染所采取的一组预防感染措施。分级防护是在实施标准预防的基础上，采取接触隔离、飞沫隔离和空气隔离等措施。

（4）应评估参与紧急救治的医护人员的暴露风险，选择不同级别的个人防护用品(表 2-1-1)。所有级别的防护均要求保持手卫生，并严格执行防护用品说明书及国家卫健委要求，规范穿、脱，一次性使用。由于 COVID-19 患者可能无症状或表现不典型，在疫区高发感染时期，可将所有患者视为潜在的疑似患者，采取二级或三级防护。

表2-1-1　医护人员个人防护等级

防护等级	适用范围	防护用品
一级	急诊接诊时	穿工作服，戴工作帽和一次性口罩（或N95型口罩），接触血液、体液、分泌物或排泄物时加戴乳胶手套
二级	接诊疑似患者，或处理其分泌物、排泄物、使用过的物品时	穿戴一次性工作帽、一次性手套、防护服或工作服外套、一次性隔离衣、医用防护口罩（N95型及以上防护级别）、护目镜或防护面屏、工作鞋或防水鞋套等
三级	接诊临床确诊患者，或采集血液、呼吸道等样本，或转运患者时，尤其是实施气管插管、气道护理和吸痰等，以及实施紧急手术时	在佩戴护目镜或防护面屏等二级防护用品基础上，进一步加强防护，包括在医用一次性防护服、乳胶手套外，加一次性手术衣和第二层乳胶手套，两层手套分别罩住防护服和手术衣衣袖；或改用全面型呼吸防护器

（5）心血管外科医生查房时应做好自身防护，在严格执行标准预防的基础上采取相应的隔离防护措施和二级以上的防护级别。如：正确佩戴医用防护口罩和工作帽，在戴口罩前后应当洗手或进行手卫生消毒，在进出隔离病房时按规程正确穿脱防护用品等。

（6）心血管外科医务人员查房过程执行标准预防和二级以上防护。正确佩戴医用防护口罩、乳胶检查手套和工作帽。病房应定期消毒。若疑似或确诊病例转出，所住病房应按照《医疗机构消毒技术规范》进行终末消毒。

（7）心血管外科及相关医务人员应接受医院感染预防与控制方面的培训，严格执行标准预防，根据感染风险采取相应隔离和防护措施，以避免病毒传播。

（8）监测与患者接触的所有工作人员，若出现发热或其他症状，应予医学观察和隔离，避免交叉感染。

七、心血管外科急重症术前医患沟通及签字原则

对于需要行急诊手术治疗的疑似或确诊 COVID-19 患者，手术知情同意书应由与患者无密切接触史的家属签署，与有密切接触史的家属可在隔离状态下通过电话沟通并录音作为凭证，无家属者按常规流程上报医务处备案。

八、疑似或确诊COVID-19手术患者的术中防控

（1）该类患者应由心血管外科和麻醉科医生或手术室巡回护士陪同，经专用通道及专用电梯进入专用手术间。

（2）手术室参与人员在术前按要求严格进行个人消毒和三级防护，包括穿戴一次性工作帽、洗手衣、鞋套（建议使用长款）、一体式防护服、一次性手术衣

和医用防护口罩（在物资紧缺的情况下可选用N95型以上防护口罩外加一层医用外科口罩）、护目镜或防护面屏，双层手套应罩住防护服衣袖。

（3）手术间内、外各配一名护士，室内人员在手术中不得离开手术间，室外人员无特殊情况不得进入感染手术间，杜绝参观人员进入手术间。

（4）室外人员在手术间门口穿好防护用具后方可进入手术间。

（5）术中需要的一次性耗材尽量在本室取用，减少开门传递次数。

（6）术中操作轻柔，防止患者血液、体液飞溅，造成污染。尽量减少地面的污染，地面、物面有污液或污血时应及时用一次性吸水材料将其完全覆盖，然后用足量的含有效氯5 000 ~ 10 000 mg/L的消毒液浇在吸水材料上，作用30分钟以后（或用能达到高水平消毒效果的消毒干巾），小心移除干净。

（7）手术结束，所有参与人员必须按脱卸防护用品的流程脱卸防护用品，每脱卸一个部位必须严格执行手卫生，脱卸的一次性用品丢弃于医疗废物桶内。脱手套后按照七步洗手法消毒双手，再脱口罩、护目镜等，出手术间后流动水下再次洗手。

（8）手术结束后，所有参与人员正确进行手卫生，并注意眼结膜、鼻黏膜、口腔卫生与保护，然后沐浴更衣后离开手术室。

（9）对手术间及设备执行终末消毒，按照国家规范正确处置手术器械和医疗废物。

（10）急诊手术完成后，患者应转入重症监护室隔离病房，联合重症医学科、感染科、呼吸科等相关科室，完善围术期监测和治疗，做好术中病情交接工作。

附件1　新型冠状病毒肺炎疫情期间就诊确认单

一、患者情况

1. 患者基本信息：

病区：　　　　姓名：　　　　性别：

年龄：　　岁　联系方式：　　　　体温：　　℃

身份证号：　　　　住址：

2. 患者若有以下情况请打钩（√）：

□过去14天内有国外旅居史，接触境外回国人员

□过去14天内去过疫区

□过去14天内去过有病例报告社区或在有病例报告社区居住

□过去14天内直接或间接接触过来自疫区的人员

□过去14天内接触过来自有病例报告社区的发热或有呼吸道症状的患者

□过去14天家中或附近社区有聚集性发病（出现发热、咳嗽、气促等症状）

口与新型冠状病毒感染者有接触史 (新型冠状病毒感染者是指病原核酸检测阳性者)

口以上皆无　　　　特殊说明 :

3. 患者过去 14 天内如有以下症状，请打钩 (√) :

□发热 (37.3 ℃以上)　　　□无发热 (37.3 ℃以下)

□畏寒 (怕冷)　　　　□咳嗽、咳痰　　□呼吸困难　　□胸闷　　□气促

□咽喉痛　　□头痛　　□肌肉酸痛　　□腹泻　　□乏力　　□无症状

4. 血常规检查结果　　白细胞　　□正常　　□不正常

淋巴细胞　　□正常　　□不正常

5. 肺部 CT/ 胸片　　□正常　　□不正常

具体情况描述 :

二、家属情况

1. 家属基本信息 :

病区 :　　　　姓名 :　　　　性别 :

年龄 :　　岁　　联系方式 :　　　　体温 :　　℃

身份证号 :　　　　住址 :

2. 家属若有以下情况请打钩 (√):

□过去 14 天内有国外旅居史，接触境外回国人员

□过去 14 天内去过疫区

□过去 14 天内去过有病例报告社区或在有病例报告社区居住

□过去 14 天内直接或间接接触过来自疫区的人员

□过去 14 天内接触过来自有病例报告社区的发热或有呼吸道症状的患者

□过去 14 天家中或附近社区有聚集性发病 (出现发热、咳嗽、气促等症状)

□与新型冠状病毒感染者有接触史 (新型冠状病毒感染者是指病原核酸检测阳性者)

□以上皆无　　　　特殊说明 :

3. 家属过去 14 天内如有以下症状，请打钩 (√) :

□发热 (37.3 ℃以上)　　　□无发热 (37.3 ℃以下)

□畏寒 (怕冷)　　　　□咳嗽、咳痰　　□呼吸困难　　□胸闷　　□气促

□咽喉痛　　□头痛　　□肌肉酸痛　　□腹泻　　□乏力　　□无症状

4. 血常规检查结果　　白细胞　　□正常　　□不正常

淋巴细胞　　□正常　　□不正常

5. 肺部 CT/ 胸片　　□正常　　□不正常

具体情况描述 :

我 (们) 承诺以上填写信息属实，将自觉遵守《中华人民共和国传染病防治法》，如隐瞒病情、病史，拒不配合治疗、隔离、转院等行为将依法承担相应法律责任。

患者签字 :

家属签字 :

关系 :

日期 :

开住院证医师签名 :　　　　2020 年　　月　　日

出入院管理中心签名 :　　　　2020 年　　月　　日

病区护士签名 :　　　　2020 年　　月　　日

注 : 请接诊医师将患者血常规及 CT 检查单附后，为患者开具住院证，患者需携带本确认单与住院证一起到住院收费处办理住院。

附件 2 普通病区医护人员接诊感染防控流程

摘自：豫卫医〔2020〕6 号《河南省卫生健康委关于印发河南省医疗机构内新型冠状病毒 100 个感染防控流程的通知》

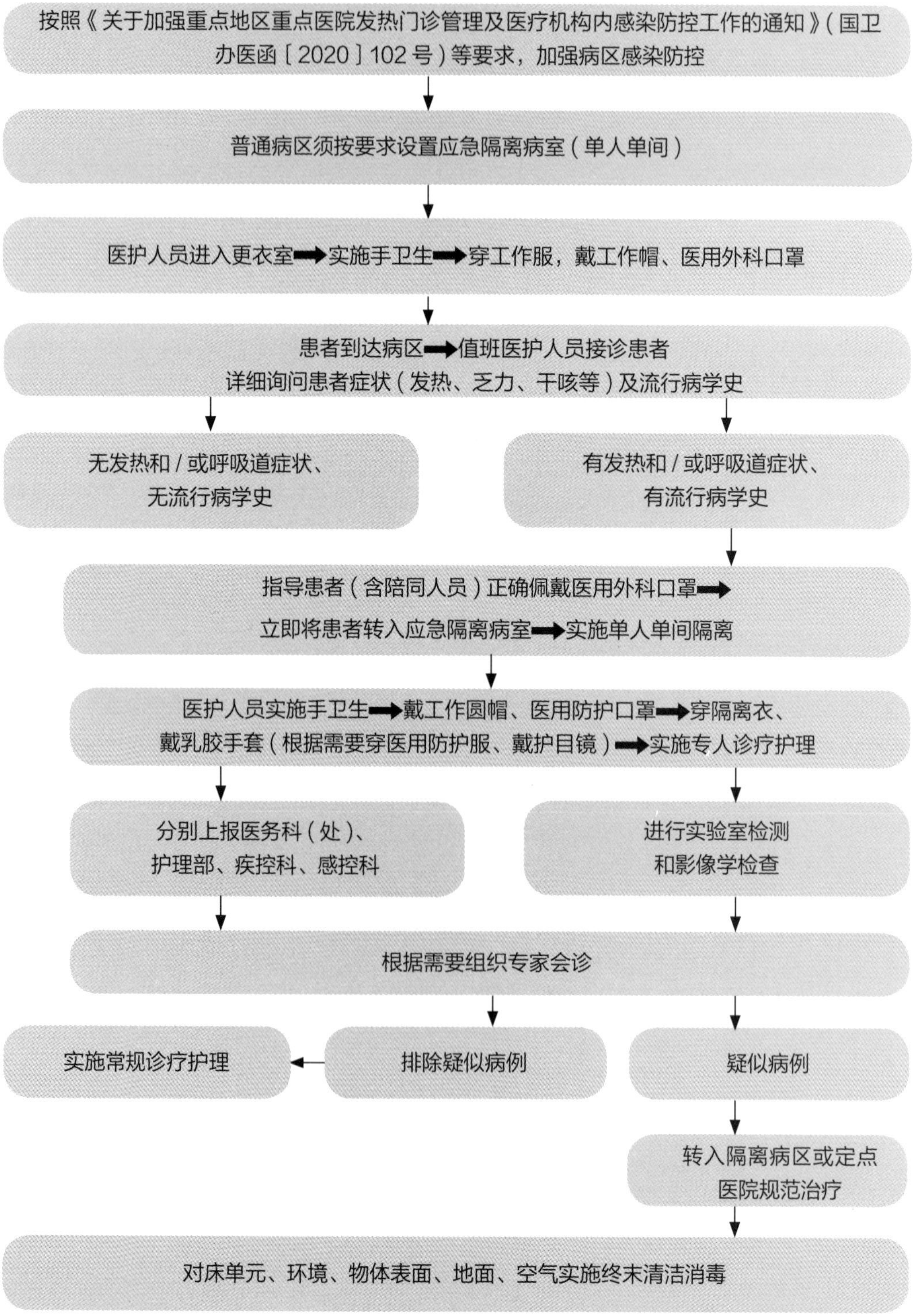

第二章

合并 COVID-19 的心血管疾病急重症患者外科手术麻醉管理与镇静镇痛

一、针对COVID-19的防护

新型冠状病毒传染源主要为新型冠状病毒感染者，无症状感染者也可能为传染源。传播途径主要为经呼吸道飞沫及密切接触传播，在相对密闭的环境中也存在经气溶胶传播的可能。因为在尿液和粪便中分离到了新型冠状病毒，同时也应注意排除粪便和尿液污染环境而造成接触传播或气溶胶传播。人群对新型冠状病毒普遍易感。因此，疫情期间进行心血管外科手术时要严格做好防护。

（1）COVID-19 患者入院后，须全程佩戴医用防护口罩，需要将口鼻完全遮住。医务人员至少二级防护后使用专用手术转运床将患者接进手术室。手术转运床留置在隔离区内，术后用原转运床将患者送回 ICU。术毕对转运床做终末消毒处理。

（2）COVID-19 患者急诊手术应在负压手术间进行。接送手术患者需要遵循路线最短、避免人群密集的原则，使用专用电梯、独立通道将患者送至手术室。医务人员使用专用通道进入及离开手术室。术后医疗垃圾转运应使用专用通道。

（3）医护人员三级防护。正确穿脱防护用品也是科学防护的重要部分。进入病区应轻装上阵，必须按照正确流程，同时注意细节。在穿戴好所有的装备后，还需请清洁区护士帮助检查，调整到让自己比较舒服的状态再进入病区。一旦进入病区，不能随意调整护目镜、口罩等。

1）正确穿戴防护用品：穿戴防护用品前不要多喝水及咖啡，去一次洗手间排空。穿戴顺序：戴第一层手术帽，戴医用防护口罩，戴第二层手术帽，把耳朵罩进去→穿一次性隔离衣，戴第一层手套→穿防护服，需贴紧，尽量缩小脸部暴露面积→穿两层一次性鞋套→戴第二层手套，防护服与手套接头处需用透明胶带粘住→戴护目镜，上缘压住防护服帽子，下缘压住口罩上缘。最后请清洁区医护帮忙检查，在舒适的情况下进入急诊手术间。

2）正确脱摘防护用品：

半污染区：脱面屏→脱外层一次性防护鞋套→摘护目镜→脱防护服。

缓冲区：脱隔离衣→摘帽子→摘口罩→脱内层的一次性鞋套。

每脱一样防护品都要进行手消毒；避免多人同时脱防护服；脱防护品时注意避免抖动，防护服由内往外卷好丢弃；脱眼罩时闭眼，脱口罩时屏住呼吸；到清洁区后，用消毒液将鞋子喷洒一遍，沐浴，换干净衣物。

3）护目镜防雾处理：可使用洗手液、防雾剂、碘伏等均匀涂抹在防护镜内层，待干燥后佩戴。

二、合并COVID-19患者麻醉的一般处理流程

（1）常规的术前访视全部取消，待患者入手术室后签署麻醉知情同意书，尽量采用无纸化办公。

（2）麻醉方法及用药与常规手术麻醉无明显差别。

（3）保证仪器设备正常运行以及急救药品和耗材备用的前提下，手术间内非必需物品、耗材和设备需要清理干净。

（4）麻醉所需药品、耗材需一次性带入，满足基本需要量。

（5）人员配置：1 名主治医师以上医生及 1 名麻醉护士实施麻醉，缓冲区 1 名手术室护士共用，同时安排 2 名麻醉医生在急诊手术室响应。人员之间可通过对讲机等设备来实行有效闭环沟通。

（6）气管插管及困难气道的处理：

1）气管插管：气管插管是高危操作，期间患者可能喷溅分泌物、血液，产生飞沫或气溶胶。面对患者时，医生护士必须采用隔离飞沫及接触的防护措施。①严格执行《高风险暴露防护服着装流程》和《高风险暴露防护服脱除流程》，必要时在感控人员的指导和监督下完成。②采取三级防护，如条件允许，操作者可佩戴正压式人体防护装置或动力空气净化呼吸器。③由有经验的麻醉医生插管，麻醉护士配合协助。常规使用人工鼻。④准备困难气道管理车、呼吸机、药品和吸引器，常规监测生命体征，建立静脉通路。

2）气道评估：评估困难插管史、头颈部活动度、颏甲间距（$<$ 6 cm）、切牙间距（$<$ 3 cm）、颈部的粗细、Mallampati 分级（不建议使用），对困难气道进

行预判，以便做好充分的准备。

对评估为困难气道的患者，建议如下：①镇静镇痛及表面麻醉，在保留自主呼吸的情况下在可视软镜引导下经鼻气管插管（条件允许情况下经过内窥镜面罩气管插管，患者可通过面罩吸氧，同时减少飞沫传播）。②在做好防护的前提下，尽量减少患者的咳嗽反射。③条件允许的情况下，可使用利多卡因喷雾剂行表面麻醉，同时要警惕利多卡因喷雾剂有增加病毒扩散的可能性。④预计现有的气道管理设备包括可视喉镜和可视软镜插管困难、喉罩置入困难和通气困难，可直接由外科医生行气管切开术；也可在启动使用 ECMO 后，再行麻醉诱导，进而行气管插管或气管切开。

选择操作者最熟悉的气道管理工具，包括但不限于下列工具：可视喉镜及一次性使用喉镜片；一次性使用可视插管管芯或一次性可塑形气管插管内镜管芯和一次性使用可视气管导管；一次性第二代喉罩，既能通气，又能通过喉罩行气管插管；有条件者可以选择一次性可视插管软镜；准备好经环甲膜切开及建立有创气道管理的工具。

对评估为无困难气道的患者，建议如下：①避免清醒气管插管，可采用改良快诱导后经口明视气管插管，即患者意识消失后，立刻给予足量的快速起效的肌肉松弛药（简称肌松药），消除咳嗽反射及飞沫喷溅，创造最佳的气管插管条件，快速完成气管插管，减少无呼吸时间，避免加重低氧血症。②优化患者体位，普通患者采用枕下垫高嗅物位，肥胖患者采用头高位和斜坡位。③预充氧 5 分钟，对于正在使用高流量鼻导管氧疗的患者，建议用面罩 + 简易呼吸器扣在患者口鼻部，口鼻部盖两层生理盐水纱布，必要时面罩通气；对于正在使用无创通气的患者，可改为 100% 氧气，无创通气 5 分钟，同时备好面罩和简易呼吸器。④诱导，静脉注射咪达唑仑 2 ~ 5 mg 和小剂量的依托咪酯（血流动力学不稳定患者）或小剂量的丙泊酚（血流动力学稳定患者）；可适量给予芬太尼或瑞芬太尼，减少气管插管引起的反应性呛咳及飞沫喷溅。⑤患者意识消失后，立即静脉注射罗库溴铵 0.9 mg/kg（首选）或琥珀胆碱 1 mg/kg，1 分钟后插管。有高钾血症的患者禁用琥珀胆碱，有条件时用肌松药罗库溴铵。COVID-19 后期有部分患者合并肺动脉高压，注意罗库溴铵有增加肺动脉压等副作用。⑥如配备有经验的助手，可配合行环状软骨加压，防止反流误吸的发生。在插管时给予喉外手法，帮助声门的显露和气管插管。⑦如果患者不能耐受短时间无通气，需要面罩通气时，应使用小潮气量，并在气管插管操作过程中，同时给予经鼻高流量吸氧，避免加重低氧血症。⑧推荐使用一次性喉镜片和可视喉镜插管。插管困难时，助手采用喉外手法推压喉部帮助显露声门，或同时使用一次性可视管芯进行气管插管。推荐封闭式气道吸引，减少开放式吸引。

困难气管插管的应对：①如气管插管失败，立即置入第二代喉罩，如成功置入，通气容易，再通过喉罩用可视插管软镜行气管插管。②如气管插管失败合并喉罩置入和通气失败，立即建立经环甲膜的有创气道，保障通气。一次性经环甲膜有创气道设备，如直径 4 mm 的经环甲膜穿刺套件和经环甲膜切开通气套装（尖刀片、软探条和内径 5 ~ 6 mm 的气管导管）。

（7）密切监测血压、心率和脉搏指氧饱和度，适时通过补充液体和给予心血管活性药物，处理气管插管过程中的心血管反应，维持血流动力学稳定。

（8）确保面罩和呼吸回路之间或面罩和简易呼吸器之间加装高效防水过滤器。

（9）插管后确认气管导管位置正确。通过可视喉镜直视气管导管通过声门，通过可视软镜看到气管环或隆突，呼气末 CO_2 波形，通过观察胸廓起伏情况和气管导管在声门或切牙的刻度确定气管导管的位置，避免过深或过浅。有条件时可做胸部 X 线平片，确认气管导管的深度。

（10）机械通气并妥善固定气管导管。

（11）所有气道工具必须封装于双重密封袋并消毒处理。

（12）需要进行颈内静脉穿刺置管、动脉导管穿刺置管等有创操作，可借助超声来辅助穿刺，同时需时刻警惕针刺伤的风险。

（13）物体表面、地面、复用物品等的消毒措施：

1）物体表面的消毒：诊疗设施、设备表面以及高频接触的物体表面，如麻醉机、监护仪、微量泵、手提电脑、电子药车等物体表面（手术结束之后立即消毒）首选含有效氯 1 000 mg/L 的消毒液湿巾擦拭消毒，不耐腐蚀的使用伽玛消毒湿巾或 75% 酒精擦拭消毒两遍。若使用一次性消毒湿巾，可清洁、消毒一步完成，每天至少 3 次。遇污染随时消毒。有肉眼可见污染物时应先使用一次性吸水材料清除污染物，然后常规消毒。清理的污染物严格按医疗废物集中处置。

2）地面的消毒：有肉眼可见污染物时应先使用一次性吸水材料完全清除污染物后消毒。无明显污染物时可用含有效氯 1 000 mg/L 的消毒液湿巾擦拭消毒。遇污染随时消毒。少量污染物可用一次性吸水材料如纱布、抹布等蘸取含有效氯 5 000 ~ 10 000 mg/L 的消毒液（或能达到高水平消毒效果的消毒湿巾 / 干巾）小心移除；大量污染物应使用含吸水成分的消毒粉或漂白粉完全覆盖，或用一次性吸水材料完全覆盖后将足量的含有效氯 5 000 ~ 10 000 mg/L 的消毒液浇在吸水材料上作用 30 分钟以上（或用能达到高水平消毒效果的消毒干巾），小心清除干净。

清除过程中避免接触污染物，清理的污染物严格按医疗废物集中处置。

3）复用物品（如诊疗器械、器具）的消毒：应当尽量选择一次性使用的诊疗用品。重复使用的医疗器具如喉镜应当按照“特殊病原体”中“突发原因不明的传染病病原体”污染的诊疗器械、器具和物品双层密闭运送至消毒供应中心处理，做好“新冠肺炎患者”标记，并电话通知消毒供应中心该患者的相关信息如姓名、住院号、诊断、手术主要过程、消毒特别注意事项等。

（14）空气消毒措施：由手术部按照疫情期间消毒相关流程统一处理。

（15）医疗废物的管理：对 COVID-19 患者所有的废弃物都应当视为感染性废物，严格依照《医疗废物管理条例》和《医疗卫生机构医疗废物管理办法》管理的要求双层封扎、标识清楚，暂存于手术间，由手术部集中处置和转运。

（16）患者转运：由医生穿防护服，用原转运推床按照专门通道、路线送回 ICU 隔离病房。医生原路返回手术室污染区脱防护服，沐浴，更换清洁衣服。

三、合并COVID-19的常见心血管急重症患者手术麻醉要点

（一）急性主动脉夹层手术

急性主动脉夹层（acute aortic dissection，AAD）是由于高血压等原因导致主动脉内膜、中膜撕裂，内膜与中膜分离，血液流入后使主动脉壁被分隔为真腔和假腔的一种疾病。AAD 根据原发破口位置和夹层累及范围被分为 DeBakey Ⅰ、Ⅱ、Ⅲ型，或者 Standford A、B 型。患者多有高血压或其他心血管病基础。多为急性发病，以突发剧烈疼痛、休克和血肿压迫相应的主动脉分支血管时出现的脏器缺血症状等而就诊。可继发主动脉破裂、脑及心脏等重要脏器严重灌注不良等并发症。部分患者在急性期（2 周内）死于心脏压塞、心律失常等合并症。冬春季节交替是主动脉疾病的高发时期。AAD 起病急骤，进展迅速，严重危及生命，是全球公认病死率最高的心血管疾病之一，早期快速、积极的外科手术干预可直接改善其病情转归。

对于疑似 COVID-19 的 Stanford A 型 AAD 患者，如果生命体征平稳，血压、心率能够有效控制，无持续性胸背部疼痛，不合并心包或胸腔积液、急性冠脉综合征、主动脉瓣重度关闭不全或脏器灌注不良综合征等，可与患者及家属充分沟通，待新型冠状病毒核酸检测结果回复后再安排手术。如患者合并上述症状，确需急诊手术，按疑似或确诊新型冠状病毒感染手术患者处理。

1. 麻醉前准备

（1）控制血压：将血压控制在理想范围。药物可选硝普钠、尼卡地平等。

（2）降低心脏射血速率：避免心动过速，同时降低心肌收缩力是治疗的重要方面。

（3）加强监护：建立静脉通道，建立中心静脉通道及维持良好的通气，有条件者可放置 Swan–Ganz 肺动脉漂浮导管。

（4）输液：交叉配血，备血；术中应用自体血液回收技术，建立至少两条快速输液的静脉通道。

（5）镇静镇痛：镇痛不仅减轻患者痛苦，还有助于降低血压，但应避免疼痛反应过度迟钝，否则患者的病情变化可能会被忽视。

2. 升主动脉瘤的麻醉管理

（1）监测：行左侧桡动脉或股动脉置管监测血压；选择性放置 Swan–Ganz 肺动脉漂浮导管；经食管超声（TEE）评估心脏瓣膜及室壁运动；轻柔、正确地放置鼻咽温探头，注意职业防护。

（2）多采用低温体外循环，如果累及主动脉弓部则需要深低温停循环，降温和复温需要充足的时间。

（3）在涉及冠状动脉手术时应特别注意有无心肌缺血（心电图、室壁运动/收缩力）。

3. 主动脉弓部的围术期管理

行左、右侧桡动脉或股动脉置管监测血压；若对动脉压读数有任何怀疑，应立即检查升主动脉根部压力作为对照；选择性放置 Swan–Ganz 肺动脉漂浮导管；此类手术多采用深低温停循环，降温和复温需要时间较长，术中应进行良好的脑保护。

4. 降主动脉瘤的麻醉管理

（1）监测：经右侧桡动脉、足背动脉或股动脉置管监测动脉血压；选择性放置 Swan–Ganz 肺动脉漂浮导管，监测心排血量（cardiac output，CO）、心指数（cardiac index，CI）、肺血管阻力（pulmornary vascular resistance，PVR）、体循环血管阻力（systemic vascular resistance，SVR）等。

（2）单肺通气：通常采用双腔气管内插管行单肺通气。

（3）主动脉阻断：①血流动力学改变明显；②血容量重新分布，体内儿茶酚胺水平急剧升高；③后负荷突然增加，可能会引起心内膜下心肌缺血。

处理措施：减轻后负荷、维持正常的前负荷、合理使用正性肌力药及冠脉扩张药。阻断主动脉前将血压控制在可以接受的水平；阻断主动脉后，注意有无低灌注引起的代谢性酸中毒；对部分体外循环患者，可通过调节流量泵来控制近端血压，同时保证远端足够的血供。

（4）主动脉开放：①血流动力学改变。低血压是主动脉开放后的主要循环改变。阻断远端反应性缺血、血液大量丢失导致的相对或绝对血容量不足和外周阻力突然下降是主要原因。②代谢改变。全身氧耗、血乳酸（Lac）、各种细胞因子增加，表现为代谢性酸中毒。

处理措施：开放主动脉前补足血容量，必要时使用血管活性药物，避免开放后严重低血压。“开钳性休克”表现为低血压或心肌抑制，开放主动脉前补足血容量，预防性给予碳酸氢钠可减轻酸中毒引起的心肌抑制，也应注意避免瞬间高血压。注意输血过多时，可能会产生枸橼酸中毒。

（5）脊髓保护：①脑脊液引流；②中度低温或深低温；③药物如巴比妥、糖皮质激素、钙通道阻滞剂等在动物实验中证明具有脊髓保护作用。

（6）肾脏保护：①低温；②选择性肾脏动脉灌注；③阻断前给予甘露醇或呋塞米（速尿）。

（7）凝血异常的处理：①大出血时应注意输注新鲜冰冻血浆、浓缩血小板以及抗纤溶药物；②充分复温，纠正低体温，及时保温。

（二）急性心肌梗死的冠状动脉旁路移植术

（1）麻醉诱导以镇痛性麻醉药为主。

（2）若咪达唑仑用量超过 0.1 mg/kg，气管插管前易发生低血压。

（3）诱导药应缓慢、间断给予。

（4）体外循环前控制性心动过缓（心率 50 次 / 分左右），控制性血压偏低（收缩压 90 ~ 100 mmHg）。

（5）切皮及劈胸骨过程是刺激最大的操作步骤，操作之前应及时加深麻醉。

（6）心肌保护：非常重要！常用方法有经主动脉根部顺行灌注、经冠状窦逆行灌注、经桥血管灌注等三种方法。

（7）维持较高的灌注压（50 ~ 80 mmHg）。

（8）阻断升主动脉前不过早降温，降温不宜过低。

（9）体外循环期间维持合适的血压（接近转流前的平均动脉压）。

（10）若心室颤动下探查冠状动脉，应将心脏引空，使灌注压＞ 60 mmHg。

（11）主动脉侧壁吻合期间，维持满意的灌注压。

（12）在非体外循环下冠状动脉旁路移植术中，血压下降、心律失常是常见的心肌缺血征象，以显露、吻合左前降支时对血流动力学的影响最轻，以显露、吻合回旋支而搬动左室引起的血压下降、心律失常最严重。

（13）非体外循环下冠状动脉旁路移植术中，显露、固定回旋支和下壁的冠状动脉血管时对血流动力学影响最大，此时宜采取头低脚高位并适当向右侧倾斜，以利于心脏射血和增加心排血量，也利于暴露术野和术者进行冠脉吻合。

（14）低血压同时出现心律失常或心电图 ST 段改变，提示心肌缺血加重，须即刻处理。可以使用相应药物，如去甲肾上腺素、去氧肾上腺素、肾上腺素等，必要时可使用静脉微量泵输注。

（15）限制液体入量，降低前负荷。

（16）注意术中保温（室温、患者体温等）。

（三）急性心脏压塞手术

（1）情况危急或严重心脏压塞，应立即行心包穿刺引流，同时积极准备手术。

（2）麻醉前用药可省略，或仅用抗胆碱药，以免血压下降。

（3）如果患者有出血的基础病因，必须准备足够的血液制品。

（4）麻醉诱导会引起血管扩张、血压下降，情况危重者可导致循环崩溃。此时若必要，可使用血管活性药。如果提前局麻下行心包穿刺、引流，可明显降低麻醉诱导危险，应术前与手术医生协商解决。

（5）严重心脏压塞患者，在麻醉诱导时可应用氯胺酮以加快心率和维持血管张力。

（6）正压通气会进一步减少心脏充盈，使血压下降，最好在局麻下行动、静脉穿刺置管，并做好术野消毒，最大限度地缩短正压通气至心包切开减压的时间。

（7）心脏压塞解除后，右室排血量急剧增加，如左室不能有效代偿这些急剧增加的前负荷，会发生急性肺水肿。尤其是术前需要较高中心静脉压（CVP）才能维持循环的患者，心包减压术毕肺水肿发生的危险更大。应准备好并及时应用利尿药和血管扩张药，防止肺水肿的发生。

（四）主动脉瓣严重狭窄手术

主动脉瓣严重狭窄者代偿期长，既往客观指标已有异常，但仍可没有临床症状。瓣口面积缩小至正常 1/4 以下者，在活动后出现典型或部分三联征：心绞痛、晕厥、左心功能不全。当狭窄到瓣口面积 0.7 ~ 0.9 cm^2，为重度主动脉瓣狭窄，特别容易出现心肌缺血和猝死。当病情持续发展，瓣口面积进一步缩小，主动脉瓣指数降至 0.5 cm^2/m^2 以下，导致 EF 值进一步降低及左室舒张末压升高时，猝死风险高，需要及时手术治疗。

1. 麻醉前准备注意事项

（1）硝酸甘油会扩张小动脉及血管床，使冠状动脉血流减少，诱发心律失常，慎用。

（2）β 受体阻滞剂可以降低后负荷，触发运动中晕厥的发生，同时使主动脉狭窄患者左室每搏输出量减少，故禁用于主动脉瓣狭窄者。

（3）利尿药和其他减轻前负荷的药物慎用，因为主动脉狭窄者需要通过升高左心充盈压来维持心排血量。

（4）维持电解质至正常水平。

（5）纠正心律失常，尤其是心房颤动（房颤可诱发左心衰竭）。快速房颤时可及时注射胺碘酮，必要时应用西地兰，心率保持在 80 ～ 100 次 / 分。药物难以控制时考虑电复律。

（6）若无心力衰竭，禁用洋地黄、利尿药。出现心力衰竭，可以应用洋地黄或其他正性肌力药物及利尿药。

2. 术中麻醉管理要点

（1）外周动脉搏动弱，穿刺应该以动脉管腔中心为穿刺点，穿刺点偏离则很难穿刺成功，可以在超声引导下穿刺。

（2）选择以麻醉性镇痛药为主的麻醉方法，避免心肌抑制、血压下降、心动过速、心律失常，因为上述变化可导致病情突然急剧恶化。

（3）应做好充分的急救准备，积极治疗室上性心律失常，必要时使用直流电转复。对室性异位心律应积极给予治疗，如果患者恶化为心室颤动，复苏会很难成功。患者为重度主动脉瓣狭窄，麻醉诱导时需要心外科医生在场，必要时备体外循环。

（4）应准备好强效的 α 受体激动剂，以便及早和积极地治疗体循环低血压。如果患者出现心肌缺血的症状和体征，首先提高灌注压，虽然提升血压对总体来说无明显作用，但是能防止足以影响到心肌灌注和引起猝死的血压下降。

（5）漂浮导管经过右室时可能会出现心律失常，可将导管尖端停留在中心静脉的位置，待主动脉瓣修补完成后再置入。

（6）临床上不建议使用钙通道阻滞剂，因为出现低血压时应用缩血管药物效果不好。

（7）在心肌肥厚的情况下，要保证升主动脉阻断期间心脏停搏液最有效的心肌灌注，进行充分的心肌保护，以防心肌缺血，可通过冠状窦进行逆行灌注。

（8）严重左心功能不全者，应用中等剂量多巴胺；肾上腺素不能维持者，考虑放置 IABP；不能应用大剂量正性肌力药物，因易出现严重室性心律失常。

（五）急性主动脉瓣关闭不全手术

突发的主动脉瓣关闭不全使左室容量负荷增大，为维持足够的前向血流而产生的即刻代偿机制是增加交感张力、产生心动过速和增强的收缩状态。液体潴留导致前负荷增加，可发生左室功能急剧恶化，需要急诊外科手术。

术中麻醉管理要点如下：

（1）此类患者慎用引起静脉舒张的药物，因其降低前负荷而使心排血量减少。

（2）主动脉关闭不全的患者心排血量随着心率的增加而明显增加，心率维持在 90 次 / 分左右，可改善心排血量而不引起心肌缺血。

（3）必须维持左室收缩力。左室功能受损者，使用纯 β 受体激动剂可通过舒张外周血管和增强心肌收缩力而使每搏输出量增加。

（4）应避免使用引起容量血管明显扩张的术前用药。

（5）麻醉用药应针对维持前负荷、改善心肌收缩力及保持心率在 90 次 / 分左右。

（6）瓣膜置换前主动脉关闭不全患者禁用 IABP。

（7）体外循环停机后，必须保证较高的前负荷来维持扩大的左室充盈。

（六）急性二尖瓣关闭不全手术

急性二尖瓣关闭不全最常见的原因是心肌缺血或心肌梗死引起的腱索断裂或乳头肌功能不全。多数患者具有典型的充血性心力衰竭表现，需要在初步用药治疗改善症状后进行二尖瓣修补或置换。严重的急性二尖瓣关闭不全伴有急性肺水肿或心源性休克者，需要急诊外科手术。

术中麻醉管理要点如下：

（1）维持和增加前负荷对确保有足够的前向心排血量是有益的，应因人而异，对最佳前负荷增加程度的估计应以患者对液体负荷的临床反应为基础。

（2）增强心肌收缩力的血管活性药物能够增加前向血流，通过缩小二尖瓣环而减少反流。

（3）心率维持在正常或稍高水平，因为心动过缓能引起左室容量增加、前向心排血量减少和反流分数增大。

（4）后负荷增加引起反流增加和心排血量减少。因此，需要降低后负荷，并应避免使用 α 受体激动剂。硝普钠可降低左室充盈压，引起显著的前向血流增加。

（5）大部分大量二尖瓣反流的患者会有肺循环压力升高，甚至出现右心衰竭。因此，一定要注意避免高碳酸血症、低氧血症及任何引起肺血管收缩反应的药物或操作。

（6）避免使用抑制心肌收缩的药物，多选用大剂量有血管舒张作用的麻醉性镇痛药。

第三章

合并 COVID-19 的心血管疾病急重症患者手术的体外循环与生命支持

体外循环医师在心血管手术中承担着体外循环管理、心肌保护、血液回收与回输管理等工作，有可能接触确诊或者疑似 COVID-19 病例的血液、分泌物、体液、排泄物等，是医院感染的特殊潜在高危人群。手术室作为医院的易感科室，COVID-19 疫情暴发期间，手术相关流程（包括体外循环、麻醉、外科、手术室护理）的感染防控成为医院抗击疫情的重中之重。严防病毒在手术室内传播，客观上要求体外循环医师必须熟练掌握体外循环相关感染控制的专业知识及技能，包括标准预防、清洁、消毒、灭菌、手卫生、隔离、无菌操作、职业防护等方面，这些也是感染控制的基石。针对目前新型冠状病毒防控的严重形势，结合体外循环专业的工作特点，体外循环管理的工作重点应集中在以下几个方面。

一、体外循环的医院感染管理及手卫生

围体外循环期必须遵循体外循环的工作原则及操作常规，保证患者安全及体外循环质量。

对所有体外循环人员进行上岗前筛查，杜绝带病工作。对体外循环人员进行新型冠状病毒相关知识培训，确保他们能熟练正确地掌握防护口罩、护目镜、防护服、隔离衣、手套及鞋套等的穿戴方法。体外循环人员应进行三级防护。在疫情蔓延时期，一定要加强体外循环人员对医院感染的认识，邀请医院感染管理科对所有体外循环人员进行感染相关知识的培训，使其了解自身的义务和责任，在工作中严格自律，时刻保持责任心，将医院感染防控作为自觉性行为，把握好工作中的各个细节，严格执行医院各项规章制度，确保各项工作落到实处。手卫生管理尤其重要，严格培训和执行七步洗手法，抽取血液样品前严格洗手，戴无菌

手套。

二、一次性使用物品管理

疫情期间尽可能使用一次性物品。根据病情选择必需药品及一次性用品，单向流动，只进不出。非一次性用品、设备等必须依据相关规范进行使用后处理。装机间是体外循环人员平时行体外循环准备的工作场地，装机间内平时会放置一定数量一次性使用的体外循环必需品，包括膜肺、插管、冰箱（冰箱内放置需要保存的手术药品，如心肌保护液等）、体外循环机、无菌装机台等。在疫情期间，建议取消装机间一次性物品的摆放，所有物品一律放置于体外循环库房，根据手术需要，由专人负责将手术所用的物品从库房运送至装机间，防止交叉感染。

询问医院医学装备部人员，装机间的空调风机是否直接和手术室连通，如果和手术室连通，问清是和全部手术间连通还是和部分手术间连通，防止手术间的 COVID-19 患者污染装机间。特殊情况下可以临时关闭装机间空调。

三、体外循环术前准备

（1）在对患者及家属进行体外循环风险的知情告知过程中，医务人员应注意个人防护，防止与患者及家属产生无防护接触。

（2）在疫情期间，严格执行每台手术装机用一个无菌装机台，防止手术装机过程中发生的交叉感染。

（3）装机完毕后体外循环机随即进入手术间备用，不在装机间长时间停留。原则上疫情期间不采用干备或湿备方式备机，做到随用随装，做好快速装机的紧急预案，并提醒外科医生留出充足的体外循环准备时间。

（4）事先准备好体外循环过程中使用的药品，打开包装后直接抽吸到注射器内，避免穿戴隔离衣和多层手套后操作不便。

四、体外循环术中流程管理

手术间是体外循环工作的重要阵地，也是感染控制的最前沿，因此需要严格遵循感染防控相关流程。

（1）疫情期间，所有确诊和疑似 COVID-19 病例的急诊手术建议在负压手术室进行。未配备负压手术室的医院在普通手术室进行手术，但需明确手术间空调系统的配置，如果 2 ～ 3 个手术间配置一台中央空调层流风机，则建议在其中一个手术间安排手术的同时，其他两个手术间处于关闭状态；如果急诊手术较多，采用此方法无法保证手术安排时，建议关闭空调系统，每个房间单独配置小型层流消毒装置进行手术房间内部气体循环和消毒。考虑到心血管外科体外循环手术时间长，手术房间设备多，在工作时不间断产生热量排入空气中，必要时准备冰块进行房间降温。

（2）体外循环人员的防护：对确诊和疑似 COVID-19 患者进行心脏手术、体外循环运转过程中，要采用三级防护，要求穿戴一次性工作帽、医用防护口罩（N95型）、防护服、两层手套、护目镜、雨靴等；在普通患者急诊手术时，建议采用二级防护，要求穿戴一次性工作帽、医用外科口罩、洗手衣、隔离衣、手套、护目镜等。

（3）手术患者消毒铺巾完毕，在切皮前建议做好体外循环的所有准备工作，包括台上、台下所有管道的连接，防止 COVID-19 患者的血液经过外科医生手套后再次污染体外循环机及相关人员。在原备机手术转体外循环手术时，建议手术助手更换手套后再传递体外循环管道。

（4）体外循环开始前根据患者的术前血细胞比容（HCT）、体表面积、手术时间长短评估术中是否需要通过放血操作来维持转中合适的 HCT 值。如决定施行放血操作，对于自体血，建议用无菌袋密封后保存。

（5）体外循环心脏手术最大的特点是血液在体外循环管路中与空气开放式接触，氧气通过中空纤维进行气体交换，产生的二氧化碳直接排入手术室空气中。针对以上特点，在疫情期间，建议利用负压辅助静脉引流装置（VAVD），保证患者血液与手术室环境隔绝。笔者认为在体外循环期间膜肺的气体出口端安装负压抽吸装置很有必要，禁止未经处理将废气直接排入手术室污染手术室环境。

（6）体外循环中相关药品的使用：术前在手术间用一次性无菌注射器抽取完毕备用；术中由于各种原因需临时加用的药品，在抽取前建议行手消毒操作。

（7）根据病情和术中情况决定是否使用超滤器。在使用超滤器时，建议使用密封袋或密闭瓶保存超滤废液，并在超滤结束时及时夹闭超滤废液出液管路，防止超滤废液逆流。

（8）血样本的传递：原则上感染手术间内应配备专用的临床实验室检验设备（包括但不限于血气分析仪、ACT 监测仪等）。因条件所限，术中需要向感染手术间外传递血样标本者，需遵循出入感染手术间防护用品处理原则，需告知标本接受者新型冠状病毒感染风险。

五、体外循环术后流程管理

手术结束后机器余血的处理：根据手术时间的长短及血液破坏程度的轻重决定是直接回输还是回收处理后再回输，无论哪种方式，处理完毕后建议再用 500 mL 生理盐水冲刷管道，并将冲刷液用负压吸入血液回收机处理后回输。完成所有操作后，在保证管道尽量无血、干燥的情况下，将使用过的膜肺、管道和插管等整套管道系统装入指定的双层黄色医用垃圾袋（3/4 满），最外层贴上专用标签，写明手术日期、手术房间号、责任人等信息，再将垃圾袋放到指定地点，统一按照《国家卫生健康委办公厅关于做好新型冠状病毒感染的肺炎疫情期间医疗机构医疗废物管理工作的通知》（国卫办医函〔2020〕81 号）进行相关处理。

手术结束后，应彻底清除手术中使用的注射器和已开启但未使用完的各种药品，并彻底清洁体外循环机及水箱（包括更换水箱循环水和利用消毒液对水箱内部进行消毒）。先用清水清除机器表面的血迹，再用一次性酒精湿巾拭擦机器。建议在体外循环机、水箱的电机吸气口加装病毒过滤装置，并在手术结束后及时更换、消毒，但具体操作流程还需与机器厂家和医院感染科沟通。清洁完的体外循环机不立即入库装机间，可以进入缓冲区进行隔离自净，在无缓冲区的手术室，可以将机器置于手术室一角，并用无菌单将其与手术区进行适当隔离。建议将手术中体外循环使用的管道钳在手术结束后送消毒供应中心行高压蒸汽灭菌处理或用 75% 酒精浸泡处理。

疫情期间，手术间内用于记录体外循环运转各项参数的电脑建议用一次性保鲜膜包裹屏幕和键盘，如被血液或其他体液污染，立即用 75% 酒精彻底擦拭消毒。

六、体外循环脱机困难的机械辅助循环策略

体外循环脱机困难表现：心搏乏力、血压低，应用大剂量强心和血管活性药物仍无法维持心脏自主搏动或正常血压，无法停止体外循环辅助。

（一）主动脉内球囊反搏

1. 主动脉内球囊反搏的适应证与禁忌证

（1）适应证：主动脉内球囊反搏（IABP）适于治疗急性心肌缺血和急性心肌梗死引起的机械性并发症，如室间隔破裂和乳头肌功能失调。在危重情况下，IABP 在心脏手术之前可稳定患者的血液动力学状态以及降低手术的死亡率。IABP 对术后心源性休克的治疗效果已得到了广泛的肯定。对于不能够行体外循环的患者首先使用正性肌力药物，在继续应用血管活性药物基础上，放置 IABP 进行辅

助支持。具体适应证如下：①高危患者如瓣膜病术前心功能Ⅳ级、冠状动脉血流重建术前 EF < 30% 的患者手术中预防性应用；②心脏手术后脱离心肺机困难者；③心脏手术后低心排血量综合征；④缺血性心脏病急性心梗并发心源性休克、室间隔穿孔、二尖瓣反流、顽固性心绞痛、顽固性严重心律失常、冠状动脉造影及高危经皮冠状动脉介入（PCI）治疗者等；⑤心脏移植前后的辅助。

（2）禁忌证：①位于降部的胸主动脉瘤；②主动脉瓣中、重度反流；③中、重度主动脉瓣关闭不全；④主动脉窦瘤破裂；⑤主动脉夹层动脉瘤；⑥脑出血；⑦主动脉弓严重钙化；⑧主动脉畸形；⑨心律失常。

2. IABP 操作注意事项

（1）监测血压及波形，可通过桡动脉穿刺，应用双腔气囊导管者可通过导管测压，观察动脉压力波形变化，根据波形调整反搏时相。

（2）连接心电图导联，选择 R 波高尖、T 波低平的导联触发反搏。

（3）调整反搏时相，使气囊在心脏舒张期相当于动脉重波切迹处充气，在心脏收缩前排气。调整好反搏时相非常重要，是获得最佳辅助效果的关键。充气过早，主动脉瓣尚未关闭，阻碍心室排空，加重心脏负担；充气过迟，减少舒张压升高时间；排气过早，同充气过迟；排气过迟，增加心脏射血阻力。

（4）根据气囊大小，向安全囊内预充适量的气体，充气过多和过少都影响辅助效果。现新生产的驱动装置具有自动充气功能，可自动充入适量气体。

（5）操作者应熟悉机器性能及操作程序，密切注意血流动力学变化及辅助效果，分析血压曲线中波形是否达到最佳辅助效果，根据病情变化、心率快慢随时调整有关参数。

3. 手术室内 IABP 安装后辅助有效的表现

（1）升压药用量逐渐减少。

（2）心排血量增加。

（3）血压逐渐回升。

（4）心率、心律恢复正常。

（5）尿量增加。

（6）末梢循环改善，手脚变暖。

如应用 IABP 后病情无改善，甚至恶化，应进一步查找原因。

4. IABP 运用注意事项

（1）长时间不使用时请注意充电，2 周 1 次，每次 12 小时。

（2）使用前注意检查氦气剩余量，不用时关闭阀门。

（3）置管优先选择在导管室或手术室内操作，紧急状况下也可床旁操作。

（4）穿刺请使用配套的专用鞘，按照标准流程操作：①穿刺针角度不要超过 45°；②置入导丝时避免频繁回抽；③导管不要打折；④导管置入前请先抽真空，并将止血鞘撕去；⑤导管置入过程中，全程导丝牵引；⑥导管到位后，中央腔接三通、压力延长管，回抽后注入肝素盐水。

（5）电极片要贴牢固，保证良好的心电波形。

（6）避免和其他仪器共用一个接线板。

（7）加压输液袋压力保持 300 mmHg，肝素液冲洗中央腔 1 次 / 时，保持中央腔通畅。

（8）压力参数有疑问时，及时手动校零。

（9）监测患者凝血状况。

（10）定时检查下肢和左上肢血供状况。

（11）如发现透明氦气管内有血，立即更换整个导管。

（12）有报警时，先检查报警原因，处理后按 RESET → ON。

（13）停泵时间不要超过半小时，否则容易形成血栓。

（14）拔管时机器要在 OFF 状态。

5. IABP 并发症及处理

新冠肺炎患者接受 IABP 辅助期间，要严格减少并发症，并及时处理并发症。相关的并发症如下。

（1）下肢缺血：

原因：股动脉粥样硬化斑块狭窄；血栓脱落，下肢动脉栓塞；气囊导管或鞘管粗，股动脉细，阻塞股动脉；气囊导管或鞘管周围血栓形成。

表现：缺血肢体疼痛、颜色苍白、变凉，足背动脉搏动消失。

预防：适当抗凝，选择合适的气囊导管，应用无鞘管穿刺气囊导管，以防阻塞股动脉血流；持续反搏，不能停、搏交替，以防停搏时在气囊表面形成血栓，在搏动时脱落。注意下肢脉搏、温度、颜色变化，发现异常，及时处理，否则有造成下肢缺血坏死的危险。

处理：用 Forgaty 导管拉出脱落的栓子；如心功能稳定，则拔出气囊；如病情不稳，采用人工血管搭桥术，即用人工血管将对侧股动脉的血液引流到阻塞部位的远端。

（2）感染：

原因：紧急情况下操作，局部消毒不彻底。

预防：注意无菌操作，全身及切口局部用抗生素。

处理：局部换药。

（3）导管插入夹层：

表现：反搏效果与气囊在主动脉腔内时相同，只在尸解和动脉造影时发现有引起主动脉穿孔破裂的危险。

预防：切开法插入导管时认清解剖层次，先吻合人工血管后插入导管；经皮穿刺法置入时，穿刺针回抽血液应通畅，以保证穿刺针在血管腔内。

（4）动脉撕裂穿孔：

表现：不可解释的低血容量。

预防及处理：操作准确、轻柔，遇阻力时可旋转导管方向，不可暴力强行插入，如发生动脉撕裂穿孔，要立即手术。

（5）气囊破裂：

原因：在插入气囊导管时，尖锐物擦划气囊或动脉粥样硬化斑块刺伤气囊。

表现：反搏波形消失，安全囊内有血液吸入。

预防及处理：应用前常规检查气囊有无破裂，气囊不要接触尖锐、粗糙物品，一旦发生气囊破裂，要立即更换气囊导管，否则进入气囊的血液凝固，气囊将无法拔出，只能通过动脉切开取出。

6. IABP 护理管理要点

（1）置管侧肢体应保持伸直状态，如需翻身，应呈轴状，以防导管打折。

（2）定时冲洗反搏导管的动脉端，肝素 25 mg 加入生理盐水 500 mL，每次 1 ~ 2 mL，1 ~ 2 小时冲洗一次。如动脉波形有衰减趋势，则应随时冲洗。

（3）换能器应保持与心脏同一水平。

（4）最佳触发方式为心电图触发，当有些操作干扰心电图时，要提前转为血压触发。

（5）注意观察下肢血运情况，注意穿刺侧肢体皮肤的颜色、温度及足背动脉搏动情况。定期测量双侧肢体的周径。

（6）注意氦气管及动脉延长管勿折。

（7）患者回病房后立即拍胸片确定导管的位置。如位置适当，记录导管外端的长度。搬动患者后要及时检查外管的长度。

（8）注意穿刺部位有无渗血等情况，每日消毒换药。

（9）每次操作后用消毒液进行手消毒，按照新冠肺炎防护标准执行。

（二）体外膜肺氧合

IABP 辅助后如仍然无法停止体外循环支持，并有脉压小、血压低，或合并心律失常等，排除相关禁忌证后，可考虑启动体外膜肺氧合（ECMO）给予辅助治疗。ECMO 插管尽量采用股静脉 – 股动脉方式。在无菌的环境下选择合适的管路装配，根据体重、血容量、血红蛋白（Hb）含量等制订预充计划，连接电源、气源，打开水箱开关、核对管路后可开始 ECMO 运行，注意观察转速、流量、各部件的工作状态。

1.ECMO 的适应证与禁忌证

（1）适应证：①多巴胺用量＞ 20 μg /（kg・min），或并用两种升压药，血压仍有下降趋势；②心指数＜ 2.0 L/（min・m^2）；③平均动脉压＜ 50 mmHg；④左房压＞ 20 mmHg；⑤中心静脉压（CVP）＞ 15 cmH_2O；⑥尿量＜ 0.5 mL/（kg・h）；⑦末梢循环差，手足凉；⑧精神萎靡，组织供氧不足，动脉或静脉指氧饱和度低；⑨ IABP 辅助后仍然无法脱离体外循环机的新冠肺炎确诊或疑似患者。

有如上指征者，应尽早应用 ECMO，如果错失时机，待病情恶化后再用，就会影响抢救效果。

（2）禁忌证：①年龄＞ 75 岁；②心搏骤停，自主心率＜ 60 次 / 分；③未修复的夹层，中、重度主动脉瓣关闭不全；④心源性休克并合并下述至少 3 项：血乳酸（Lac）＞ 15 mmol/L、皮肤发花、无尿＞ 4 小时、 INR ＞ 4.5 或 ALT/AST ＞ 2 000；⑤肝、肺、肾慢性衰竭，严重脑损伤，恶性肿瘤；⑥存在抗凝的禁忌证，如新冠肺炎引起肝功能衰竭合并严重出凝血功能障碍、大出血、近期出现或者扩大的颅内出血等。

2.ECMO 启动前后的管理

（1）设备管理：ECMO 的变温水箱、循环管道、气源等的管理措施与前述 COVID-19 患者的体外循环管理相同。在疫情期间，应取消装机间一次性物品的存放，所有物品一律放置于体外循环库房内，随用随取，这样可以有效防止交叉感染。检查装机间的空调设备，询问医院医学装备部人员装机间的空调风机是否直接和监护室连通，防止其他监护单元感染。

（2）流量管理：以最低的泵速和尽可能低的流量，最大限度地降低溶血与血液剪切应力的不利影响。维持平均动脉压（MAP）在 65 ～ 70 mmHg，静脉指氧饱和度（SvO_2）＞ 55%，中心静脉指氧饱和度＞ 60%，保证充足的尿量和 Lac 正常水平。

（3）通气设置：通气血流比例 =1 ：（1.5 ～ 2），维持二氧化碳分压在

35 ~ 45 mmHg、氧分压在 200 mmHg 左右。呼吸机设为肺保护模式，潮气量 6 mL/kg 左右，降低跨肺驱动压（气道峰压 – 呼气末正压），避免肺萎陷。

（4）温度管理：常规水箱温度为 35 ~ 36 ℃；体外心肺复苏（ECPR）患者初期维持低温，为 34 ~ 35 ℃，48 小时后复温，每 6 小时升高 0.5 ℃；体外循环转 ECMO 患者维持在 35 ~ 36 ℃；清醒 ECMO 患者维持在 36 ~ 37 ℃，并注意转流前预充液加温。

（5）抗凝管理：监测并维护凝血 – 抗凝 – 纤溶系统良好平衡，血小板计数 > 50×10^9/L，纤维蛋白原含量 > 1 g/L，抗 Xa 0.3 ~ 0.7 U/mL，AT Ⅲ 活性 80% ~ 120%。

（6）血管活性药物：维持适度心肌收缩力和外周血管张力，平均动脉压 50 ~ 70 mmHg，参考生理状态（如原本有高血压可适当提高）；维持主动脉瓣开放，避免左心胀满。

（7）容量管理与控制：心脏 ECMO 容量原则是“正好即是多”，维持容量相对较欠对于患者的血流动力学最佳；保证 ECMO 引流良好，尽量降低心脏前、后负荷；降低静脉系统内压，改善脏器灌注。

（8）其他：维持相对较高的胶体渗透压（COP），减轻组织水肿。成人 COP 维持在 16 ~ 20 mmHg，小儿 COP 维持在 18 ~ 22 mmHg；监测 D- 二聚体和纤维蛋白原的变化。

3. 从手术室到监护室的 ECMO 转运

转运前确认 COVID-19 患者平均动脉压大于 60 mmHg，做一次 ACT 检测并维持在 150 ~ 200 秒。核查液体通路数量，整理和固定各管道（气管插管、深静脉置管、ECMO 置管、动脉置管、尿管等），再次检查 ECMO 管路的连接是否紧密。打开不间断电源（UPS）并连接，血泵手动摇柄处于备用状态。计划好转运路线，设置转运绿色通道，安排专用电梯备用。参与人员进行分工，根据就近原则负责管道观察及保护，将患者准备好后开始转运。将 ECMO 仪器（连 UPS）及管道放于患者两腿之间（避免管路扭曲及打折，防止牵拉，便于狭小位置顺利通过），直接将患者推入救护车，节约时间。在将担架车推入救护车前，再次对人员进行分工确认，由快速反应团队医生总指挥，负责观察及调度，护士先进入救护车接呼吸机及接应扶助，一人推担架车进入救护车放置轨道，两侧相应人员随时观察担架车周围有无牵拉及防止物品掉落，待担架车推入到位后，护士负责再次进行各管道的检查，进行物品及仪器、管道的合理化摆放，配合监护室医生进行气源及电源的更换。转运途中严禁气管插管与呼吸机断开（避免产生大量气溶胶弥散到空气中导致病毒扩散）。

4.ECMO 并发症与意外的处理

COVID-19 患者接受 ECMO 辅助期间，要严格减少并发症，并及时处理并发症。相关的并发症包括机械系统并发症和患者自身并发症。

（1）机械系统并发症及处理：

1）停泵：电源（市电、断路器、UPS、离心泵电池）故障、离心泵故障、离心泵头脱出。处理：紧急夹闭动脉端管路，手动摇柄暂时提供流量，寻找原因并做相应处理。

2）管路破裂：离心泵前破裂，停泵、夹闭静脉和动脉管路，通过侧孔排气或更换管路；离心泵后破裂，先尝试堵漏，失败后停泵、夹闭静脉和动脉管路，再次堵漏。

3）管路进气：静脉端管路破裂或脱出、ECMO 期间进行中心静脉穿刺或中心静脉插管与大气相通。处理：夹闭动脉管路，停止离心泵，取下泵头，从膜肺或侧孔处抽气，管路内无可见气体后，通过膜肺顶部黄色排气口排出膜肺内残留气体。

4）插管脱出：夹闭动脉管路，停止离心泵，增加呼吸机、活性药物支持力度，尝试将插管复位，控制出血。

5）膜肺内血栓：根据血栓情况决定处理办法。

6）更换膜肺：跨膜压差 $>$ 40 mmHg，出口侧血栓，D- 二聚体升高且 $<$ 2 g/L，出口端 $PO_2 < 150$ mmHg、$PCO_2 > 50$ mmHg，严重溶血（PFH $>$ 1 000 mg/L）等考虑更换系统膜肺。

（2）患者自身并发症及处理：

1）下肢缺血：下肢温度差异、关节僵硬、末梢氧饱和度下降、腿围增粗，患者口诉麻木胀痛。彩超示下肢血流缓慢。需要下肢开通供血处理。下肢引流供血的方法：经超声引导穿刺股动脉，置入 6F 动脉鞘管，连接到动脉插管出血端三通接头位置。

2）心搏骤停：不需要进行 CPR，及时处理异常的心律；增加 ECMO 流量达到 4 L/min 左右，降低呼吸机支持条件，2 ~ 4 次 / 分（肺过血极少）；心律恢复后，调整 ECMO 流量和呼吸机条件。

3）溶血：监测游离血红蛋白，寻找并处理溶血的原因。

4）肾衰竭：少尿、无尿、容量负荷过多、肌酐升高、高钾。处理：CRRT。

5）南北综合征：由于肺氧合能力下降，近心端为心脏供血，远心端为 ECMO 供血，表现出上肢或右上肢氧饱和度下降、下肢或左上肢氧饱和度上升、上下肢氧饱和度有明显差异的现象。处理方法：将静脉引流管向上送入上腔静脉（SVC）（可能会影响引流）；加大 ECMO 流量，减少经肺血流；增加上腔静脉引流管；改为 V–A–V 辅助；如心功能恢复，可考虑改为 V–V ECMO。

6）无脉压：床旁超声鉴别是否存在心脏外压迫；如不存在心脏外压迫，应适当提高心内血流量，适当降低 ECMO 流量，加强抗凝，增加血管活性药物用量。

7）左心功能不恢复：如有可解除的病因，应先予以处理（经皮冠状动脉介入治疗、纠正心律失常），否则可增加 PEEP、降低左室前负荷；降低 MAP、减轻左室后负荷，同时增加 ECMO 流量。

8）SvO_2 降低：增加氧供，可从流量、血红蛋白（> 10 g/L）、氧浓度三个方面调整；如患者存在增加氧耗的状态，也应予以处理。

5. 合并有严重肺部氧合能力下降的 V–A ECMO 的管理

确诊或疑似 COVID–19 患者，接受急诊心血管手术之后，大部分合并有严重肺部氧合能力下降，这部分患者在 V–A ECMO 模式运行期间，自身肺部氧合能力下降，单靠呼吸机无法维持，近心端为心脏供血，远心端为 ECMO 供血，表现出上肢或右上肢氧饱和度下降、下肢或左上肢氧饱和度上升、上下肢氧饱和度有明显差异的现象，经过将静脉引流管向上送入 SVC、加大 ECMO 流量、减少经肺血流、增加上腔静脉引流管等措施仍然无法解决者，应考虑改为 VAV 辅助。V–A ECMO 模式运行期间出现上半身缺氧状态，改成 V–A–V ECMO 模式。V–A–V ECMO 是指在 V–A ECMO 系统支持下，另外增加一条通向静脉的插管，将一部分氧合过的血液逆行送回静脉系统，实现肺前氧合（V–V ECMO）的作用，此种改良可有效地提供氧供，改善血流动力学，促进血液回流，更好地对冠状动脉和脑循环的血流进行补充。

6.ECMO 手术室护理观察要点

COVID–19 患者 ECMO 的运行管理除了保证机器运行安全之外，还要注重精简护理人员工作。由于隔离衣和工作环境的特殊性，值班医护人员换班次数多，管理医护人员分阶段变动，我们制定了表格化管理要点（表 2–3–1），力求每一批医护人员都达到统一化管理。

表2-3-1 COVID-19患者ECMO护理观察要点十知道

床号：	姓名： 住院号：	置管时间： 模式： 主管医生：
1	血管插管出口	是否缝扎固定
		有无活动性出血或渗血
		管道内有无凝血块
		插管是否妥善固定
		插管位置有无移动（出口处做标记）
2	离心泵	应急手摇柄位置是否合适
		离心泵是否有血栓、空气
		离心泵是否有异响
		耦合剂是否需要更换
3	主机	电源是否连接完好
		是否备有UPS电源
		主机显示屏是否正常
		24小时流量归零
4	氧合器	气体流量是否与血流量匹配
		气体出口是否开放
		气体出口处是否有水滴、血浆渗出
		高气流量冲膜肺（PRN）
		氧合器顶端是否有气泡
		前后压力差
5	空氧混合器	氧源是否连接完好
		气源是否连接完好
		氧浓度/气流量
		空氧混合器是否有异响
6	水箱	电源是否连接
		水箱是否连接完好
		设置水温与实测水温是否相符
		水位线是否达标
7	血管插管入口	是否缝扎固定
		有无活动性出血或渗血
		管道内有无凝血块
		插管是否妥善固定
		插管位置有无移动（出口处做标记）

续表

床号：　姓名：　住院号：　置管时间：　模式：　主管医生：		
8	血运检查	双上肢周径
		足背动脉搏动
		观察双下肢皮肤的温度、颜色，肢体肌肉软硬度有无异常
		下肢是否缺血、僵硬、发绀
		双下肢髌骨上、下15 cm固定部位周径
9	其他观察	尿液颜色
		引流液颜色、性质
		观察皮肤有无出血点、皮下瘀斑、发绀
		体温观察（依据靶向目标管理）
		意识、瞳孔观察
		轴位翻身，保证置管处无打折、弯曲
		仪器擦拭
		皮肤消毒，用氯己定擦拭，敷料分区(双上肢、双下肢、会阴、前躯干、颈部)，一用一弃
		细菌、病毒检验阳性指标
		各个连接口有无松动、漏液
		会阴护理
		抗凝药用量（U/h）最大值/最小值
10	靶向目标管理（区间值）	ACT范围
		血红蛋白
		APTT
		血糖
		心率
		血压
		氧分压
		氧饱和度
		容量管理
		血栓弹力图
11	技术负责人	

7.ECMO 护理检查

为了核实每一批医护人员在工作中对 ECMO 的细节管理，我们量化了 ECMO 运行期间的具体管理条目，便于医护人员填写并交接班。此记录单存档，具体内容如下（表 2-3-2）：

表2-3-2　新冠肺炎患者ECMO护理查检表

床号：　姓名：　住院号：　置管时间：　模式：　主管医生：														
序号	项目	评估时间												
		交接班/搬动患者时												
血管插管出口处														
1	血管插管	是否缝扎固定												
		有无活动性出血或渗血												
		管道内有无凝血块												
		插管是否妥善固定												
		插管位置有无移动（出口处做标记）												
离心泵														
2	离心泵	应急手摇柄位置是否合适												
		离心泵是否有血栓、空气												
		离心泵是否有异响												
		耦合剂是否需要更换												
ECMO主机														
3	主机	电源是否连接完好												
		是否备有UPS电源												
		主机显示屏是否正常												
		24小时流量归零												
氧合器														
4	氧合器	气体流量是否与血流量匹配												
		气体出口是否开放												
		气体出口处是否有水滴、血浆渗出												
		高气流量冲膜肺（PRN）												
		氧合器顶端是否有气泡												
		前后压力差												
		是否有血栓形成（如有，请详细备注）												

续表

床号： 姓名： 住院号： 置管时间： 模式： 主管医生：														
空氧混合器														
5	空氧混合器	氧源是否连接完好												
		气源是否连接完好												
		氧浓度/气流量												
		空氧混合器是否有异响												
水箱														
6	水箱	电源是否连接												
		水箱是否连接完好												
		设置水温与实测水温是否相符												
		水位线是否达标												
血管插管入口														
7	血管插管入口	是否缝扎固定												
		有无活动性出血或渗血												
		管道内有无凝血块												
		插管是否妥善固定												
		插管位置有无移动（出口处做标记）												
下肢血运检查														
8	下肢血运检查	足背动脉搏动												
		下肢是否缺血、僵硬、发绀												
其他观察														
9	其他观察	尿液颜色												
		引流液颜色、性质												
		意识观察												
		四肢周径												
		仪器擦拭												
		轴位翻身，管路无打折、弯曲												
		皮肤消毒（氯己定）												
		抗凝药用量（U/h）最大值/最小值												

续表

床号：　姓名：　住院号：　置管时间：　模式：　主管医生：														
靶向目标管理														
10	靶向目标管理（区间值）	ACT范围												
		血红蛋白												
		APTT												
		血糖												
		心率												
		血压												
		氧分压												
		氧饱和度												
		容量管理												
		血栓弹力图												
应急工具														
11	应急工具	止血钳4把												
		手摇柄												
检查者签名														
备注：请严格按照以上内容逐项检查，如果“是”请打“√”，如果“否”请打“×”														
12	技术负责人													

七、术后体外循环流程管理

（1）根据职业暴露相关处理要求安置参与手术人员。

（2）上报医疗机构感染控制部门。

（3）必须进行医学观察 14 天。观察期间根据 COVID-19 的特点（临床症状与体征等）每日监测体温、呼吸情况，并填写专用表格，上报主管部门。观察期间如有异常，及时就医。

（4）相关治疗按照国家卫健委与国家中医药管理局公布的《新型冠状病毒感染的肺炎诊疗方案》进行。

第四章

合并 COVID-19 的心血管疾病急重症患者手术室管理

第一节　感染防控指引

根据 COVID-19 的流行病学特点，以及国家近期印发的关于该类疾病的相关防控方案、指引和感染防控的相关法律、法规，结合手术室工作特点，我们制定了《应对疑似或确诊新冠肺炎患者手术的手术室感染防控指引》，以确保手术室的环境安全，避免造成医护人员自身感染和手术患者间交叉感染。

一、手术间准备

手术室是医院有创治疗和抢救的重要场所，空间相对密闭，血源污染概率大，在医院建筑分区与隔离要求中属于极高危区域，一直都是医院感染防控的重点部门。

负压手术间通过特殊通风装置，使室内的空气由清洁区向污染区流动，室内压力低于室外压力，所排出的空气需经处理，确保对环境无害，用于经空气传播疾病患者手术的隔离。在相对封闭的环境中长时间暴露于含高浓度新型冠状病毒的空气中，病毒存在经气溶胶传播的可能。因此，应将该类患者的手术安排在负压手术间进行，术前 30 分钟开启高净化和负压系统，使手术间处于高净化和负压状态 (最小静压差绝对值应≥ 5 Pa)。

手术间是进行手术的直接场所，物品多，表面积大且复杂，清洁耗时长，给术后清洁带来了一定的难度。为减少物体表面的污染，术前应精简手术间用物，移走术中不需要的仪器设备和物品；对难清洁的表面如电脑键盘等，采用屏障保护，推荐使用铝箔、塑料薄膜等覆盖物，“一用一更换”；用一次性防渗透铺单保护手术床垫。

二、用物准备

1. 防护用品

应按照三级防护标准配备个人防护用品，如包头拖鞋(低帮防水鞋)、袜套、洗手衣裤、一次性手术帽、医用外科口罩、医用防护口罩（N95 型及以上）、医用一次性防护服、护目镜、防护面屏、防水靴套、防水鞋套、防渗一次性隔离衣、外科无菌手套等。

2. 手术用物

按照手术类型备齐手术所需，包括常规和专科的仪器设备、器械和布类等，医疗废物专用包装袋及容器避污纸等。尽量使用一次性诊疗用品，如铺单、手术衣及其他卫生材料用品等，复用物品如 B 超探头、光纤等尽量使用医用薄膜保护套加以保护。

3. 污物预处理间用物

如各类医疗废物专用包装袋和包装盒、含氯消毒剂、器械浸泡盆、各类清洁工具、封扎带、笔等。以上各项需在手术患者入手术室前完成。

三、手术人员准备

（1）接到确诊或者疑似新冠肺炎患者的手术通知后，值班人员应向手术室领导(科主任或科护长、护士长)汇报，统筹调配经验丰富的手术护理人员并及时报告医院感染管理部门。

（2）建议设隔离技术监督审核员 1 名，确保所有人员正确执行隔离技术和维护环境安全。

（3）手术间外配备 1 名巡回护士，传递术中短缺物品时应从缓冲间间接传递，避免室内外人员直接接触。缓冲间两侧的门不应同时开启，以减少区域之间空气流通。

四、参与手术人员着装

1. 从清洁区进入潜在污染区前

换鞋→更衣→穿袜套→手消毒→戴医用防护口罩(检查密合性)→戴一次性

手术帽→戴护目镜→进入潜在污染区。

2. 从潜在污染区进入污染区前

（1）手术台下人员：手消毒→穿防护服→戴一次性手术帽→戴一次性医用防护口罩→戴里层手套→穿防渗一次性隔离衣→穿靴套→穿鞋套→戴外层手套→戴防护面屏→进入污染区(手术间)。

（2）手术台上人员：手消毒→穿防护服→戴一次性手术帽→戴医用防护口罩→戴防护面屏→穿靴套→穿鞋套→手消毒→戴里层无菌手套→穿防渗一次性无菌手术衣→戴外层无菌手套→进入污染区(手术间)。

五、患者转运

按国家卫生健康委办公厅发布的《新型冠状病毒感染的肺炎病例转运工作方案(试行)》（国卫办医函〔2020〕76号）执行。

（1）专车转运，通风良好，有条件的医疗机构可采用负压转运车运送。用防渗透铺单保护转运车床，使用后及时消毒。

（2）转运患者须按医院指定路线，从专用通道出入手术间。

（3）转运途中，当病情允许时，患者应佩戴医用外科口罩，采用一次性手术大单覆盖全身，由专人提前疏通转运通道，如提前预约专用电梯、疏散道路人员、清除通道障碍物等，以减少无关人员暴露和对环境的污染。

（4）术后麻醉复苏应在原手术间进行。送回病区由巡回护士和麻醉师按相关防护要求穿戴好防护用品后运送。

（5）参与患者转运的人员按相关要求做好防护。

六、术中管理

（1）手术间和缓冲间的门保持关闭状态。

（2）如患者非全麻，术中应全程佩戴医用外科口罩；如全麻，应在气管插管与呼吸回路之间放置一次性过滤器。

（3）医务人员触碰患者后应更换手套再接触其他物品。

（4）注意避免气管插管、吸痰、使用电外科术等操作时气溶胶的产生。

（5）各项操作动作应准确、轻柔，尽量减少对环境和物体表面的污染，一旦污染，应随时处理。少量污染物可用一次性吸水材料(如纱布、抹布等)蘸取含有效氯5 000 ~ 10 000 mg/L的消毒液或能达到高水平消毒效果的消毒湿巾/干巾小心移除。大量污染物应使用含吸水成分的消毒粉或漂白粉完全覆盖，或用一次性吸水材料完全覆盖后用足量的含有效氯 5 000 ～ 10 000 mg/L 的消毒液浇在吸水材料上，作用 30 分钟以上(或用能达到高水平消毒效果的消毒干巾)小心清除干净。清除过程中避免接触污染物，清理的污染物按医疗废物集中处置。

（6）术中手术团队应密切配合，切忌忙中出错，避免职业暴露。

（7）预防气溶胶传播措施：①特别强调手术人员在手术中的防护装备的安全性及规范性，进行高风险操作如气道操作时可使用 N95 型及以上防护级别口罩或动力送风式呼吸器，手术人员严格按规范流程穿脱防护装备。②使用电外科设备时产生的电外科烟雾会形成气溶胶，手术中可使用吸引器吸除烟雾，但吸引操作也可引发气溶胶的产生，因此，建议手术中减少负压吸引操作，可使用电外科吸烟装置减少气溶胶的扩散。③应使用密闭式负压吸引系统。术前应根据一次性负压吸引袋的容积向其中加入含有效氯 5 000 ～ 10 000 mg/L 的消毒液，手术结束后密闭封存，按感染性废物处理。④应尽量减少实施腔镜手术，因目前尚无证据排除腔镜手术中气腹压的漏出是否属于气溶胶传播途径，以及是否有增加参与手术人员感染风险的可能。

七、术后管理

（一）手术人员防护用品脱卸

1. 离开污染区进入潜在污染区前

手消毒→松开防渗一次性隔离衣(手术衣)绑带→脱防渗一次性隔离衣(手术衣)及外层手套→手消毒→重戴外层手套→摘防护面屏→手消毒→脱一次性手术帽→手消毒→脱外层鞋套→脱外层手套→摘医用防护口罩→手消毒。

2. 从潜在污染区进入清洁区前

手消毒→松开靴套带子→手消毒→解开防护服扣子、拉下拉链、脱防护服帽子→手消毒→脱里层手套→脱防护服→手消毒→摘护目镜→手消毒。

3. 离开清洁区前

手消毒→脱一次性手术帽→手消毒→摘医用防护口罩→沐浴、更衣并进行口腔鼻腔及外耳道清洁。

(二)复用手术器械处理

复用手术器械的处理应遵循先消毒、后清洗、再灭菌的原则。术后应将手术器械置于盛有含有效氯 5 000 ～ 10 000 mg/L 的消毒液的密闭转运箱内，再放入双层防渗漏收集袋中，采用鹅颈结式封口，分层封扎，外面标注“新冠”标识，并注明开始浸泡的时间。浸泡消毒时间应为 60 分钟。电话通知消毒供应中心及时收取，进行后续处理。

（三）复用防护用品处理

复用防护用品应直接放入盛有含有效氯 1 000 ～ 2 000 mg/L 的消毒液的容器内浸泡消毒 30 分钟。

（四）病理标本处理

用三层标本袋或专用容器密封盛装，放置时做好隔离技术操作确保外表不被组织污染，注明“新冠”标识，并用专用容器密闭人工送至病理科，禁止通过传输系统传送。

（五）布类、纺织品处理

收集布类、纺织品时应避免产生气溶胶，建议一次性使用用品，按医疗废物集中焚烧处理。无肉眼可见污染物时，若需重复使用，应用双层医疗废物专用包装袋盛装，采用鹅颈结式封口，分层封扎，外贴“新冠”标识，单独处置，并向接收人员交接清楚，采用压力蒸汽灭菌后再按规范进行清洗。

（六）废物处理

应遵循《医疗废物管理条例》和《医疗卫生机构医疗废物管理办法》的要求，对废物进行及时分类处理。

（1）手术中所产生的废弃物（包括医疗废物和生活垃圾）均应视为医疗废物，应按照感染性废物进行处理。放入双层黄色医疗废物专用包装袋中，采用鹅颈结式封口，分层封扎，如医疗废物中包含大量血液、组织液等液体，可额外增加黄色医疗废物专用包装袋层数，防止医疗废液泄漏。同时，医疗废物专用包装袋外标签内容除常规信息外还应注明“新冠”标识。

（2）锐器放在利器盒中，盒外标签内容除常规信息外还应注明“新冠”标识。利器盒一术一用，术毕将利器盒封闭，出手术间时外面再增加一层医疗废物专用包装袋，采用鹅颈结式封口，分层封扎，包装袋外注明“新冠”标识。

（3）盛装医疗废物的专用包装袋的外表面被感染性废物污染时，应增加一层医疗废物专用包装袋，包装袋外还应有相应的信息及标识。

（4）半污染区和污染区产生的医疗废物，在离开污染区前应当采用含有效氯 1 000 mg/L 的消毒液喷洒包装袋表面消毒，或在其外面加套一层医疗废物专用包装袋，并标注相应信息和标识。

（5）清洁区产生的医疗废物按照常规的医疗废物处置。

（6）除常规要求外，医疗废物应设置单独区域封闭暂存，并尽快交由相关部门进行处置，优先转运，严格交接并记录。

（7）医疗废物暂存处地面用含有效氯 2 000 ～ 5 000 mg/L 的消毒液进行消毒。

（8）手术标本采用双层标本袋盛装，送检时在外层再加一个大一号的标本袋，并确保最外层不被组织污染，注明“新冠”标识，放入密闭转运箱中，及时由人工送至病理科，禁止通过传输系统传送。

（9）废弃组织处理：对含病原体的组织和相关保存液等高危险废物，应在产生地点进行压力蒸汽灭菌或者化学消毒处理，然后按照感染性废物收集处理。

（七）衣服、被褥等纺织品处理

应用双层医疗废物专用包装袋盛装，采用鹅颈结式封口，分层封扎，外贴“新冠”标识，单独处置，并向接收人员交接清楚，采用压力蒸汽灭菌后再按规范进行清洗。

（八）尸体处理

要尽量减少尸体移动和搬运，尸体应由经过培训的工作人员在严密防护下及时进行专业化处理。用浸有含有效氯 3 000 ～ 5 000 mg/L 的消毒液或 0.5% 过氧乙酸的棉球或纱布填塞死亡患者的口、鼻、耳、肛门、气管切开处等所有开放通道或创口；用浸有消毒液的双层布单包裹尸体，装入双层尸体袋中，由民政部门派专用车辆直接送至指定地点尽快火化。

（九）手术间终末处理

手术间的清洁应由医护人员协助保洁人员完成，在清洁前应对保洁人员进行相关知识培训，并做好人员防护。

1. 空气处理

参照《医院空气净化管理规范》（WS/T 368—2012），在无人条件下可选择过氧乙酸、二氧化氯、过氧化氢等消毒剂，采用超低容量喷雾法进行密闭消毒 60 分钟，也可采用紫外线消毒，并适当延长照射时间到 1 小时以上。

2. 物体表面处理

墙壁、高空悬吊物等所有物体表面有肉眼可见污染物时，应先完全清除污染物再消毒；无肉眼可见污染物时，用含有效氯 1 000 mg/L 的消毒液或 500 mg/L 的二氧化氯消毒剂擦拭或喷洒消毒，喷洒前应先关闭空气净化系统。地面消毒先由外向内喷洒一次，喷药量为 100 ～ 300 mL/m^2，待室内消毒完毕后再由内向外重复喷洒一次，消毒作用时间应不少于 30 分钟。

3. 空气净化系统的处理

由医院相关部门根据空气净化系统结构进行及时的终末处理（更换回风过滤

网及送风高效过滤器）。

4. 手术间消毒效果评价

由专业人员按《医院消毒卫生标准》（GB 15982—2012）及《医院洁净手术部建筑技术规范》（GB 50333—2013）对物体表面和室内空气消毒效果及洁净系统综合性能等项目进行检测，合格后方可使用。

八、其他注意事项

（1）负压手术间应该具有单独的进出通道。

（2）如果没有负压手术间，应选择有独立净化机组且空间位置相对独立的手术间，手术中关闭净化系统或空调，术后进行终末消毒处理。

（3）普通手术室要尽量选择空间位置独立的手术间；在手术流程中尽量做到物理分隔，避免和其他患者的交叉。

（4）区域明确，标识清楚，保证洁、污分开，防止因人员流动、物品流动导致交叉污染。

（5）所有人员行走路线及穿戴和脱卸防护用品必须听从现场隔离技术监督审核员的引导，禁止在未脱卸防护用品的情况下离开手术间和缓冲间。

（6）脱卸防护用品时应动作轻柔，避免产生气溶胶，污染自身及环境。

（7）手术间喷洒消毒时，应注意保护精密仪器，以免被腐蚀。

（8）参与手术的人员应进行专门培训，掌握正确的隔离技术。

（9）术后手术相关人员按照相关规定进行医学观察。

第二节　流程管控

心血管外科手术患者疑似或确诊新型冠状病毒感染时均应按消毒隔离、标准预防、医院隔离技术规范要求等采取防范措施，以防止交叉感染和医院感染等不良事件的发生。

一、术前管理

（1）疑似或确诊新型冠状病毒感染患者需急诊行心血管外科手术时，手术科室应提前通知手术部（室），手术部（室）立即启动感染手术术前准备流程。手术部（室）护士及时按规定上报手术部（室）护士长、医院感染管理科、医院疾控科，并将手术安排在负压手术间。

（2）建立手术部（室）三级防护机制。一级防护：穿戴刷手服、一次性工作帽、医用外科口罩、一次性医用外科手套、一次性手术衣。二级防护：穿戴刷手服、一次性工作帽、医用防护口罩（N95 型及以上）、一次性手术衣、护目镜或防护面屏或防护面罩、一次性医用防护服、双层一次性医用外科手套、防护靴、一次性长筒防护鞋套。三级防护：穿戴刷手服、一次性工作帽、一次性手术衣、一次性医用防护服、防护靴、一次性长筒防护鞋套、双层口罩（内层为医用防护口罩，外层为医用外科口罩）、全面型防护面屏或全面型呼吸防护器或正压式头套、双层一次性外科手套。

（3）参与疑似或确诊新冠肺炎患者心血管外科手术的医务人员要严格执行消毒隔离制度、标准预防原则、医院隔离技术规范，严格按照手术医护人员穿脱医用防护用品流程操作，避免交叉感染。

（4）术前移出手术间内多余物品及仪器，备齐必备物品，室外悬挂“新冠”标识。

二、术中管理

（1）原则上以减少环境污染、保证患者安全为目的。由手术部（室）人员做好防护（二级防护）去隔离病室接手术患者，患者入手术室后气管插管前需佩戴医用外科口罩，在患者头部放置负压吸引管，减少患者呼吸道分泌物在空气中的扩散。手术结束后由隔离病室人员做好防护（二级防护）接回。转运一律按照发热患者转运流程操作，在转运平车头部悬挂“新冠”标识，使用后的平车按照发热患者专用转运平车清洁消毒流程处理。

（2）参与手术人员按满足手术的最少人员来进行配置。禁止非手术团队人员参观手术。负压手术间缓冲前室、手术部（室）洁净区需各安排一名巡回护士，满足手术中物品转运及突发状况应急需要。负压手术间前缓冲间的防护用品应准备充足，定期由专人管理和查看、登记。

（3）配合手术人员皮肤应无破损，手术间内所有人员实行三级预防，负压手术间缓冲前室巡回护士执行二级防护，手术部（室）洁净区护士执行一级防护。手术间门口放置含有效氯 2 000 mg/L 的消毒液浸泡的地垫；室内配备大量含有效氯 2 000 mg/L 的消毒液、术后回收密闭容器及消毒容器、黄色医疗废物袋及专用水溶性废物袋若干。

（4）手术过程中尽量使用一次性物品，以便于术后处理。器械护士传递器械时要求稳、准。其中，当传递锐器时，应做到无接触传递，即将锐器放置于术中所设立的安全区域，由医生自行拿取，避免职业暴露。术中产生的医疗废物由器械护士集中收集在一次性无菌废物袋中，所用纱布、血垫单独收集，清点后交于巡回护士，由巡回护士统一摆放于一次性防水单巾上，避免污染地面。

（5）进行各项操作时，动作应准确、轻柔，避免污染周围环境和物体表面。当发生污染时按以下方式处理：少量污染物可用一次性吸水材料（如吸水纸、抹布等）蘸取含有效氯 5 000 ~ 10 000 mg/L 的消毒液（或用能达到高水平消毒效果的消毒湿巾 / 干巾）小心移除；大量污染物应使用含吸水成分的消毒粉或漂白粉完全覆盖，或用一次性吸水材料完全覆盖后用足量的含有效氯 5 000 ~ 10 000 mg/L 的消毒液浇在吸水材料上，作用 30 分钟以后（或用能达到高水平消毒效果的消毒干巾），小心移除干净。

（6）手术间内巡回护士随患者进入手术部（室），转运车留在负压手术间缓冲前室，由缓冲间巡回护士使用含有效氯 2 000 mg/L 的消毒液擦拭，作用 30 分钟后用清水擦拭，待彻底处理。

（7）由负压手术间缓冲前室及手术部洁净区巡回护士指导相关人员正确使用个人防护用品，如刷手服、一次性工作帽、一次性手术衣、一次性医用防护服、防护靴、一次性长筒防护鞋套、双层口罩（内层为医用防护口罩，外层为医用外科口罩）、全面型防护面屏或全面型呼吸防护器或正压式头套、双层一次性外科手套等。

三、术后管理

（1）手术结束后，手术间巡回护士提前通知隔离病室工作人员穿戴清洁未被污染的防护用品携病床至手术部接患者回监护室，并做好相应交接。

（2）负压手术间终末处理：地面与物体表面均用含有效氯 2 000 ~ 5 000 mg/L 的消毒液作用 30 分钟后用清水擦拭；术中使用的医疗废物均弃置于双层医疗废物专用包装袋内；锐器弃置于利器盒内；回风口滤网使用含有效氯 2 000 mg/L 的消毒液喷洒；回风口通道使用含有效氯 2 000 mg/L 的消毒液擦拭，作用 30 分钟后用清水清洗擦干。

（3）所有人员在负压手术间内脱去外层一次性外科手套、外层一次性工作帽、一次性手术衣、全面型防护面屏或全面型呼吸防护器或正压式头套、外层医用外科口罩、外层一次性长筒防护鞋套，放入指定双层医疗废物专用包装袋内或容器内，每进行一次操作前均需进行手卫生。退至缓冲间脱一次性医用防护服、内层一次性医用外科手套、医用防护口罩、一次性工作帽、防护靴，放入指定双层医疗废物专用包装袋内，每进行一次操作前均需进行手卫生。退至手术部（室）洁净内廊，更换手术鞋，进行手卫生后重新佩戴医用外科口罩、一次性工作帽，进入更衣室后摘除医用外科口罩及一次性工作帽，沐浴更衣后佩戴医用外科口罩方可离开手术部（室）。

（4）可复用器械：术后应将手术器械置于盛有含有效氯 5 000 ~ 10 000 mg/L 的消毒液的密闭转运箱内，再放入双层防渗漏收集袋中，采用鹅颈结式封口，分层封扎，外面标注“新冠”标识，并注明开始浸泡的时间。浸泡消毒时间应为 60 分钟。电话通知消毒供应中心及时收取，进行后续处理。

（5）用含有效氯 2 000 mg/L 的消毒液喷洒回风口和排风口，作用 30 分钟后，关闭手术间层流和送风，使用过氧乙酸或过氧化氢喷雾消毒器密闭消毒至少 60 分钟，通知层流工程技术人员，及时更换负压手术间高效过滤网、回风口过滤网后，方可开启层流与通风。

（6）术后可根据空气、物体表面环境卫生检测结果，判断终末处理是否彻底，合格后，手术间方能再次使用。

（7）建立医务人员医学观察管理方案，参与手术的医务人员进行医学观察两周；观察期间每日测量体温两次，并观察有无新型冠状病毒感染症状及体征，每日进行健康上报。观察期间若出现异常，及时就诊。

附件 1　手术医护人员穿戴医用防护用品流程 [参考]

豫卫医〔2020〕6号《河南省卫生健康委关于印发
河南省医疗机构内新型冠状病毒100个感染防控流程的通知》

手术医护人员由员工通道➡进入更衣室

↓

实施手卫生➡更换刷手服

↓

戴一次性工作帽➡戴医用防护口罩

↓

经半限制区➡进入限制区负压手术间缓冲前室➡实施手卫生

↓

穿分体防护服➡先穿下衣➡再穿上衣 ｜ 穿连体防护服

↓

穿防护靴、一次性长筒防护鞋套➡实施手卫生

↓

戴一次性帽子、一次性医用外科口罩➡戴护目镜 / 防护面屏，必要时戴呼吸头罩

↓

按照外科手消毒流程及步骤实施外科手消毒至双手腕部

↓

进入负压 / 感染手术间➡戴第一层医用无菌手套➡穿一次性无菌防渗手术衣

↓

戴第二层医用无菌手套➡包裹手术衣袖口➡开始手术

附件 2　手术医护人员脱医用防护用品流程［参考］

豫卫医〔2020〕6号《河南省卫生健康委关于印发
河南省医疗机构内新型冠状病毒100个感染防控流程的通知》

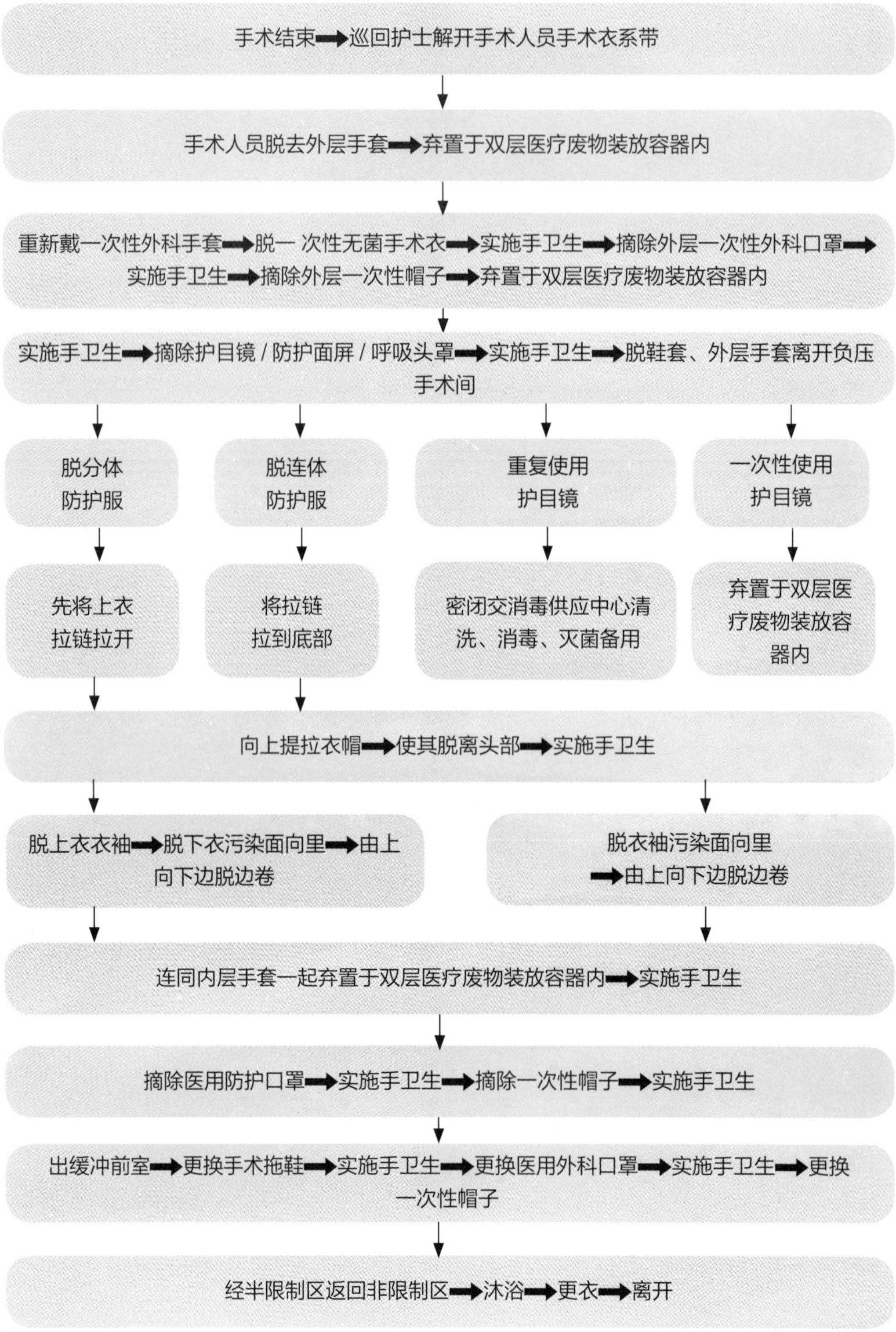

附件 3　负压 / 感染手术间准备流程 [参考]

豫卫医〔2020〕6号《河南省卫生健康委关于印发
河南省医疗机构内新型冠状病毒100个感染防控流程的通知》

接到手术通知单➡须将患者（儿）安置于负压 / 感染手术间内

↓

医护人员实施手卫生

↓

器械护士	巡回护士	麻醉医师
根据手术名称准备本例手术需要的无菌手术器械包、无菌敷料包，一次性使用无菌医疗用品等	备齐医疗废物装放容器、包装袋、利器盒、专用水溶性包装袋	准备麻醉药品及液体、一次性使用无菌医疗用品等
	关闭手术间门检查负压手术间达到负压相关要求	开启麻醉机、监护仪等仪器➡检查仪器设备处于功能状态

↓

进入负压 / 感染手术间缓冲前室➡分别按要求实施手卫生

↓

戴医用防护口罩➡穿医用防护服➡戴乳胶手套➡戴护目镜或防护面屏➡必要时戴呼吸头罩

↓

手术间门外悬挂“新冠”标识，限制与手术无关人员进出

↓

等待手术患者入室

附件4 手术间终末处理流程［参考］

豫卫医〔2020〕6号《河南省卫生健康委关于印发
河南省医疗机构内新型冠状病毒100个感染防控流程的通知》

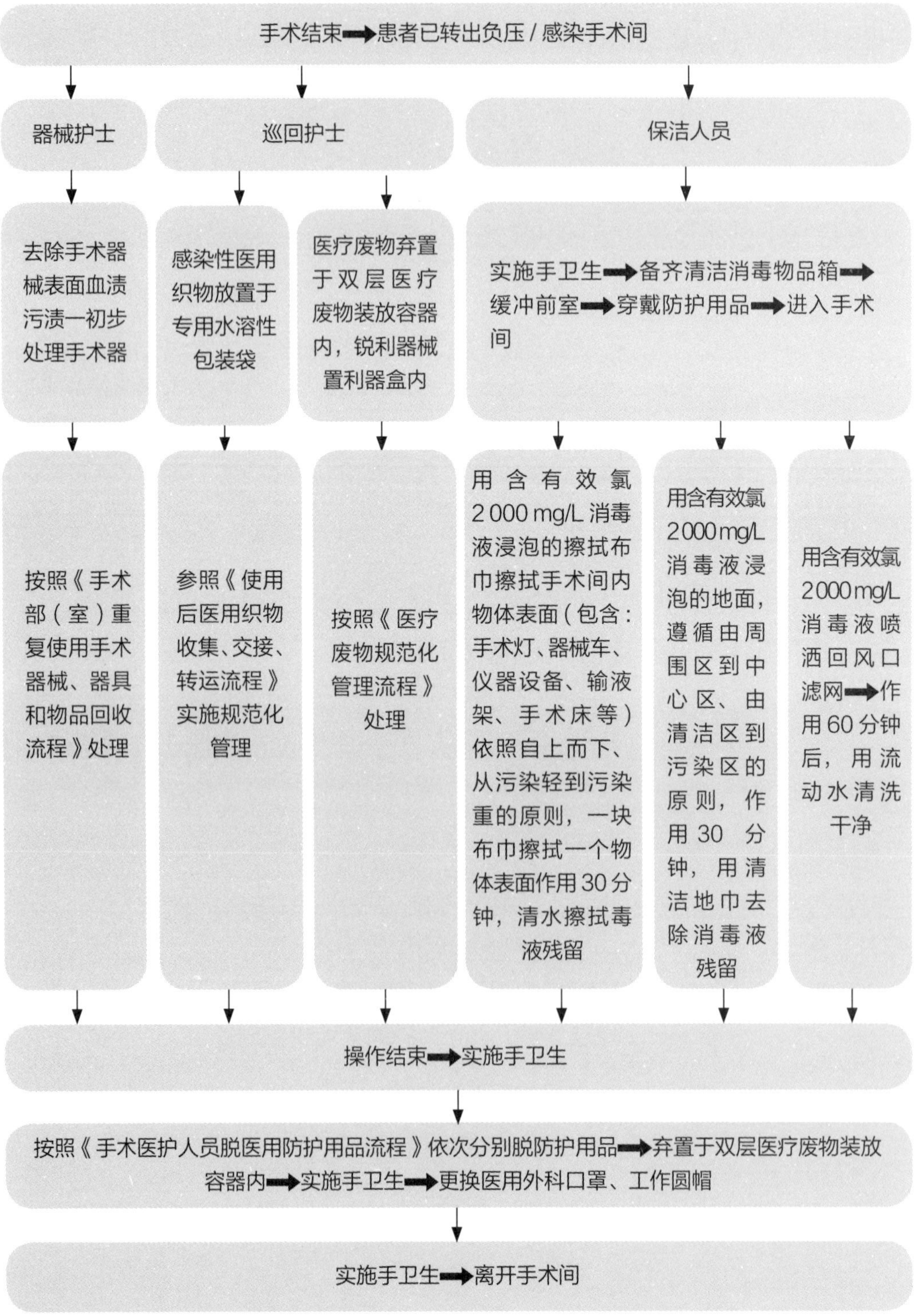

附件 5　手术离体组织（标本）固定、送检流程［参考］

豫卫医〔2020〕6号《河南省卫生健康委关于印发
河南省医疗机构内新型冠状病毒100个感染防控流程的通知》

手术离体组织（标本）离体后➡手术医师、器械护士、巡回护士共同核对标本名称、部位、数量

↓

器械护士

↓

将标本装放于治疗碗（盘）

↓

巡回护士在手术标本信息登记本上逐项登记相关信息

↓

登记内容包括：科室、床号、患者姓名、住院号、手术名称、离体组织名称、手术医师、离体时间、固定时间等

↓

戴乳胶手套➡接取台上标本➡放置于双层标本袋内或标本容器中➡密封

↓

快速冰冻标本➡装入密闭标本转运箱➡箱体外标记“新冠”警示标识

常规病理标本➡使用 10% 中性福尔马林液固定标本（标本须在液面下）➡装入密闭标本转运箱➡箱体外粘贴“新冠”警示标识

↓

将标本转运箱转运至标本交接处

↓

交于标本送检人员➡双方核对、签字确认
（标本送检人员戴医用外科口罩、戴橡胶手套、穿隔离衣）

↓

密闭转运至病理科

第五章

合并 COVID-19 的心血管疾病急重症患者术后重症监护

COVID-19 是一种高传染性疾病，在 COVID-19 疫情期间，重症监护室医务人员仍需要接纳处理合并有急症的心脏大血管重症病例，为患者提供最大限度的救治，同时确保医护人员的安全。根据不同的患者和病情分区分房收治。疫情期间，医护人员分组、分时间段轮班，下班后在家自行隔离，这样可以对每一个相关医务人员的活动进行追踪和管理。

为有效避免新冠肺炎疫情传播，做好监护室新冠肺炎感染防控工作，规范医务人员诊疗行为，同时满足患者就医需求，医务人员均应按照医院下发的消毒隔离、标准预防、各项应急预案来执行，以避免感染的发生。

一、ICU收治患者的要求

（1）接收经发热门诊、急诊科或相关专科排除新冠肺炎的重症和危重症患者，但入 ICU 前需由 ICU 专家再次甄别。

（2）有必要的防护措施：行气管插管、气管切开、气道护理、支气管镜操作时，必须有相关的防护措施。

（3）加强标配：按标准要求的数量配备医护人员和仪器设备。

（4）确保 ICU 不受污染：新冠肺炎疑似患者必须安排入住单间，以便保证隔离效果，确诊患者入住负压房间隔离。ICU 病房和物品及时清理、消毒。

（5）加强防范意识：注意术后可能出现新型冠状病毒感染患者。

（6）专家会诊：一旦发现新型冠状病毒感染疑似患者，应立即请相关专家会诊。

（7）医护人员防护：上岗期间持续佩戴口罩，做好手卫生，合理使用消毒液。保证正常和充分的休息时间。按照医护人员零感染的要求加强新型冠状病毒感染的防控。

二、ICU患者管理

（1）当病区患者出现疑似新冠肺炎的临床症状，在转至定点的医疗机构前，应立即将其安置在应急隔离病室，专人专护，隔离病室内医务人员做好个人防护。护理疑似或确诊的术前新冠肺炎患者实施二级防护。护理疑似或确诊的术后新冠肺炎患者或呼吸机辅助呼吸患者实施三级防护，并使用密闭式吸痰管。

（2）患者转运和接触非感染者时，如病情允许，应当戴外科口罩并采取相应隔离防护措施，避免疾病的传播。监护室与手术室之间的患者转运遵循相对洁净方转运患者的原则，转运途中做好防护。即：患者术前在监护室，由手术室护士正确防护后，将其由监护室接进手术室；手术结束后，监护室护士正确防护后，将患者由手术室接回监护室隔离病房。

（3）患者体温恢复正常 3 天以上、呼吸道症状明显好转、连续两次呼吸道病原核酸检测阴性（间隔至少 1 天），可解除隔离，根据病情在本病区或转至相应科室继续治疗。

（4）患者转出、离开后应当对病房和使用过的器具进行终末消毒。患者产生的生活垃圾应该按照感染性废物规范处置。

三、家属管理

（1）严格探视制度，解除隔离前不允许探视。

（2）患者入住心外监护室后，一名患者（已完成入院检查者）只允许一名陪护人员进入监护室家属等候区。由保安对其身份证、住院证、确认单、陪护证进行核对，监护室护士进行二次确认后，方可进入家属等候区，并且座位间隔大于 1 米，不聚集。其他家属一律不得进入家属等候区。严禁无陪护证人员在家属等候区域滞留。

（3）在监护室，由护理人员每天上午、下午两次对所有患者及家属进行体温测量并登记。如有异常，立即上报护士长、值班医生，启动排查流程，并立即转至监护室负压病房进行隔离；同步完善相关血常规检查、胸部 CT 检查；科主任负责立即组织讨论，符合“新冠肺炎疑似病例诊断标准”者，立即上报至医务部、护理部、疾控科、感染科，由医务部安排新冠肺炎救治专家组会诊，根据会诊结果转至定点医院或原科室治疗，根据病例诊断级别启动医务人员观察程序，并对房间物品进行有效清洁和消毒。

四、标本检验

规范采集所需要的标本进行送检，在采集标本时应做好手卫生，规范使用个人防护用品，按照标本送检条件规范、安全送检标本。

五、物体表面、地面、复用物品等的消毒措施

1. 物体表面的消毒

诊疗设施、设备表面及高频接触的卫生表面，如床旁桌、监护仪、微量泵、呼吸机、计算机等物体表面首选含有效氯 2 000 mg/L 的消毒液擦拭消毒，不耐腐蚀的使用伽玛消毒湿巾或 75% 酒精擦拭消毒（两遍），若使用一次性消毒湿巾，可清洁、消毒一步完成，每天至少 3 次。遇污染随时消毒。有肉眼可见的污染物时应先使用一次性吸水材料清除污染物，然后常规消毒。清理的污染物可按医疗废物集中处置，也可排入有消毒装置的污水系统。

2. 地面的消毒

有肉眼可见的污染物时应先使用一次性吸水材料完全清除污染物后消毒。无明显污染物时可用含有效氯 2 000 mg/L 的消毒液擦拭消毒，每天 1 ~ 2 次。遇污染随时消毒。少量污染物可用一次性吸水材料（如纱布、抹布等）蘸取含有效氯 2 000 ~ 5 000 mg/L 的消毒液（或用能达到高水平消毒效果的消毒湿巾）小心移除。大量污染物，应使用含吸水成分的消毒粉或漂白粉完全覆盖，使用一次性吸水材料完全覆盖后用足量的含有效氯 5 000 ~ 10 000 mg/L 的消毒液浇在吸水材料上作用 30 分钟以上（或用能达到高水平消毒效果的消毒干巾），小心清除干净。清除过程中避免接触污染物，清理的污染物按医疗废物集中处置。患者的排泄物、分泌物、呕吐物等应有专门容器收集，用含有效氯 20 000 mg/L 的消毒液，按粪、药比例 1 ：2 浸泡消毒 2 小时。清除污染物后，应对污染的环境物体表面进行消毒。盛放污染物的容器可用含有效氯 5 000 mg/L 的消毒液浸泡消毒 30 分钟，然后清洗干净。

3. 复用物品的消毒

应当尽量选择一次性使用的诊疗用品。听诊器等医疗器具和物品实行专人专用。重复使用的医疗器具应当按照“特殊病原体”中“突发原因不明的传染病病原体”污染的诊疗器械、器具和物品双层密闭运送至消毒供应中心处理，并做好“特殊病原体”标记。患者用过的床单、被套、枕套、病员服等织物应装入水溶性织物袋中，做好“特殊病原体”标记。

附件 1　华中阜外医院成人心外监护室新冠肺炎患者手术转运流程

患者安置于 B18 负压病房，其余患者安置于 (A、C 区)

↓

由手术室护士在三级防护的基础上来 ICU 接患者

↓

患者使用转运呼吸机、使用一次性大单遮挡经过 B 区通道入手术室

↓

B18 床单元、B 区进行新冠肺炎患者终末处理流程、B 区使用消毒机消毒、医务人员更换防护服

↓

手术结束后由 ICU 医护人员在三级防护的基础上接患者返回 ICU

↓

患者使用转运呼吸机、使用一次性大单遮挡经过手术室消防通道、B 区通道入 B18 负压病房

↓

再次对 B 区进行新冠肺炎患者终末处理，使用消毒机消毒

↓

B18 床单元每日按照新冠肺炎患者清洁消毒流程进行消毒处理

第六章

合并 COVID-19 的心血管疾病急重症患者术后管理

第一节　俯卧位通气管理

重型和危重型 COVID-19 导致急性呼吸窘迫综合征（ARDS）的病理生理特点是肺损伤的不均一性。无创通气治疗对轻、中度 ARDS 效果尚好，一旦进展至危重型，其肺不均一性进展并导致严重的低氧血症合并 / 不合并高碳酸血症、肺顺应性下降、肺通气血流比例失调和肺容积减小，呼吸力学提示气道平台压升高、肺可复张性下降及对肺复张和高呼气末正压通气（PEEP）治疗反应不佳。俯卧位通气作为肺保护性通气策略已被广泛应用于治疗 ARDS 患者。因此，对危重型 COVID-19 患者，俯卧位通气是一项非常重要的挽救性治疗措施。

一、俯卧位通气的主要机制

1. 促进塌陷肺泡复张，改善氧合

ARDS 的主要病理改变为重力依赖区域的小气道陷闭和肺泡萎陷不张、非重力依赖区域肺泡过度通气。俯卧位通气时，胸腔内负压由背侧向腹侧减小，背侧胸腔内负压增大，跨肺压增大，促进背侧肺泡重新开放。腹侧胸腔内负压减小，跨肺压减小，腹侧通气量减少，但仍能维持腹侧肺泡开放。同时，俯卧位后，解剖位置上位于心脏下方受心脏压迫的肺叶体积缩小，部分被心脏压迫的萎陷肺泡复张。俯卧位通气患者需要镇静甚至肌松，以利于膈肌松弛，促进部分背侧肺泡

复张，改善通气血流比例。

2. 改善通气血流比例

俯卧位时肺内血流重新分布，腹侧区域血流增加而背侧区域血流减少，同时腹侧区域通气减少而背侧区域通气增加，通气血流比例明显改善。

3. 改善呼吸系统顺应性

俯卧位时，背侧肺通气区域由重力依赖区转变为非重力依赖区，顺应性增加；腹侧通气区域由非重力依赖区转变为重力依赖区，顺应性下降。但背侧通气区域肺顺应性增加较腹侧通气区域肺顺应性下降明显，因此，总的结果是肺顺应性增加。肺顺应性增加较胸壁顺应性下降明显，故呼吸系统总顺应性增加。

4. 有利于痰液引流

ARDS 患者由于体位及镇静药物的使用，深部痰液难以得到有效引流，有研究显示，俯卧位时，由于重力的作用，痰液引流更为充分。

5. 俯卧位通气对循环系统的影响

俯卧位通气促进肺泡复张、改善氧合，从而降低肺血管阻力，降低右室后负荷，引起右室射血增多。俯卧位时腹腔压力升高，回心血量增加，心脏前负荷及左室后负荷增加。另外，腹内压增加引起的肾灌注减少可激活肾素－血管紧张素－醛固酮系统，引起全身血管阻力增加，也会增加左室后负荷。通过上述机制，俯卧位通气可增加有心脏前负荷储备功能患者的心排血量。

二、俯卧位通气临床指征

1. 适应证

2011 年，由欧洲重症医学会与美国胸科协会和美国重症医学会在德国柏林共同制定了新的 ARDS 诊断标准——柏林标准（the Berlin definition），其中明确了重度 ARDS 的诊断条件：$PaO_2/FiO_2 \leqslant 100$ mmHg（PEEP $\geqslant$ 5 cmH_2O，$FiO_2 \geqslant 60\%$）。同时明确指出：ARDS 患者确诊后的 48 小时内，建议尽早采取俯卧位通气治疗。存在严重低氧血症和 / 或高碳酸血症时，应积极给予俯卧位通气治疗，且俯卧位通气时间至少大于 12 小时。

对 COVID–19 患者应尽早实施俯卧位通气治疗。COVID–19 患者俯卧位通气指征应区别重型和危重型。对重型患者，积极的俯卧位通气能延缓重型向危重型进展，重型俯卧位的时间尽可能长，但取决于患者的耐受程度。危重型患者在积极行肺保护性通气的基础上，低氧血症和 / 或高碳酸血症仍未改善，需积极行俯卧位通气治疗。对实施体外膜肺氧合（ECMO）治疗的患者，亦应积极行俯卧位通气，

ECMO 联合俯卧位通气治疗能改善重度 ARDS 患者的临床预后。

COVID-19 患者往往表现为低肺可复张性，其俯卧位通气维持时间应至少 12 小时以上，且需定时评价氧合和呼吸力学的变化。

2. 禁忌证

（1）绝对禁忌证：未缓解的颅内压升高；尚未稳定的脊髓损伤或骨折；重度烧伤。

（2）相对禁忌证：腹腔高压；血流动力学不稳定；孕妇；腹部手术后；头面部损伤。

三、俯卧位通气的并发症

（1）血流动力学不稳定，如一过性氧合下降或一过性血压下降。

（2）气管插管堵塞或意外脱管。

（3）静脉管路意外脱出。

（4）头部受压部位易发生损伤，躯体受压皮肤易发生压疮。

（5）神经系统并发症。

（6）呕吐。

（7）镇静过度等。

四、俯卧位通气的效果评估

俯卧位通气时，需密切评估治疗反应以决定进一步的治疗措施。效果评估指标主要包括氧合指数、动脉血二氧化碳分压（$PaCO_2$）的变化、呼吸力学、影像学的变化等。

1. 氧合指数和 $PaCO_2$ 的变化

对俯卧位通气反应好的患者大部分指氧饱和度改善在俯卧位通气 1 小时内，仅少数患者俯卧位通气超过 4 小时才出现氧合改善。动脉血氧分压（PaO_2）/ 吸入氧浓度（FiO_2）的比值改善度≥ 20% 提示俯卧位通气反应好。俯卧位通气可改善通气，减少死腔通气量，因此 $PaCO_2$ 下降亦提示俯卧位通气有效。

2. 呼吸力学

氧合、肺顺应性、高碳酸血症和肺可复张性的改善提示 COVID-19 患者对俯卧位通气反应良好。大部分患者在仰卧位治疗时肺复张 / 膨胀指数很低，提示肺可复张性低，但俯卧位通气后能逐渐改善患者氧合、高碳酸血症和肺顺应性，且伴随肺可复张性的改善。一些危重型患者需要持续 24 小时以上的俯卧位通气后其氧合、肺可复张性和肺顺应性才有所改善。

3. 影像学评价

胸部 CT 能准确评估俯卧位通气效果，但床旁难以实现。床旁胸部 X 线摄片可协助评价肺部影像学变化，但不如 CT 特异；床旁超声可协助评估肺组织的复张，但对于肺泡过度膨胀超声并不能鉴别；胸部电阻抗成像（EIT）能够床旁持续监测和评估塌陷肺组织与过度膨胀肺组织的变化，但由于其价格昂贵，广泛推广存在困难。

五、俯卧位通气的实施

应由 5 ~ 8 名经过培训熟练掌握俯卧位通气技术的专业医护人员来实施，翻身前应了解患者的适应证及禁忌证，充分清理气道分泌物，肠内营养患者需停止鼻饲 1 小时。翻身时，1 名医生负责统一协调指挥（需站在患者头侧），避免气管插管及中心静脉管路脱出；患者身体两侧各站 2 ~ 3 名医护人员，分别负责肩、腰、臀及腿部。转换俯卧位时，先将患者平移至床一侧，向病床对侧翻转，使患者侧卧，而后将患者臀部、肩部后移转至俯卧位。头部垫高，头下垫凹形枕或马蹄形枕，使颜面部悬空或头偏向一侧；双肩、胸部、骨盆、膝部下垫软枕，使腹部悬空，防止腹主动脉受压，影响静脉回流，两侧手臂向上伸直放于头两侧。双肩、双膝、面部、前额使用防压疮敷料贴。心电监护电极片贴于背部相应的位置。整个过程必须保证气管插管、呼吸机管道、静脉导管及其他引流管等通畅。

六、俯卧位通气时医护人员的防护

气管插管和有创机械通气的相关操作是导致医务人员感染的最常见的原因，气道分泌物形成的气溶胶或飞沫传播是最重要的感染。因此，对于俯卧位通气的 COVID-19 患者，医务人员应更加关注与 COVID-19 相关的医院感染防控措施，及时加深对 COVID-19 的认识。与气管插管和有创正压通气相关的医院感染防控措施如下：

1. 气管插管操作

气管插管操作应注意以下几点：①尽可能在负压单间病房内进行操作；②操作者必须严格正确佩戴个人防护设备（personal protective equipment，PPE），包括医用防护口罩、护目镜、手套、防护服、头罩等；③佩戴动力型空气净化装置（power air purifying respirator，PAPR）或正压头罩；④由气管插管经验丰富的医生进行操作，减少尝试次数；⑤插管时给予深镇静和肌松药，避免清醒气管插管；⑥应用简易呼吸器时，应在简易呼吸器与面罩（或插管后与人工气道）之间安装高效细菌 / 病毒过滤器；⑦气管插管后房间应及时通风。

2. 人工气道管理

人工气道管理要点：①使用密闭式吸痰管进行痰液引流；②按需吸痰，避免频繁吸痰导致患者呛咳；③避免气管切开；④尽量避免或减少床旁纤维支气管镜的使用；⑤使用支气管镜时必须使用三通接头，避免操作中呼吸机回路的断开；⑥持续负压进行声门下分泌物引流操作，避免频繁接触气囊上分泌物；⑦维持气囊内压力 25 ~ 30 cmH_2O，避免气囊漏气；⑧避免进行胸部物理治疗；避免非计划拔管的发生，可适度镇静、肢体约束等。

3. 呼吸机及其回路管理

呼吸机及其回路管理要点：①病毒 / 细菌过滤器（有效率 99.9997%）分别放置在呼吸回路吸气支与呼吸机出气口，以及呼气支与呼吸机呼气口之间；②避免呼吸机回路断开，避免断开时气溶胶的产生和肺泡的塌陷；③如果需要断开呼吸机回路（如转运），应在断开前先设置待机状态，短暂夹闭人工气道后重新接回呼吸机；④及时清理呼吸机回路内冷凝水；⑤使用一次性呼吸机回路，且不需常规更换呼吸机回路；⑥使用一次性可持续自动加水功能的湿化罐。

4. 雾化吸入治疗

避免使用雾化吸入治疗，尤其是喷射雾化器的使用；如需雾化吸入治疗，可以选择一次性筛孔雾化器或单人用定量气雾吸入剂（metered-dose inhaler，MDI）装置。

5. 患者转运

尽可能避免患者转运；如需转运，必须在转运呼吸机出气口与人工气道之间安装细菌 / 病毒过滤器，或者具有细菌 / 病毒过滤功能的热湿交换器（heat moisture exchanger，HME），转运时给予深度镇静或肌肉松弛，避免转运中躁动或频繁呛咳。

第二节 支气管镜在气道管理中的应用

一、围术期困难插管和气管插管调整

心血管病患者围术期心脏功能不全，呼吸衰竭，需要有创呼吸机辅助通气，但对于不能耐受经口咽喉镜引导下气管插管者，应首选支气管镜引导下的经鼻气管插管早期开通患者气道，为抢救赢得成功的机会。此外，还有部分患者体型肥胖、颈部短粗、小颌畸形、口咽部及喉部异常，特别是合并颈部肿物压迫气管，或者口咽部有大量分泌物声门暴露不清导致喉镜插管失败的插管困难者，可行支气管镜引导下的气管插管，同时可以清理局部的分泌物、畅通气道、改善氧合，使患者迅速恢复供氧。这项技术已广泛应用于临床。气管插管远端的最佳位置在气管隆突上 3 ~ 4 cm，部分患者抢救过程中紧急经口气管插管，无法准确判断该位置是否合适，支气管镜下直视调整可避免插管过深导致单侧肺通气或者插管过浅导致脱管。还有部分初始经口气管插管时间过久的患者出现口腔护理困难、颞下颌关节脱位、清醒不耐受等问题，可以在支气管镜引导下快速准确地改为经鼻插管。具体操作：将气管插管充分润滑后套在支气管镜上，先将支气管镜经鼻插入患者气管，然后以此为引导将气管插管插入，如遇阻力可适当旋转插管，最终根据镜下所见调整插管深浅。

二、合并肺部感染的病原学诊断和治疗

心血管病患者合并 COVID-19 导致的重症肺部感染、呼吸机相关性肺炎，包括免疫缺陷合并肺部感染者，经验性抗感染治疗效果不理想，痰培养阳性率低、特异度差，难以达到“精确”“及时”的抗感染治疗。而经支气管镜无菌操作吸取的分泌物、保护性毛刷刷检物及肺泡灌洗液的细菌学培养敏感度高、特异度好，对于临床抗感染药物的应用有较强的指导作用。

三、气道管理和治疗肺不张

心血管病患者围术期因高龄、衰弱、具有多种合并症的患者（特别是脑卒中

患者）及慢性阻塞性肺疾病患者发生肺部感染后气道分泌物较多，同时其自主排痰无力甚至丧失排痰功能，导致痰液引流不畅，严重时阻塞气道引起肺不张，甚至导致呼吸衰竭。而通常拍背排痰、气道湿化的作用不明显，支气管镜可以进入患者下呼吸道，便携式支气管镜一般可以到达亚段支气管开口进行吸痰，清除痰栓、痰痂，甚至可以给予局部盐水或药物灌洗治疗，配合拍背排痰，可以达到肺复张的目的。肺泡灌洗的操作：将支气管镜楔入肺不张的肺段或亚段支气管，每次灌入常温生理盐水 10 ~ 50 mL，总量 50 ~ 250 mL，不应超过 300 mL，严重心脏功能不全的患者尽量减少灌入生理盐水。

四、气管内出血的诊断和治疗

心血管病患者围术期气管内出血是围术期呼吸系统急症，若救治不及时，可能出现窒息、休克，甚至导致死亡。由于支气管镜具有可弯曲性、视野广，可进入 3 级支气管，观察到全部 4 级支气管。因此，对咯血的患者确定出血部位、明确出血原因是极为有效的检查方法，特别是对胸部影像检查阴性的患者更有意义。一般出血急性期是支气管镜检查的相对禁忌证，应避免支气管镜操作引起咳嗽导致出血加重，但对致命性大出血（一次出血量＞500 mL 者），或者医生对支气管镜技术掌握娴熟的情况下，可以给予即刻镜下检查和治疗。支气管镜下直视检查可以明确出血部位和出血状况，从而采取针对性的治疗措施。特别是对于药物保守治疗效果欠佳的大咯血患者，可以在全程心电、血氧监护的情况下，利用支气管镜引导气管插管插入健侧气管，充盈气管插管的气囊后可保护该侧不被出血灌注，进一步清除健侧气道的积血及血块就可保证患者健侧肺正常通气供氧。在支气管镜检查明确出血部位后，从工作孔道给予注入 1 ∶ 10 000 肾上腺素盐水、凝血酶等药物用于局部止血，还可以经支气管镜引导放置球囊压迫止血。

五、用于气管内异物的治疗

误吸是心血管病患者术后常见的并发症，常见于心功能不全、体质弱、带呼吸机时间长的患者，吸入物有牙齿、药片、颗粒样食物等。通过支气管镜检查可以明确气管内异物的性质、嵌顿的位置，以及肉芽组织包被情况等。有一部分气管内异物可以通过支气管镜直接吸出或钳夹出来，操作简单。异物不能轻易取出者在明确诊断后转入呼吸科，全麻后经硬质支气管镜取出，可以明显缩短患者救治时间，减少阻塞性肺炎、肺不张的发生率。

六、支气管镜检查与治疗的禁忌证

（1）活动性大咯血。

（2）严重的高血压及心律失常（术前血压高于160/100 mmHg，频发房室颤动、室性期前收缩等）。

（3）新近发生的心肌梗死或有不稳定心绞痛发作史。

（4）严重心、肺功能障碍。

（5）不能纠正的出血倾向（凝血功能障碍，血小板降低）。

（6）严重的上腔静脉阻塞综合征。

（7）疑有主动脉瘤、主动脉夹层。

七、支气管镜检查与治疗的常见并发症

（1）麻醉药过敏，有明确过敏史者利多卡因以不超过 15 mL 为宜。

（2）喉头水肿或喉痉挛（吸氧、抗组胺药、静脉给予糖皮质激素）。

（3）严重的支气管痉挛（多见于支气管哮喘的患者）。

（4）术后发热（病原微生物扩散）。

（5）缺氧（气管插管、呼吸机辅助可考虑做）。

（6）出血。

注意：做支气管镜检查必须配备有效的抢救药品和器械 。

八、围术期应用支气管镜检查与治疗的防护措施

（1）支气管镜检查不作为心血管病患者围术期合并 COVID-19 感染疑似病例采样的常规手段。

（2）指征：应严格掌握支气管镜检查的指征，明确检查的目的和紧迫性，非抢救性或病情急需，应暂缓检查。尽量避免进行支气管镜操作。

（3）操作场所：尽可能在特定的负压病房、通风良好的单独房间进行，无条件者建议在病房床边、单独房间进行，采取空气隔离措施。防护用品做到“专人专用”，尽量使用一次性物品（包括支气管镜），并根据传染病的要求及时消毒房间和设备。

（4）防护级别：操作相关医务人员须按照《医院隔离技术规范》进行三级防护（详见附件），穿戴护目镜或面罩（防雾型）、医用防护口罩（N95 型）、防护服等，建议有条件者使用动力型正压空气净化头罩装置。尽量使用显示屏观察

气道，操作者站在患者的头侧，避免直接面对患者和太靠近患者。如患者未行气管插管和应用喉罩、硬质支气管镜，操作者应佩戴医用外科口罩。

（5）麻醉方式：推荐采用静脉麻醉、喉罩或气管插管建立人工气道。应尽量避免使用硬质支气管镜进行操作，或确需使用，应避免使用开放式喷射通气，可采用经典正压机械通气（封闭硬质支气管镜近端各种开口，同时口腔填堵纱布绷带密封支气管镜周边气道缝隙）。操作时可经支气管镜工作通道在气道局部给予2%利多卡因加强麻醉。

（6）通气及气道管理：支气管镜经三通接头、喉罩或气管导管可以实现在密闭的环境下进行诊疗操作，最大限度地减少咳嗽，减少飞沫传播等。麻醉前、拔管后采用面罩过渡通气。开始机械通气时先连接好管道再启动呼吸机通气呼吸。操作过程中尽量减少支气管镜反复拔出气管导管，如果需要拔出，先暂停呼吸机通气。支气管镜再次插入气道后重新启动机械通气。操作完毕、停止麻醉、患者可以自主呼吸后，先停止呼吸机，再取下连接管道，避免呼吸机的正压气体把分泌物吹出到环境中。麻醉机或呼吸机需要连接过滤器进行机械通气。

（7）已建立人工气道、机械通气的重症患者，由于常常合并 ARDS，氧合严重受损、缺氧严重，对呼吸机通气的参数要求很高，如高呼气末正压、高浓度供氧等。支气管镜检查时需要加强麻醉，将呼吸机氧浓度调至100%，呼气末正压参数不变，通气模式为容量控制模式。操作时密切监测生命体征，尽量缩短操作时间，如操作过程中指氧饱和度下降明显，应拔出支气管镜暂停操作，等指氧饱和度恢复后再进行。操作完毕即刻恢复原机械通气参数。呼吸机需要连接过滤器进行机械通气。

（8）标本的处理严格按照传染标本、防污染流程送至专门（特殊要求）的检验室，进行后续的标本处理。疑似或确诊 COVID-19 感染患者的所有标本均需放置在专用的有生物安全标识的封闭标本袋内，然后放入运输箱及运输罐中，再由专人转运。操作后患者的组织、体液及相关污染物（包括血液、吸引物、组织碎屑及其他所有被污染的一次性物品），严格按照相关法规进行处理（见下述）。

九、检查结束后的防控措施

（1）洗手与手消毒：完成支气管镜检查后，或接触患者唾液、痰液等分泌物后，应立即用流动水洗手和/或使用速干免洗手消毒剂进行手消毒，日常诊疗工作中严格按照手卫生要求执行手卫生。戴手套不能代替手卫生，摘手套后应进行手卫生。戴手套后不可以触摸公共物品，严格按照《医务人员手卫生规范》（WS/T 313—2019）的要求执行手卫生。结束所有支气管镜诊疗操作后，所有医护人员更换全套防护用品，并严格进行手卫生后，再进入生活区。

（2）设备及内镜消毒：严格按照《医疗机构消毒技术规范》，做好支气管镜主机及其他相关设备、诊床及地面等的清洁与消毒，可用含氯消毒液擦拭消毒，精密仪器可使用75%酒精擦拭。操作结束后，对内镜进行预处理，使用75%酒精纱布擦拭支气管镜表面进行消毒，支气管镜负压吸引75%酒精消毒支气管镜操作孔道；将支气管镜放置于专用转运箱，如转运箱经过负压病房或隔离病房，需消毒转运箱外表面后再送清洗和消毒。建议有条件的单位使用密闭式的全自动洗消机进行支气管镜清洗和消毒；无条件的，按照常规流程进行高水平消毒。清洗和消毒人员必须按照二级防护要求穿戴防护用品。

（3）房间消毒：按照《医院空气净化管理规范》要求进行空气消毒，如房间紫外线消毒，每次时间＞30分钟。对疑似或确诊COVID–19患者进行支气管镜诊疗操作后房间需进行终末消毒。完成消毒流程后，开窗通风。

（4）在支气管镜检查过程中产生的医疗废物，如一次性活检钳、痰液收集器等，应根据《医疗废物处理条例》和《医疗卫生机构医疗废物管理办法》的有关规定进行处置和管理。COVID–19患者产生的医疗废物，按感染性废物用双层黄色塑料袋盛装，外贴“新冠”标识。

（5）合理安排气管镜室工作人员的工作，避免过度劳累，关注其健康情况，每天上、下班监测医务人员体温和呼吸系统情况。

第三节　术后ICU的ECMO管理

一、ECMO的适应证与禁忌证

1. 适应证

（1）严重的ARDS患者，俯卧位机械通气效果不佳，$FiO_2 > 90\%$ 条件下氧合指数＜80 mmHg，持续3～4小时以上，气道平台压≥35 cmH_2O。

（2）高碳酸血症：$PaCO_2 > 100$ mmHg，氧合指数＜100 mmHg。

（3）病因可逆。

2. 禁忌证

（1）病因不可逆，无抢救意义的患者。

（2）本身存在影响生活质量的疾病，如中枢神经系统疾病、恶性肿瘤晚期、存在全身出血风险且有抗凝禁忌证者。

（3）老年及过度肥胖患者。

二、ECMO插管

（1）双根插管，一般选择股静脉和颈内静脉。不适用于婴幼儿。

（2）单根插管可以减少再循环，但受插管位置影响明显。

（3）管道尽量偏粗，保证流量。

三、目标管理

（1）肺保护："肺休息"通气，避免肺损伤。①降低潮气量（VT）、气道压，VT < 6 mL/kg，平台压（P_{plat}）< 30 cmH_2O，减轻膨胀气泡呼吸机相关性肺损伤（ventilator-induced lung injury，VILI）；②降低 FiO_2（30%），减轻 VILI 氧中毒；③适当降低呼吸频率，推荐 10 次 / 分，防止低酸血症；④适当提高 PEEP，推荐 10 ~ 15 cmH_2O，维持部分塌陷肺泡开放。

（2）其他重要脏器保护：提供足够氧供。

（3）维持内环境稳定，维持水、电解质、酸碱平衡。

（4）最大限度减少并发症，如感染、出血、血栓等。

（5）调整流量至维持足够支持力度的最低水平，SaO_2 > 85%，监测 Lac、SvO_2。

（6）尽量不上调呼吸机支持力度，氧合不佳时可以提高 ECMO 流量，提高 HCT，调整插管位置，降低再循环，改善通气功能。

（7）维持体温在 36 ~ 37 ℃。

（8）推荐流量：新生儿 100 ~ 150 mL/（kg · min）；儿童 75 ~ 120 mL/（kg · min）；成人 50 ~ 80 mL/（kg · min）。

四、护理措施

护士持续评估和监测 ECMO 辅助效果。

（1）记录患者体温的变化，血液温度过低，易发生凝血功能障碍及血流动力学的改变，温度过高增加耗氧量，每小时监测患者体温，调节变温水箱，维持患者体温在 36 ~ 37 ℃。

（2）记录血流动力学变化，协助医生维持患者血流动力学的稳定，维持平均动脉压＞ 60 ~ 65 mmHg，保证机体主要脏器及组织的血氧供应。此外，脉压反映患者心功能的变化，关注脉压，以调整 ECMO 的流量。

（3）指氧饱和度反映血液气体交换、组织循环状态和氧利用情况，是 ECMO 效果及其稳定性的重要保障。经股动脉建立 ECMO 时，患者右手的指氧饱和度反映其心肺功能，左手的指氧饱和度反映 ECMO 的指氧饱和度，需定时观察、比较左手和右手指氧饱和度的动态变化，定时监测、对比动脉血气分析，及时纠正水、电解质紊乱和调整 ECMO 流量，维持 PaO_2 在 90 mmHg 以上。

（4）在 ECMO 辅助过程中，每小时精准控制液体出入量并详细记录，防止肺及其他组织水肿。尿量是反映肾脏灌注的重要指标，详细记录患者每小时尿量及尿液的颜色、性质，出现肉眼血尿或深茶色尿应密切监测血红蛋白，并立即通知医生。若尿量低于 0.5 mL ／ (kg · h），持续时间大于 6 小时，则提示肾功能受损。

五、抗凝治疗

维持 ACT 在 160 ~ 220 s，依据患者情况适当调整。

六、ECMO撤离

1. 撤离条件

（1）肺顺应性改善。

（2）胸片或 CT 提示渗出明显减少。

（3）通气和氧合明显改善。

2. 撤离顺序

先撤 ECMO 可以减少相关并发症，但是病情变化时需考虑增加呼吸机支持难度；先撤呼吸机可以减少 VAP、VILI，减少镇静剂应用，但是增加 ECMO 风险，无气道保护。需依据患者病情权衡利弊做出恰当选择。

3. 撤机时的护理配合

（1）备齐用物，包括一次性工作帽、全面型呼吸防护器或正压式头套、医用防护口罩、防护服或工作服外套一次性防护服（可加一次性防水隔离衣）、一次性乳胶手套和 / 或一次性鞋套、手术衣、血管缝合包、拔管用的手术包、管道钳及药物等。

（2）穿刺点上方（近心端方向）压迫止血大于＞ 30 分钟，观察评估下肢及穿刺点情况。

（3）将撤除的导管等毁形置于医用垃圾袋内。

（4）整理、擦拭机器，使其处于备用状态。

4. 撤机后的护理

（1）密切监测心率、血压等生命体征及血流动力学的变化，根据血压调整血管活性药物剂量。

（2）拔除 ECMO 导管后，按压穿刺点上方，用纱布覆盖，弹力绷带加压包扎及肢体制动 24 小时，穿刺处放置 1 kg 沙袋压迫 6 小时，每 4 ～ 6 小时评估患者穿刺处局部有无血肿及出血、双下肢皮肤颜色及温度、足背动脉搏动及双侧肌张力情况，直至 24 小时。

（3）应实施早期、规律的康复锻炼，根据患者的能力早期锻炼，循序渐进，从被动锻炼到离床再到行走，并确保患者安全。

七、医务人员防护

COVID–19 患者术后应安置于负压隔离病房，ECMO 的管理人员应当采用三级防护，防护用品如一次性工作帽、全面型呼吸防护器或正压式头套、医用防护口罩（N95 型）、防护服或工作服外套一次性防护服（可加一次性防水隔离衣）、一次性乳胶手套和 / 或一次性鞋套等。

八、表面消毒

应用含氯消毒剂或 75% 酒精对患者和医务人员手频繁接触的环境表面，如床栏、床边桌、呼叫按钮、监护仪、微泵、床帘、门把手、计算机、ECMO 管道及接头处等进行擦拭消毒。ECMO 操控面板、门把手、电话、鼠标、键盘为重点对象，用酒精纱布每日擦拭消毒 2 次，明显污染时随时擦拭。严格执行交接班制度，交接班时详细交接 ECMO 运行情况，包括穿刺部位是否出血，管道位置是否移动，与流量是否匹配，温度是否合适，抗凝是否达标，有无出血、感染及血栓形成，内环境是否稳定，消毒是否到位等。

第四节　术后ICU的容量管理

一、围术期容量的监测

围术期容量监测的目的是对患者的循环状态做出准确、及时的评估，以指导和调整治疗措施。

1. 一般的临床监测

一般的临床监测项目包括心率、血压、脉搏氧饱和度（SpO_2）、尿量、皮肤温度和患者的精神状态等。

2. 有创血流动力学监测

有创血流动力学监测项目包括平均动脉压（MAP）、中心静脉压（CVP）、左房压（LAP）、肺动脉楔压（PAWP）、心排血量（CO）、每搏输出量（SVI）及血浆渗透压等。这些临床指标间接反映患者容量状况。

（1）中心静脉压监测：CVP反映右室功能和回心血量之间的平衡，是对右室充盈压的直接测量，为患者容量状态、右心功能、心脏顺应性等方面的评价提供了线索，可以指导调节液体输入量和速度。由于心脏病患者心功能欠佳，观察其动态变化趋势有重要意义。

（2）肺动脉漂浮导管：可以提供连续CO监测，反映一段时间内患者心排血量的变化，此外还可提供LAP、PAWP以及SVI等，这些临床指标同样间接反映患者容量状况。

3. 血乳酸的监测

动脉血乳酸是反映组织灌注是否充足及组织氧供需平衡的敏感指标，研究显示，血乳酸值的监测有利于早期判断低灌注情况，其水平与器官功能障碍的程度及死亡率相关。

4. 超声监测

经超声监测下腔静脉的直径及其呼吸变化率可指导容量治疗和判断心脏功能。

二、围术期容量管理的策略

（1）综合分析心率、动脉压、CVP 或 PAWP 和尿量等监测指标的意义，结合全身情况正确判断患者的容量状态。

（2）正确计算失血量和出入量：补充损失量如术中、术后的失血量和尿量等，但是心脏病患者对容量负荷十分敏感，心功能差的患者输液过多过快，可加重心脏负担，导致肺水肿和心力衰竭。另外，麻醉药引起的血管扩张会使血容量相对不足，注意适当补充容量。

（3）调整前负荷：①围术期主要根据心率、血压、CVP、LAP、PAWP 和失血量进行输血补液，调节输液量，维持血流动力学稳定。②因缺血再灌注损伤、手术创伤等导致心脏功能降低，心肌顺应性下降，对血容量负荷变化的耐受性差，易引发心力衰竭。在保证前负荷的情况下，术后早期应适当控制液体入量，并合理应用正性肌力药、利尿药、扩血管药物等，增强心肌收缩力，减轻心室前负荷。

（4）正确选择液体：①注意晶体、胶体比例，胶体液相对晶体液有更长时间的血管内停留时间，在补充血管内容量时应当加强对胶体渗透压的监测，维持高胶体渗透压对于减轻间质水肿（包括心脏、肺间质、外周脏器的水肿）等均有重要作用。②适当选择人工胶体与血浆或白蛋白的比例。白蛋白具有良好的扩容效果，是维持血浆胶体渗透压的重要组成部分。③注意纠正贫血，血红蛋白低于 80 g/L 考虑输注红细胞，维持血细胞比容＞25%，确保红细胞的携氧能力。

（5）掌握正确的输液方法：心脏病患者应适当控制输液速度，必要时使用输液泵。如果出现急性失血，应适当加快输液速度，维持血流动力学稳定。

第五节 术后高流量鼻导管吸氧支持

氧气疗法是预防和治疗低氧血症性呼吸衰竭的第一步，传统上是使用鼻塞或面罩进行的。鼻塞或面罩可使传统的输送氧流量高达 15 L/min，但这种流量远小于呼吸困难患者的峰值吸气流量。此外，流量超过 6 L/min 会导致鼻黏膜加湿不足。由于最大流速受到限制，同时气体的热量和湿度也不能满足需要，室内空气稀释了补充的氧气，导致最终到达肺泡的吸入氧浓度（FiO_2）的比例大大降低。

在临床上，预定的恒定浓度（21% ~ 100%）的氧以很高的流量（最高 60 L/min）通过宽口径鼻导管加热加湿器和加热吸气回路已经成为一种安全和有用的支持治疗。经鼻高流量湿化氧疗支持疗法通过多种机制发挥其益处。

经鼻高流量湿化氧疗的工作原理是电动涡轮机驱动形成高速气流，通过电磁阀实现流量可控，气流可加温加湿，是传统意义上的正压通气，能够维持一定水平的 PEEP，实现气道开放，减少死腔，改善通气，且允许开放气道发生漏气（图 2-6-1）。

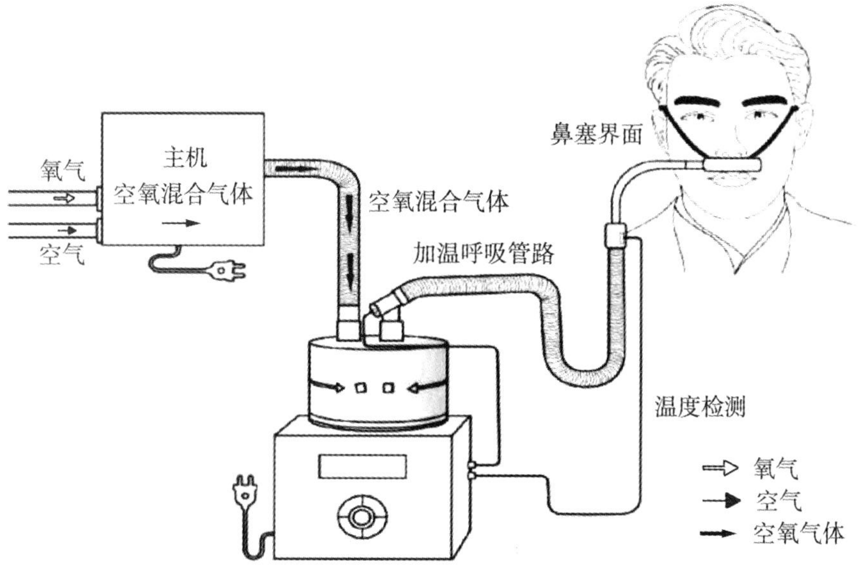

图2-6-1　高流量鼻导管吸氧

经鼻高流量湿化氧疗已被证明有很好的疗效，在低氧血症性急性呼吸衰竭、大手术后的管理、免疫功能低下的患者，在支气管镜检查及新冠肺炎合并低氧血症的治疗中强烈推荐。

一、急性呼吸衰竭患者经鼻高流量湿化氧疗的应用

1. 适应证

重症型患者可以尝试高流量吸氧和无创通气，但是需要严密观察这一类过渡性质氧疗的效果，期间密切监测患者一般情况、生命体征、呼吸状态，特别是氧合指数的变化，必要时，2 ~ 6 小时内改为有创机械通气。

2. 氧疗方式的选择

重症型患者氧合指数（PaO_2/FiO_2）在 200 ~ 300 mmHg 时，患者首选经鼻高流量吸氧（HFNC），HFNC 初始参数设置为流量 40 ~ 50 L/min，FiO_2 为 100%，

使用期间密切观察生命体征和氧合情况。

3. 上机准备

医护人员采用三级防护：防护用品如一次性工作帽、全面型呼吸防护器或正压式头套、医用防护口罩（N95 型）、防护服或工作服外套、一次性防护服（可加一次性防水隔离衣）、一次性乳胶手套和 / 或一次性鞋套。

4. 注意事项

告知患者注意事项，使患者处于舒适体位，关键是固定好鼻导管，防止因患者缺氧烦躁鼻导管脱离正确位置而导致上机失败。另外，考虑到新型冠状病毒可通过呼吸道传播，且感染者多存在咳嗽症状，建议这类患者使用 HFNC 时佩戴医用外科口罩并尽量闭口经鼻呼吸。此外，高流量鼻导管连接松动是造成患者呼气扩散距离明显增加的重要原因，因此，在使用 HFNC 时应注意紧密连接鼻导管，临床使用时由于管路自身有一定重量，有时会拉扯鼻导管造成移位，可通过固定夹或挂绳固定管路以减轻管路重量的影响。高流量鼻塞导管型号的选择原则是导管直径应小于或等于患者鼻孔直径的 50%。

二、外科术后患者撤机

与传统氧疗相比，在心脏术后患者的拔管过程中序贯 HFNC 的临床效果似乎更为理想。相关荟萃分析结果显示 HFNC 能降低心脏术后患者升级呼吸支持的需要。应用 HFNC 4 小时后患者舒适度明显优于传统氧疗组。推荐建议：外科手术后脱机序贯应用 HFNC 可以提高患者的舒适度，降低心脏术后患者升级呼吸支持的需求（证据等级Ⅰ级），减少胸外科手术患者的住院天数（证据等级Ⅱ级）。

经鼻高流量湿化氧疗撤离标准：原发病控制后逐渐降低 HFNC 参数，如果达到以下标准即可考虑撤离 HFNC，吸气流量 < 20 L/min，$FiO_2 < 50\%$，改为普通氧疗。

第六节　术后ICU的IABP管理

主动脉内球囊反搏（intra-aortic balloon counterpulsation，IABP）能减轻心脏前、后负荷，增加冠状动脉血流量，降低心肌耗氧量，改善心脏功能。新冠肺炎患者心脏手术后合并心功能不全时应根据患者病情确定临床策略，如果病程进展快、病情危重，考虑尽早应用 IABP。

一、IABP的适应证与禁忌证

1. 适应证

（1）左室射血分数显著降低、低血压，血管活性药物治疗无效。

（2）围术期急性心肌梗死合并心源性休克，血流动力学不稳定。

（3）与心肌缺血有关的恶性心律失常，其他方法治疗无效。

（4）体外循环脱机困难、冠状动脉搭桥 / 换瓣手术中或术后发生意外。

2. 禁忌证

（1）绝对禁忌证：①主动脉瓣大量反流；②怀疑或确诊为主动脉夹层；③较大腹主动脉瘤。

（2）相对禁忌证：①有严重周围血管病变，且通过外科或介入均无法治疗的患者，禁用于股动脉、腘动脉分流者，但存在主动脉双侧股动脉分流的患者可考虑行经股动脉 IABP；②具有出血倾向的患者；③心肌病终末期。

二、IABP的应用指征

（1）CI ＜ 2.2 L/（m^2・min）。

（2）平均动脉压＜ 50 mmHg。

（3）联合使用两种以上的升压药，而多巴胺剂量＞ 20 μg/（kg・min）。

（4）不能停止体外循环或停循环后心脏收缩无力。

（5）左房压 (或肺毛细血管楔压) ＞ 20 mmHg，中心静脉压＞ 11 mmHg，尿量 ＜ 0.5 mL/（kg・h）。

（6）严重的心律失常。

（7）周围循环不良。

三、IABP球囊插入前的评估

为有效地控制病情，减少并发症，在球囊插入之前应对患者进行严格评估：

（1）双腿皮肤颜色及皮温。

（2）双腿微血管再填充能力。

（3）双腿脉搏值。

（4）双腿基准触觉及运动。

（5）足背动脉 / 桡动脉指数（ A/B 指数 ）= 足背动脉收缩压 / 桡动脉的收缩压;

0.80 ~ 1.0，表示正常；0.60 ~ 0.80，表示轻度循环受损；0.40 ~ 0.60，表示中度循环受损；< 0.40，表示重度循环受损。应注意的是：足背动脉 / 桡动脉指数代表评估循环预期的目标，必须监测的是其变化而非一定值。

（6）球囊插入前血流动力学评价，如评价心排血量、肺动脉楔压、中心静脉压 。

（7）完整的神经系统检查。

（8）患者及家属对 IABP 的了解情况。

四、IABP的置入操作

对新冠肺炎患者进行 IABP 置管操作，操作者需要三级防护。IABP 球囊容量的选择原则：身高< 160 cm，球囊容量 30 mL；身高 160 ~ 180 cm，球囊容量 40 mL；身高> 180 cm，球囊容量 50 mL。

超声引导下（带双层手套盲穿成功率较低）置管操作步骤：

（1）超声检查确定合适的穿刺动脉，通常为股动脉。

（2）常规消毒铺巾，管床护士及其助手负责准备 IABP 机器及管路，管床医生调试机器。

（3）超声探头由无菌塑料膜包裹后，经由超声引导进行股动脉穿刺，穿刺成功后经穿刺针送入导引钢丝至主动脉。

（4）退出穿刺针，沿导丝送入扩张器。

（5）患者过度肥胖不能平卧或者有严重动脉粥样硬化时留置鞘管。

（6）IABP 导管抽真空后取出，勿使导管弯曲，抽出中心腔支撑导丝，用肝素盐水（50 mL 生理盐水 +12 500 U 肝素）冲洗中心腔，确定导管置入长度（由胸骨角到肚脐再到穿刺点的长度）。

（7）主动脉内球囊头端沿导引钢丝进入血管，固定导引钢丝，球囊尖端推送至左锁骨下动脉下 2 cm，移除导引钢丝，连接动脉测压管路，从中央腔回抽 3 ~ 5 mL 血，用 3 ~ 5 mL 肝素盐水手工冲洗中央腔。

（8）连接氦气管道，开始反搏，观察反搏波形，床旁超声或 / 和床旁胸片确定位置合适（以 IABP 顶端位于第 4、5 后肋间为最佳位置），固定导管。

（9）穿刺点消毒，必要时压迫或缝扎止血，固定导管位置，避免导管脱出及打折。

（10）操作结束，按照感控要求处理相关物品。

五、IABP置管后管理

（1）以 0.5 mg/mL 肝素盐水以约 4 mL/h 的速度持续加压冲洗 IABP 中心腔，调节 ACT 在 150 ～ 180 s，预防血栓形成。若患者高度怀疑 HIT（肝素诱导血小板减少症），可应用阿加曲班抗凝。

（2）连续监测患者血流动力学情况。

（3）记录尿量。

（4）观察并记录末梢循环状况和足背动脉搏动情况。

（5）监测血红蛋白及血小板水平，必要时进行成分输血。

（6）每日换药，如有穿刺点污染，随时换药。

六、IABP的并发症

（1）血管并发症：如出血、栓塞、下肢缺血，甚至导致截肢。

（2）血红蛋白及血细胞比容可能在反搏过程中降低，原因是红细胞机械性损伤而溶血或血管壁损伤。

（3）血小板减少：考虑有两个原因，即血小板的机械性破坏及肝素的使用。

（4）感染：患者出现不明原因的发热时，需拔出球囊。

（5）主动脉破裂或主动脉夹层。

（6）器械故障：如气囊破裂、扩张不充分、气囊舒缩时机不当、导管置入位置不当。

七、IABP撤除指征的评估

（1）平均动脉压＞ 70 mmHg。

（2）每小时尿量 30 mL 以上。

（3）多巴胺用量≤ 5 μg/（kg · min）。

（4）心率低于 100 次 / 分。

（5）室性期前收缩少于 6 次 / 分，且为非成对出现或单发病灶。

（6）心指数≥ 2 L/（min · m^2）。

如无法达到上述标准，则表明不能耐受 IABP 机械辅助的撤除，必要时加用其他辅助措施，比如 ECMO 或者心室辅助装置。

八、IABP的撤除操作要点

（1）逐渐减低 IABP 反搏比例，通常反搏比例减至 1 ∶ 3，保持 30 分钟，循环及尿量无明显变化，可撤除。

（2）停用持续泵入的抗凝药物。

（3）常规消毒，拆除固定缝线等，暂停反搏泵，拔除 IABP 管时少量放血，以冲出形成的血栓，压迫 20 ～ 30 分钟后加压包扎。

（4）嘱咐患者尽量保持大腿伸直状态，咳嗽时穿刺点局部加压，避免出血。

（5）按照感控要求处理相关物品。

第七节　术后ICU的镇痛镇静治疗

疫情期间部分 COVID-19 患者合并心血管急症，需要心血管外科手术干预治疗。COVID-19 患者接受心血管急诊外科手术时，全身脏器（尤其是心、肺功能）功能不同程度受损，恰当的镇静镇痛策略可以降低患者心脏与全身的氧耗，利于心脏和机体整体功能恢复，必须予以重视。

一、术后患者的应激和反应

新冠肺炎患者处于强烈的应激环境之中，躯体和心理反应主要包括：

（1）躯体反应如喘憋、呼吸困难等症状，以及气管插管、各种诊疗操作等造成的隐匿性疼痛。

（2）心理反应，如对疫情的恐惧、对预后的担忧、对家人的思念和担心等。

（3）环境因素，如长时间卧床、灯光、各种机器的噪声、睡眠波动及其他患者的抢救或去世的影响等。

二、镇静镇痛的目的和意义

上述各种因素使患者感到极度的无助和恐惧，增加患者的应激和器官功能负荷，导致心动过速、组织氧耗增加、呼吸功能障碍和分解代谢增加，进一步损害患者的器官功能，甚至危及患者生命。2018 年《中国成人 ICU 镇痛和镇静治疗指南》明确指出，镇痛镇静是 ICU 治疗的重要组成部分，进行疼痛、躁动评估及镇痛镇静治疗具有重要意义。

成人心脏手术患者疼痛非常常见，女性较男性更明显。疼痛与手术、咳嗽、呼吸锻炼、康复活动有关。心脏手术患者疼痛往往得不到有效处理，定期进行疼痛评估和治疗可改善患者预后。心脏手术患者尤其老年人易发生谵妄，部分患者在术后几年仍面临长期的认知障碍。

镇痛镇静治疗的目的和意义在于：

（1）消除或减轻患者的疼痛及其他躯体不适感，减少不良刺激及交感神经系统的过度兴奋。

（2）帮助和改善患者睡眠，诱导患者遗忘，减少或消除患者对其在 ICU 治疗期间病痛的记忆。

（3）减轻或消除患者的焦虑、躁动甚至谵妄，防止患者的无意识行为（如挣扎）干扰治疗，保护患者的生命安全。

（4）降低患者的代谢速率，减少其氧耗氧需，使机体组织氧耗的需求变化尽可能适应受到损害的氧输送状态，减轻各器官的代谢负担。这些措施可以降低患者的死亡率，缩短拔管时间。

三、镇静镇痛的目标分层

1. 最小化镇静镇痛

患者可行指令性动作，认知与合作能力可能下降，但是呼吸功能与循环功能未受影响。

2. 清醒镇静镇痛（中度镇静镇痛）

患者对可完成的指令性动作及轻微触碰有反应，保护性通气功能存留，循环功能稳定。

3. 深镇静镇痛

患者不能轻易被唤醒，对伤害性刺激有反应。自主呼吸不完全，可能需要建立气道通气，循环功能通常保持稳定。

4. 麻醉

各种刺激下患者均不能被唤醒，需建立机械通气，循环功能受到影响。

四、镇静镇痛的评估方法

1. 疼痛评估

常用评分方法如下。

（1）语言评分法（verbal rating scale，VRS）：按照疼痛最轻到最重的顺序依次以 0（不痛）~ 10 分（疼痛难忍）的分值代表疼痛程度，由患者自己选择分值来量化疼痛程度。

（2）视觉模拟法（visual analogue scale，VAS）：用一条 100 mm 的水平直线，两端分别定为不痛到最痛。由被测试者在最接近自己疼痛程度的地方画垂线标记，以此量化其疼痛强度。VAS 已被证实是一种评价老年患者急、慢性疼痛的有效且可靠的方法。

（3）数字评分法（numeric rating scale，NRS）：NRS 是一个从 0 ~ 10 的点状标尺，0 代表不痛，10 代表疼痛难忍。由患者从上面选一个数字描述其疼痛程度。NRS 在评价老年患者急、慢性疼痛的有效性及可靠性上已获得证实。

（4）面部表情评分法（faces pain scale，FPS）：由 6 种面部表情及 0 ~ 10 分（或 0 ~ 5 分）构成，程度从不痛到疼痛难忍。由患者选择图像或数字来反映最接近其疼痛的程度。

（5）重症监护疼痛观察工具（critical-care pain observation tool，CPOT）：专为 ICU 内的机械通气患者设计。使用疼痛相关的行为指标，总分为 0 ~ 8 分。相对于患者在基础状态时的较低的分数值，在损伤性操作过程中的 CPOT 分数显著增高，显示其具有较高的效度。CPOT 同样有令人满意的评价者间可信度、特异度以及敏感度，对于机械通气患者疼痛的评估更有优势。

（6）疼痛行为列表（behavioral pain scale，BPS）：总分 3 ~ 12 分。3 分代表没有疼痛相关行为反应，12 分代表最强的疼痛行为反应。

2. 镇静评估

（1）镇静和躁动的主观评估：① Ramsay 评分；② Riker 镇静 – 躁动评分（sedation–agitation scale，SAS）；③肌肉活动评分法（motor activity assessment scale，MAAS）；④ Richmond 躁动镇静评分（Richmond Agitation–Sedation Scale，RASS）。对镇静状态描述较前三者具体，有规范的操作程序，与其他评分系统一致性好，可靠性、有效性好。共分为 10 级，是心脏重症患者常用评分方法。

（2）一些客观性脑功能监测的方法 [如脑电双频指数（BIS）监护仪]：对于接受肌松药物治疗的患者，可以作为一种补充监测手段。但重症新冠肺炎患者处在隔离病房内，可能缺乏客观监测的条件，可以通过对心率、血压、瞳孔等临床指标的观察来弥补。考虑到隔离病房条件有限，并且医护换班的频率高于普通 ICU，临时组建的医疗队可能并不全是重症专业医护人员，因此建立镇痛镇静流程，使治疗和评估规范化，具有重要意义。各重症病房可以根据自己病房收治患者病情的严重程度以及医生和护士的组成、上班的时间、换班的频次等情况，结合《中国成人 ICU 镇痛和镇静治疗指南》，制定自己病房的程序化流程。

五、镇痛是镇静的基础

疼痛是因损伤或炎症刺激，或因情感痛苦而产生的一种不适的躯体感觉及精神体验。ICU 中大部分患者烦躁的首要原因是疼痛和不适感，故重症患者应首先考虑镇痛治疗，镇痛应作为镇静的基础。《新型冠状病毒肺炎诊疗方案（试行第六版）》指出，接受机械通气的重症新冠肺炎患者存在人机不同步时，应及时使用镇静药和肌松药，未提及镇痛治疗。但是我们还是要强调重症新冠肺炎患者的镇痛，疼痛评估和镇痛治疗不容忽视。

在药物使用选择上，阿片类为强效的中枢镇痛剂，是 ICU 患者疼痛治疗的基本药物，常用的阿片类药物包括吗啡、芬太尼、瑞芬太尼、舒芬太尼、二氢吗啡酮、布托啡诺及地佐辛等。吗啡和芬太尼是比较经典的阿片类药物，价格也比较便宜，但吗啡对血流动力学有一定影响；芬太尼的表观分布容积较大，反复多次给药易于蓄积，因此这两种药物不太适合持续静脉泵入镇痛治疗。瑞芬太尼半衰期非常短，起效快，停药后代谢清除迅速，几乎不受肝肾功能损伤的影响，具有比较强的呼吸抑制作用，因此比较适合于接受有创机械通气的新冠肺炎患者，尤其是存在人机对抗或合并肝肾功能损伤时，但瑞芬太尼和其他的阿片类药物一样，长时间大剂量应用胃肠道反应较重。另外，当患者人机对抗改善，瑞芬太尼应及时减量，以降低对自主呼吸的抑制。舒芬太尼镇痛作用很强，为芬太尼的 5 ~ 10 倍，虽然也具有起效快、蓄积性小的特点，但半衰期比瑞芬太尼长，代谢比瑞芬太尼慢，其另一特点是对呼吸抑制作用小，因此对人机对抗严重的新冠肺炎患者，效果不如瑞芬太尼，但可用于浅镇静的患者。

2018 年版《中国成人 ICU 镇痛和镇静治疗指南》和美国的《疼痛、躁动 / 镇静、谵妄、制动、睡眠中断（PADIS）管理指南》都对非阿片类镇痛药物进行了推荐。对于重症新冠肺炎患者，尤其是接受无创机械通气的患者，可以选择应用对乙酰氨基酚或非甾体类抗炎药，既有镇痛的作用，又可达到退热的效果，并且不会产生呼吸抑制。但应注意检查血常规、肝肾及胃肠道功能，警惕并发症的发生。另外，右美托咪定也具有一定的镇痛作用，呼吸抑制小，因此也可以作为无创机械通气新冠肺炎患者的镇痛选择。

六、COVID-19患者心外科术后目标导向的镇静治疗

所谓目标导向的镇静治疗策略，即医务人员根据 ICU 患者器官功能状态，在镇痛镇静评估和治疗流程的基础上，个体化确立镇静程度的目标，并根据目标连续评估，及时调整治疗方案。

1. 常规短程镇静

低危患者采用短程镇静策略。心脏术后镇静治疗的目标是使患者达到“镇静，能唤醒且服从指令”的状态，即 Ramsay 评分的 2 ～ 3 分或 Riker 镇静 – 躁动评分 3 ～ 4 分或 RAAS 0 ～ 2 分。目标镇静治疗不仅可以使患者达到理想的镇静状态，而且避免镇静过度导致的机械通气及监护时间延长。半衰期短的药物更佳，高危患者采用何种镇静镇痛药物则无区别，镇静镇痛策略可以有所不同，达到目标即可。谵妄患者推荐使用右美托咪定更佳。

2. 延迟机械通气患者的镇静

对处于应激急性期、器官功能不稳定的患者，宜给予较深镇静以保护器官功能。心脏外科术后很多情况下需要延长呼吸机辅助时间，期间需要对患者进行镇静。需要延迟呼吸机辅助通气时间的高危患者包括两类：第一类，术前存在相关危险因素如心源性休克、肺水肿、严重 COPD、肥胖、周围血管疾病、肾功能不全、左心功能不全、急诊手术、需要植入 IABP 维持血流动力学的患者等；第二类，术后出现低心排血量综合征、血流动力学不稳定且需多种药物或 IABP 支持、氧合差或者呼吸功能差、精神状态异常、出血、肾衰竭引起尿少的患者等。需要延迟呼吸机辅助通气时间。此时镇静的目的是治疗基础疾病并对心脏进行保护与调整。预计辅助呼吸时间较长时，可以采用长程镇静治疗。所有措施均以治疗基础疾病为主，可使用半衰期长、对循环影响小的镇静镇痛药物组合。

深镇静时应常规实施每日镇静中断，以减少镇静药物的蓄积和加强对病情的判断。但我们需要强调的是每日镇静中断，并不一定要唤醒患者。当镇痛镇静药物中断引起呼吸、循环不稳定时，要及时继续镇痛镇静治疗。

3. 各种危及生命的心脏功能不全患者的镇静

（1）循环性休克患者的镇静：目前将循环性休克分为 4 个阶段。

1）抢救阶段：治疗目标是获得可接受的最低血压，实施挽救生命的措施。

2）优化阶段：治疗目标是提供充足的氧利用度，优化心排血量、混合静脉氧饱和度、乳酸。抢救阶段的镇静目标是对抗过度应激和保护器官，优化阶段镇静目标是降低氧耗。这两个阶段镇静药物应选择镇静强度较强、对循环系统影响较小、可以降低应激和炎症反应的药物。咪达唑仑能显著降低应激反应，使血浆 IL-8 和 TNF-α 水平显著降低，对心率、心排血量和体循环阻力的影响相对较小，推荐应用。应随时评估患者病情，调整镇静目标及深度，监测镇静对循环和呼吸系统的影响，力求维持循环和呼吸平稳。要重视镇静不足的发生，患者可表现为血压高、心率快等征象。此种情况下请勿盲目给予药物降血压或减慢心率，而应结合对患者临床表现的综合评估充分镇痛、适当镇静。

3）稳定阶段：目标是预防器官功能障碍。在实现血流动力学稳定之后，组织氧供不再是关键问题，器官支持变得更为重要。

4）最后（恢复）阶段：目标是使患者脱离血管活性药物，促进自发性多尿，或者通过使用利尿剂或超滤来引发液体消除，以实现液体负平衡。

稳定阶段和最后阶段镇静的目标是促进存活心脏功能恢复、舒适安全和尽早拔管。镇静药物应选择能够快速起效、快速唤醒患者、对循环系统影响较小的药物并减少患者躁动等的发生。短期镇静药包括咪达唑仑、丙泊酚、右美托咪定等。急性躁动患者单次推注咪达唑仑可获得快速镇静。

应随时评估患者病情，调整镇静目标及深度，定期监测镇静深度、镇静安全性，监测与镇静相关的循环、呼吸变化，力求维持循环和呼吸平稳，必要时应给予血管活性药物等。

（2）严重心功能不全患者的机械辅助支持（ECMO）镇静：

1）ECMO 建立阶段：呼吸或循环衰竭需要建立 ECMO 时，患者大多已建立人工气道并 / 或应用大剂量血管活性药物。建立 ECMO 时镇静需要达到一定深度，小剂量给药达到镇静目标时，呼吸、循环均不稳定。一次性给药速度过快、剂量过大等，均可能加重心、脑、肾等脏器功能损害。如心脏手术中行 ECMO 时，本身处于麻醉状态，通常不需另行镇静。有报道称，肺动脉高压合并心力衰竭时可仅仅使用局部麻醉药。

2）ECMO 维持阶段：治疗早期深度镇静，在病情缓解，呼吸、循环稳定的基础上，可以考虑从深度镇静逐渐过渡至清醒 ECMO 治疗。肺移植倾向推荐清醒 ECMO，避免镇静导致的血流动力学不稳定、长期插管并发症、菌群移位和静脉血栓、肌肉萎缩等，成为连接终末期肺病和肺移植的纽带。

3）ECMO 撤离阶段：大多数患者情况趋于稳定，对持续镇静且深度较浅的患者可直接拔管，不另行给予镇静剂。但对于清醒患者，在行拔除 ECMO 插管等有创操作时，需给予适当镇痛镇静。

七、镇静镇痛方法与药物选择

合并 COVID-19 的心脏重症患者镇静治疗给药时，应用负荷量时宜减小剂量，以免引起血流动力学的波动。ICU 中常用的镇静药物包括丙泊酚、咪唑安定和右美托咪定。丙泊酚的特点是起效快，作用时间短，撤药后能快速清醒，亦可产生遗忘作用和抗惊厥作用，但其对血流动力学影响较大，尤其是对前负荷明显不足的患者。因此，比较适用于需要浅镇静并且血流动力学相对稳定的重症 COVID-19 患者。丙泊酚的助溶剂是脂肪乳，应用时要警惕高甘油三酯血症。咪唑安定在苯二氮䓬类药物中水溶性最强，相对于其他苯二氮䓬类药物，具有起效快、持续时间短、血浆清除率高的特点。但有研究表明，咪唑安定容易引起蓄积并延长机械通气时间，因此不太适用于需要浅镇静的重症 COVID-19 患者。右美托咪定是选择性 α_2 受体激动剂，通过抑制蓝斑核去甲肾上腺素释放和竞争性拮抗 α_2 受体，起到减轻交感兴奋风暴、冷静、抗焦虑和轻度的镇痛镇静作用，其最常见的不良反应是低血压和心动过缓，对呼吸的抑制则相对较轻。因此，右美托咪定比较适合于需要浅镇静的有创机械通气患者及接受无创机械通气的患者，并且当患者不存在心动过缓和低血压时，右美托咪定还可以起到减慢心率、降低交感应激的作用，但应警惕右美托咪定引起的心动过缓和低血压。

心血管外科手术后，镇痛推荐使用吗啡、芬太尼与瑞芬太尼。瑞芬太尼可缩短呼吸机插管时间与总住院时间，且止痛效果优于芬太尼（两者对血压、心率影响都不明显）。心脏 ICU 患者也可采用 κ 阿片受体激动剂如布托啡诺，同时减少阿片类药物的副作用。对于心脏重症患者，在不明显影响血流动力学情况下，推荐使用右美托咪啶（心脏重症谵妄患者推荐使用）。在对心脏重症患者实施镇静镇痛的过程中，应密切进行循环功能监测，考虑各种镇静镇痛药物对心血管系统的影响，必要时需要根据血流动力学调整液体和缩血管药物的应用。

八、关注睡眠，加强人文关怀

不同于普通重症患者，新冠肺炎重症患者承担的思想压力更大，惊恐、担忧、缺少家人的陪伴，甚至亲人的去世，都会对患者造成极大的应激。因此，我们更需要在治疗原发心血管疾病的同时，给予患者更多的鼓励和关心，加强人文关怀。

普通 ICU 中的噪声、灯光刺激，患者的病痛及各种治疗本身就会在很大程度上影响重症患者的睡眠，不仅造成患者的情绪波动和谵妄，还可能会延缓组织修复、降低细胞免疫功能。而重症新冠肺炎患者由于心理压力更大，睡眠障碍会更严重。因此，需要关注患者的睡眠，改善夜间睡眠环境，调暗灯光、降低噪声、尽量减少夜间治疗。还可以根据患者的病情严重程度在夜间适当应用促进睡眠的药物，保证患者充足的休息。

总之，在重症新冠肺炎患者的治疗过程中，不能忽略镇痛镇静的评估及实施。重症新冠肺炎患者除了肺部的表现外，还常常伴有其他器官功能的损伤。镇痛镇静治疗不仅可以改善气管插管的不适感、减少人机不协调，还可以通过降低交感应激，减少正压通气的副损伤，进而减少全身脏器的代偿，达到对器官功能的保护作用。

第八节　术后ICU的有创呼吸治疗

新冠肺炎患者的急性呼吸窘迫综合征（ARDS）与之前 SARS 和 MERS 患者的肺部病理特征非常相似。入侵的病毒会刺激患者的免疫系统，导致体内释放大量细胞因子，引起各种急性炎症反应。肺毛细血管内皮细胞和肺泡上皮细胞损伤，肺泡膜通透性增加，引起肺广泛性充血水肿和肺泡腔内透明膜形成，并且由于肺泡表面活性物质减少，导致小气道陷闭和肺不张。上述肺病理和形态改变会引起顽固性低氧血症和呼吸窘迫，引发 ARDS，并且最终可能引起多器官功能衰竭。因此，新冠肺炎存在一个核心问题——缺氧。早期的表现是呼吸增快，进展为呼吸困难和呼吸深快、费力，患者常常感到胸廓紧束、严重憋气；缺氧会引起发绀，并且常伴有烦躁、焦虑、出汗等。

根据国家卫健委《新型冠状病毒肺炎诊疗方案（试行第七版）》的治疗指南，应及时给予新冠肺炎患者有效氧疗措施，包括鼻导管、面罩给氧和经鼻高流量吸氧，有条件者可采用氢氧混合吸入气（H_2/O_2 = 66.6%/33.3%）。重症患者应当接受鼻导管或面罩给氧，并及时评估呼吸窘迫和 / 或低氧血症是否缓解，如不能缓解，可考虑使用高流量鼻导管氧疗或无创通气。若短时间内（1 ~ 2 小时）病情无改善甚至恶化，应当及时进行气管插管和有创机械通气。

一、气管插管

气管插管是建立通畅的呼吸道的有效方法，能够保障危重患者实施有效的机械通气，清除气管内痰液或血液，防止呕吐物误吸窒息，解除气道梗阻等。

（一）气管插管指征

1. 适应证

（1）因呼吸衰竭或其他原因需要较长期机械通气，又不考虑进行气管切开的患者。

（2）患者呼吸骤停或自主呼吸微弱，需紧急建立人工气道行机械通气和高级支持治疗者。

（3）有保护气道需求者。

2. 禁忌证 心肺复苏时无禁忌证。相对禁忌证：喉头水肿、急性喉炎、喉头黏膜下血肿、严重凝血功能障碍、升主动脉瘤等。

（二）病情沟通与物品准备

收治危重患者的科室，如患者因病情危重需进行气管插管时，插管操作医生可提前通过电话与患者所在科室的主管医生和护理人员进行初步沟通，评估患者病情，务必明确患者是否位于隔离病区，是否为新冠肺炎确诊或疑似患者（具体可按照各医院新冠肺炎的诊治和隔离流程），提前准备防护用品和药品器械。

（三）气管插管的规范流程

（1）采取三级防护措施。

（2）携带快速起效的全麻诱导用药（丙泊酚或依托咪酯、罗库溴铵、瑞芬太尼等）及插管器具（可视喉镜、一次性可视喉镜片、各型号气管导管、引导工具、气管导管固定器、吸痰管、简易呼吸器等），并检查呼吸机是否运作良好。

（3）插管前高流量给氧，意识消失前尽量避免加压辅助通气，口鼻处给予必要的遮挡（面罩、纱布或口罩），防止飞沫大范围传播。使用无创呼吸机或连接储气囊的呼吸球囊辅助，尽可能提高吸入的氧浓度，以达到给氧去氮的目的。

（4）结合患者的病情谨慎选择镇静药物：依托咪酯能够抑制肾上腺皮质功能，可能不适用于危重的新冠肺炎患者；合并休克的患者，丙泊酚可引起血流动力学不稳定，必要时可以考虑使用咪达唑仑或氯胺酮。待充分肌松后插管（如罗库溴铵 1 mg/kg 静脉推注，90 秒后行气管插管），以避免呛咳。如需使用阿片类药物，建议在患者处于镇静和肌松状态下使用。需要注意的是，插管过程中应尽可能通过明视下气管导管通过声门的方法确认导管进入气管内，因为需要插管的新冠肺炎患者肺顺应性下降严重，常规听诊呼吸音确认导管位置的方法可能会受到限制。

（5）气管插管成功后，所用一次性物品应即刻丢弃至指定区域，可视喉镜应用 75% 酒精擦拭消毒两遍，自然晾干。

（6）脱掉防护用品，丢弃至原地或用双层黄色垃圾袋包裹后放置至指定区域。

二、术后有创机械通气

心血管外科术后患者均需要使用有创机械通气，目的是维持机体所需氧供，支持心脏功能，渡过术后的急性期。常用的呼吸机模式为同步间歇指令通气（SIMV），呼吸机参数设置条件并不高。而对于新冠肺炎患者，术后机械通气是危重症患者最重要的生命支持手段。呼吸机及其相关配件在使用中易出现携带病原体的飞沫或气溶胶扩散，是一种高风险的医院感染传播途径，为避免病原体传播和交叉感染，应采取以下相应调整措施。

1. 肺通气保护策略

利用小潮气量（6 ~ 8 mL/kg）和低水平气道平台压力（≤ 30 cmH_2O）进行机械通气，以减少呼吸机相关性肺损伤。在保证气道平台压≤ 35 cmH_2O 时，可适当采用高 PEEP。保持气道充分湿化。避免长时间镇静，早期唤醒患者并进行肺康复治疗。

2. COVID-19 患者机械通气的镇静镇痛及肌肉松弛

COVID-19 患者常需镇静镇痛甚至肌松药，以改善人机协调性，防止呼吸机相关性肺损伤。但深度镇静镇痛药物下患者完全丧失了自主呼吸且对于刺激也无或仅有很弱的反射，这对患者的气道管理、早期拔管和后期肺康复均不利。研究结果表明，完全控制通气可致重力依赖区肺通气不良、膈肌萎缩；自主呼吸可改善通气血流比例，但过强的自主呼吸则会造成人机不协调、吸气末跨肺压过高，自身诱发肺损伤的风险明显增加。

因此，对于机械通气的 COVID-19 患者，需结合呼吸衰竭的严重程度、人机协调性等因素选择合理的镇静镇痛策略。器官功能相对稳定或恢复期的患者，可给予浅镇静，保留自主呼吸，可结合患者疾病状态进行每日唤醒，评价气道自主廓清能力及人机协调性,患者清醒配合且咳痰能力较好,可尝试早期拔除气管插管,以缩短机械通气时间和住 ICU 时间。但对处于应激急性期或器官功能不稳定的患者，宜给予较深镇静以保护器官功能。

3. COVID-19 患者吸痰流程

医护人员严格按照要求进行吸痰。首先责任护士评估患者呼吸状态，备齐吸痰用品，吸痰时采用三级生物安全防护（包括实施手卫生，戴工作圆帽，戴医用防护口罩，穿医用防护服，戴护目镜及防护面屏，戴乳胶手套，穿防渗漏耐磨靴套，戴第二层乳胶手套），再次实施手卫生后将密闭式吸痰管与患者气管插管相连，进行常规吸痰操作，操作结束后再次实施手卫生。

4. COVID-19 患者在使用呼吸机前后相关的医院感染防控措施

（1）新型冠状病毒对紫外线和热敏感，56 ℃ 30 分钟、乙醚、75% 酒精、含氯消毒剂、过氧乙酸和氯仿等脂溶剂均可有效使其灭活。

（2）建议使用一次性环路，集水杯建议使用带有单向阀的直列装置；首选密闭式吸引装置，次选可吸痰延长管，尽量避免断开呼吸机管道。在呼吸机的吸气和呼气端分别安装过滤器。

（3）有创呼吸机（包括转运呼吸机）支持建议使用带细菌过滤功能的热湿交换器（被动湿化）进行湿化；或者使用双加热导丝的加热湿化器（主动湿化）；建议使用具有封闭式自动续水功能的湿化罐，也可采用自制的半自动湿化罐加水装置。

（4）不建议常规定期更换呼吸机环路，仅当存在污染和机械故障时更换。在断开呼吸机或处理冷凝液的过程中，应避免冷凝液意外喷溅污染护理人员或倒灌入患者气道。建议操作前按呼吸机 STANDBY 键暂停通气，然后在近呼吸机出气端直接断开呼吸机再进行操作，避免这种情况发生。

（5）呼吸机使用后的终末处理：建议使用一次性呼吸机回路（含一次性过滤器），使用完毕后按照一次性医疗废物进行销毁处置。可复消的环路推荐 1 ∶（25 ～ 50）的施康（含有效氯 1 000 ～ 2 000 mg/L 的消毒液）浸泡消毒（环路）和 132 ℃高压蒸汽 20 分钟灭菌（过滤器）。常规更换呼吸机主机和空气压缩机的空气过滤网。传感器、呼气阀需消毒。

5. COVID-19 患者术后脱机标准

（1）神志清晰，对语言指令的反应正确，四肢感觉、运动正常。

（2）血流动力学稳定，无明显的恶性心律失常，即使有少量的血管活性药物应用。

（3）呼吸肌肌力可满足正常呼吸需要，减少呼吸次数（SIMV 4 次 / 分）后，呼吸频率＜ 20 ～ 25 次 / 分，氧合指数＞ 150 mmHg，动脉血二氧化碳分压在 40 mmHg 左右。

（4）无明显影响呼吸的胸腔积液，无明显影响呼吸的腹部胀气。

（5）无明显影响生命的电解质紊乱，内环境相对稳定。

（6）胸腔积液不多，出凝血机制正常。

（7）无明显的、潜在的威胁生命的危险因素。

对于轻型、普通型新冠肺炎患者，可按常规心血管外科术后诊疗常规进行脱机流程；对于重型、危重型合并较重的肺部感染和呼吸衰竭的患者，应等肺部感染基本控制后再脱离呼吸机。

第九节 术后监护室的清洗消毒隔离措施

一、病区内配备数量充足、符合要求的消毒用品和防护用品

诊疗和护理新冠肺炎合并心血管疾病的术后患者时，在标准预防的基础上，应严格执行三级防护措施，使用一次性帽子、医用防护口罩、一次性隔离衣、医用防护服、护目镜、防护面罩/面屏等。

二、设置隔离病房及隔离缓冲区

新冠肺炎合并心血管疾病的术后患者应安置在隔离病房内，专人看护，隔离病房为负压病房，应参照国家相关规定监测负压运行状况；隔离缓冲区配备手卫生设施、更衣柜、穿衣镜、防护用品穿脱流程图、防护物品柜等。

三、空气消毒

遵照《医院空气净化管理规范》的要求，隔离病房的空气消毒采用空气净化设备如空气消毒机，操作方法、注意事项等遵循产品的使用说明。

四、物体表面的消毒

诊疗设施、设备表面，以及高频接触的卫生表面如床栏、床边桌、监护仪、微量泵、计算机等物体表面，转运床等运输工具表面（使用完之后立即消毒），首选含有效氯 2 000 mg/L 的消毒液擦拭消毒，不耐腐蚀的使用伽玛消毒湿巾或75% 酒精擦拭消毒两遍。若使用一次性消毒湿巾，可清洁、消毒一步完成，每天至少 3 次。遇污染随时消毒。有肉眼可见污染物时，应先使用一次性吸水材料清除污染，然后常规消毒。清理的污染物可按医疗废物集中处置。

五、地面的消毒

地面无明显污染物时可用含有效氯 2 000 mg/L 的消毒液擦拭消毒，每天 1 ~ 2

次。遇污染随时消毒。有肉眼可见污染物时，应先使用一次性吸水材料完全清除污染物，然后常规消毒。少量污染物可用一次性吸水材料（如纱布、抹布等）蘸取含有效氯 2 000 ～ 5 000 mg/L 的消毒液（或用能达到高水平消毒效果的消毒湿巾 / 干巾）小心移除。大量污染物，应使用含吸水成分的消毒粉或漂白粉完全覆盖，使用一次性吸水材料完全覆盖后用足量的含有效氯 5 000 ～ 10 000 mg/L 的消毒液浇在吸水材料上作用 30 分钟以上（或能达到高水平消毒效果的消毒干巾），小心清除干净。清除过程中避免接触污染物，清理的污染物按医疗废物集中处置。患者的排泄物、分泌物、呕吐物等应有专门容器收集，用含有效氯 20 000 mg/L 的消毒剂，按粪、药比例 1 ∶ 2 浸泡消毒 2 小时。清除污染物后，应对污染的环境物体表面进行消毒。盛放污染物的容器可用含有效氯 5 000 mg/L 的消毒液浸泡消毒 30 分钟，然后清洗干净。

六、重复使用物品如诊疗器械、器具的消毒

应当尽量选择一次性使用的诊疗用品。听诊器、温度计、血压计等医疗器具和物品实行专人专用。重复使用的医疗器具应当按照“特殊病原体”中“突发原因不明的传染病病原体”污染的诊疗器械、器具和物品双层密闭运送至消毒供应中心处理，并做好“特殊病原体”标记。患者用过的床单、被套、枕套送洗衣房进行清洗、消毒，棉絮等送消毒供应中心消毒处理，均应做好“特殊病原体”标记。

七、医疗废物的管理

应视患者所有的废弃物为感染性废物，严格依照《医疗废物管理条例》和《医疗卫生机构医疗废物管理办法》管理，使用双层包装袋，采用鹅颈结式封口，分层封扎，在转运出隔离病房前对外层包装袋表面采用含有效氯 1 000 mg/L 的消毒液均匀喷洒消毒，或在其外面加套一层医疗废物包装袋，外贴“新冠”标识。条件允许时使用带固化剂的负压吸引带，废液固化后便于转运焚烧，避免倾倒或转运途中渗漏导致二次污染。

附件 1 环境、物体表面清洁消毒流程

摘自：豫卫医〔2020〕6号《河南省卫生健康委关于印发河南省医疗机构内新型冠状病毒100个感染防控流程的通知》

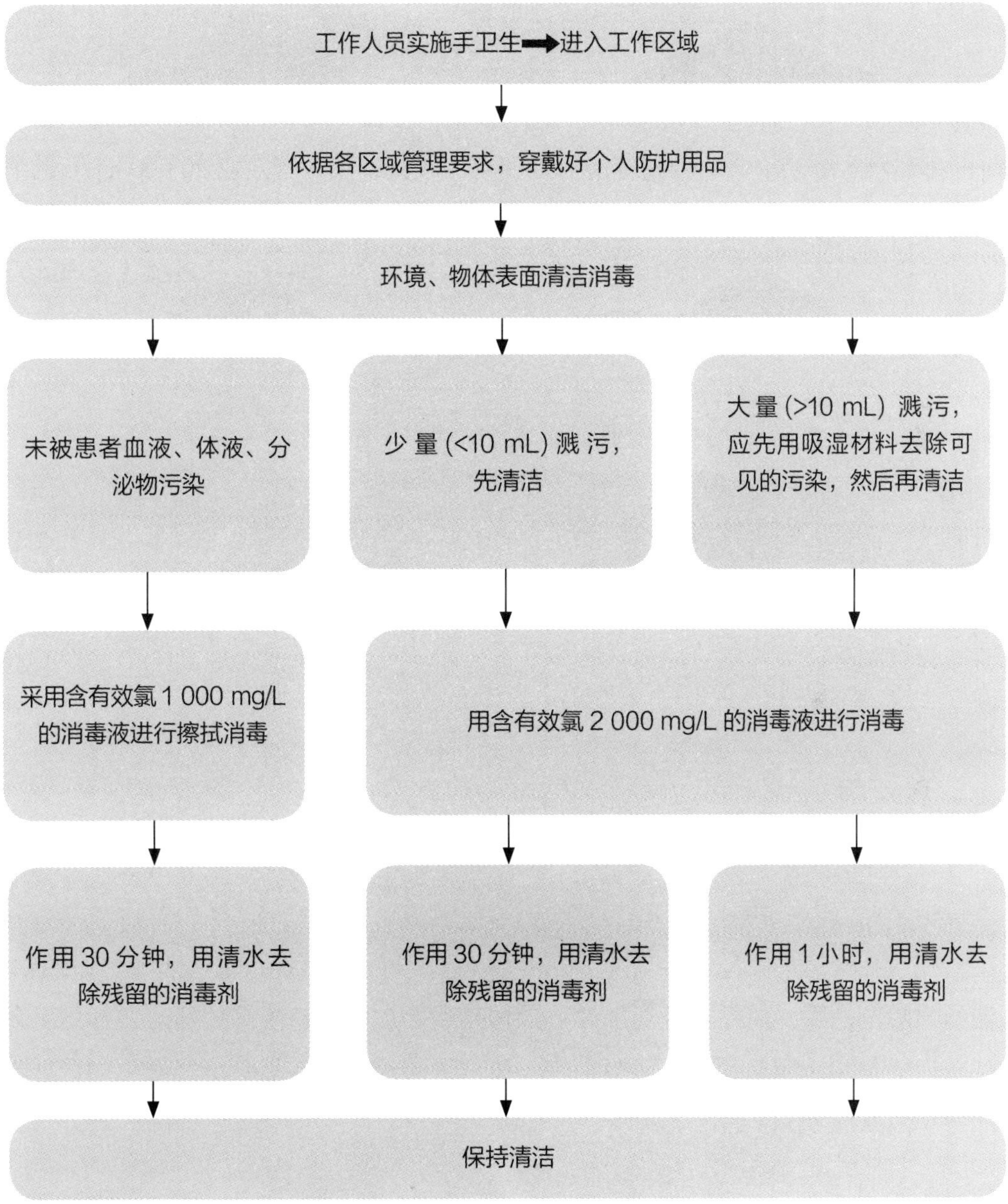

注：1. 一块擦拭布巾只能擦拭一个物体表面。
2. 消毒剂使用方法参照产品使用说明书。

附件 2　体温计清洁消毒流程

摘自：豫卫医〔2020〕6号《河南省卫生健康委关于印发河南省医疗机构内新型冠状病毒100个感染防控流程的通知》

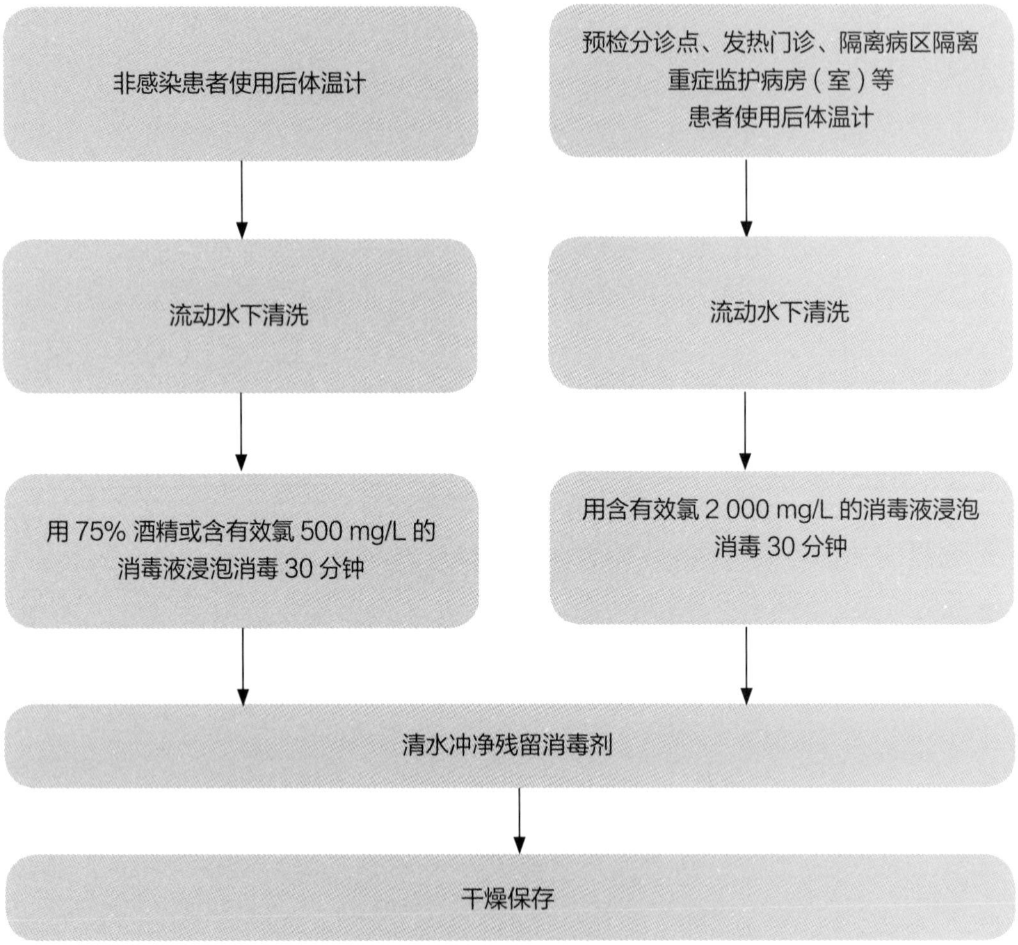

附件3 使用后的医用织物收集、交接、转运流程

摘自：豫卫医〔2020〕6号《河南省卫生健康委关于印发河南省医疗机构内新型冠状病毒100个感染防控流程的通知》

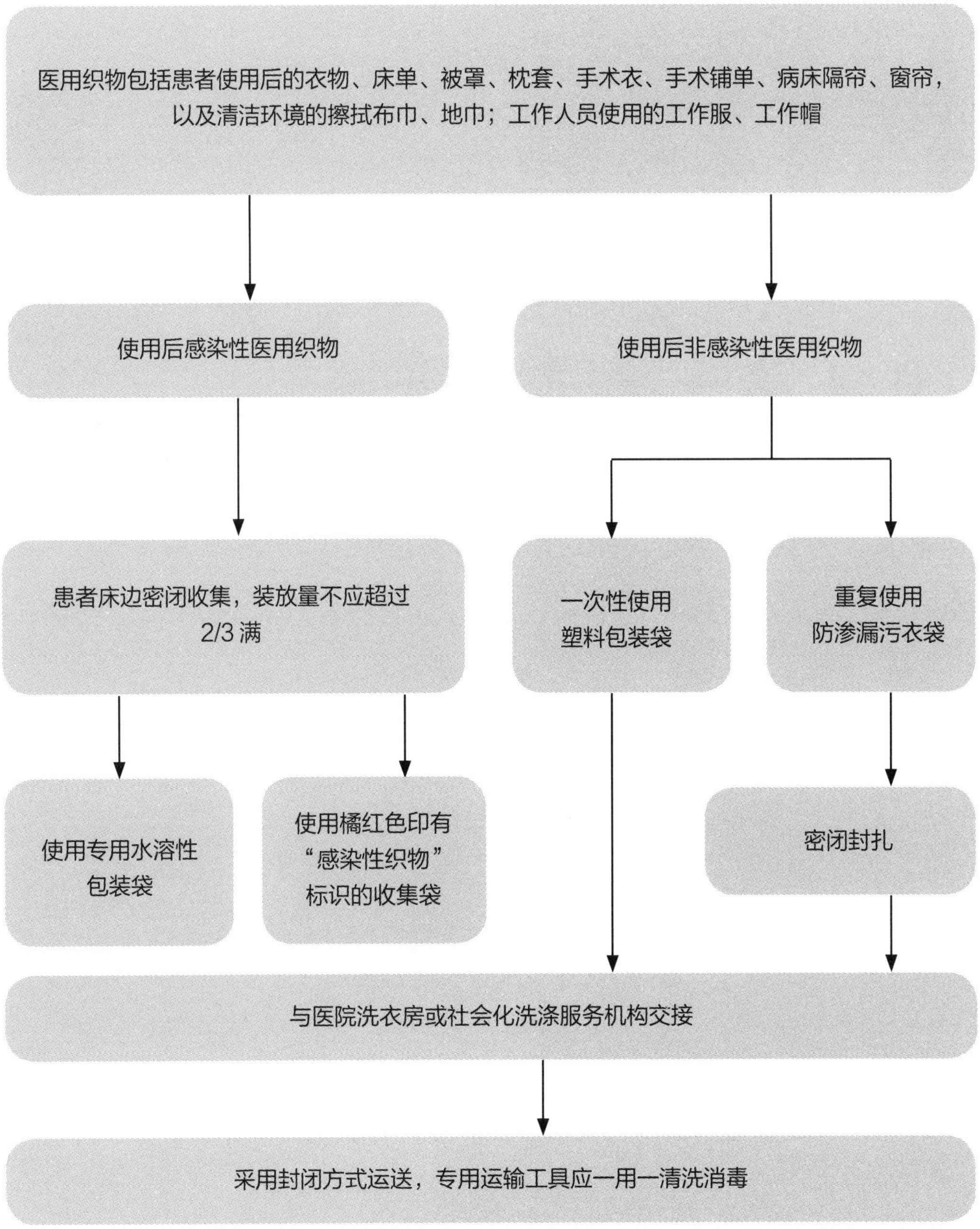

附件 4　疑似或确诊新冠肺炎患者出院床单元终末消毒清洁消毒流程

摘自：豫卫医〔2020〕6号《河南省卫生健康委关于印发河南省医疗机构内新型冠状病毒100个感染防控流程的通知》

新冠肺炎患者出院后→病室开窗通风 30 分钟，关闭门窗→开启紫外线或空气消毒器

↓

工作人员准备物品→实施手卫生

↓

戴工作圆帽→医用防护口罩→穿医用防护服→戴乳胶手套

↓

使用 2 000 mg/L 含氯消毒液浸泡的擦拭布巾→依次擦拭

↓

擦拭呼叫器及按钮→折叠擦拭布巾→擦拭设备带

↓

更换擦拭布巾→擦拭输液架

↓

更换擦拭布巾

↓

擦拭床旁桌（抽屉及夹层、桌、桌面、把手及外壁）

↓

更换擦拭布巾→擦拭病床床头→两侧床栏→床尾板等

↓

作用 30 分钟后→清水擦拭

↓

将用后的擦拭布巾浸泡于含有效氯 2 000 mg/L 的消毒液内作用 30 分钟

↓

清洗干净、干燥保存

↓

操作结束→依次脱去乳胶手套、医用防护服，摘除医用防护口罩、工作圆帽，弃置于医疗废物装放容器内→实施手卫生

附件5　治疗车使用后清洁消毒流程

摘自：豫卫医〔2020〕6号《河南省卫生健康委关于印发河南省医疗机构内新型冠状病毒100个感染防控流程的通知》

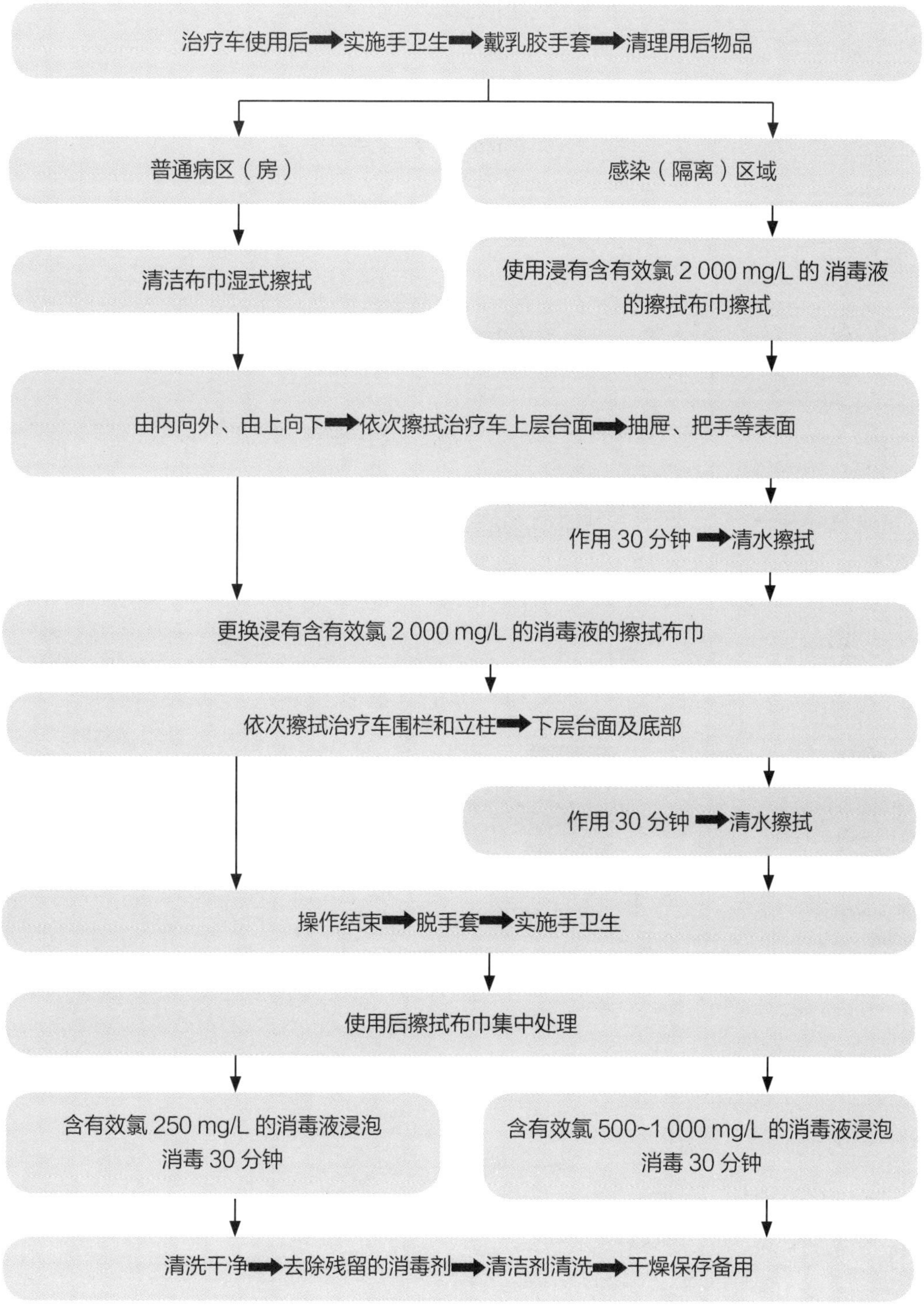

附件 6 空气消毒流程

摘自：豫卫医〔2020〕6号《河南省卫生健康委关于印发河南省医疗机构内新型冠状病毒100个感染防控流程的通知》

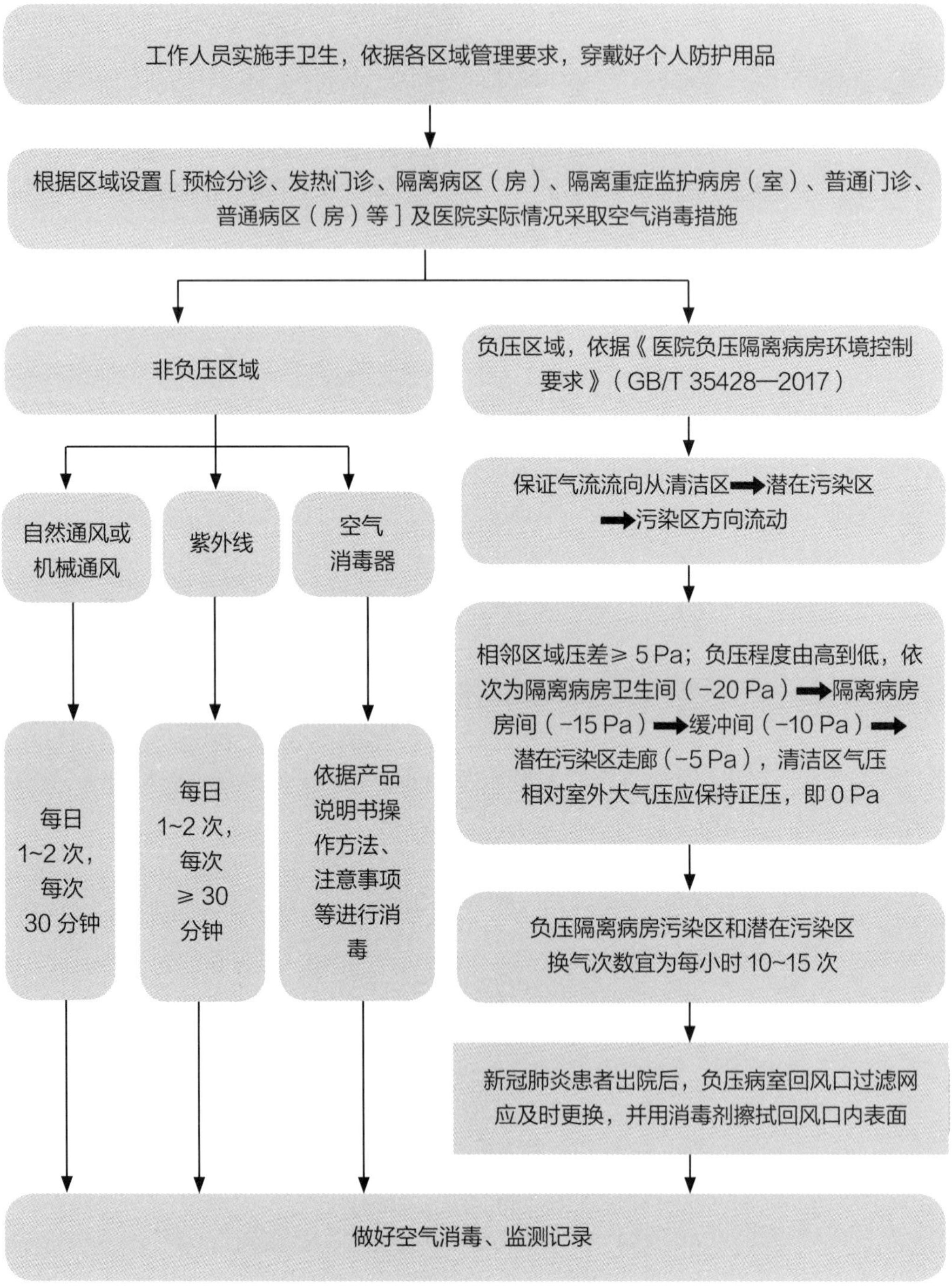

附件 7　重复使用擦拭布巾清洗消毒流程

摘自：豫卫医〔2020〕6号《河南省卫生健康委关于印发河南省医疗机构内新型冠状病毒100个感染防控流程的通知》

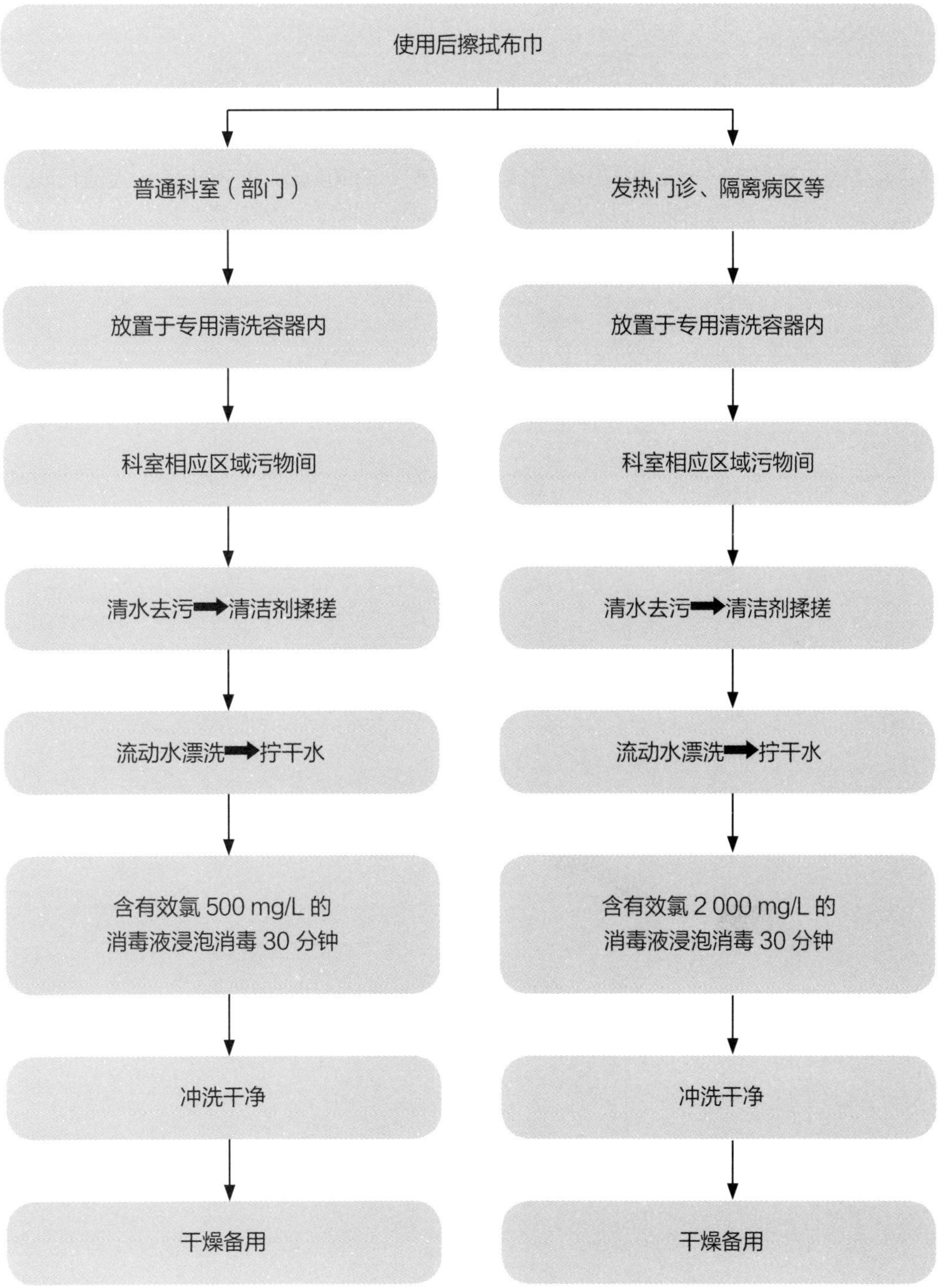

附件8 重复使用地巾清洗消毒流程

摘自：豫卫医〔2020〕6号《河南省卫生健康委关于印发河南省医疗机构内新型冠状病毒100个感染防控流程的通知》

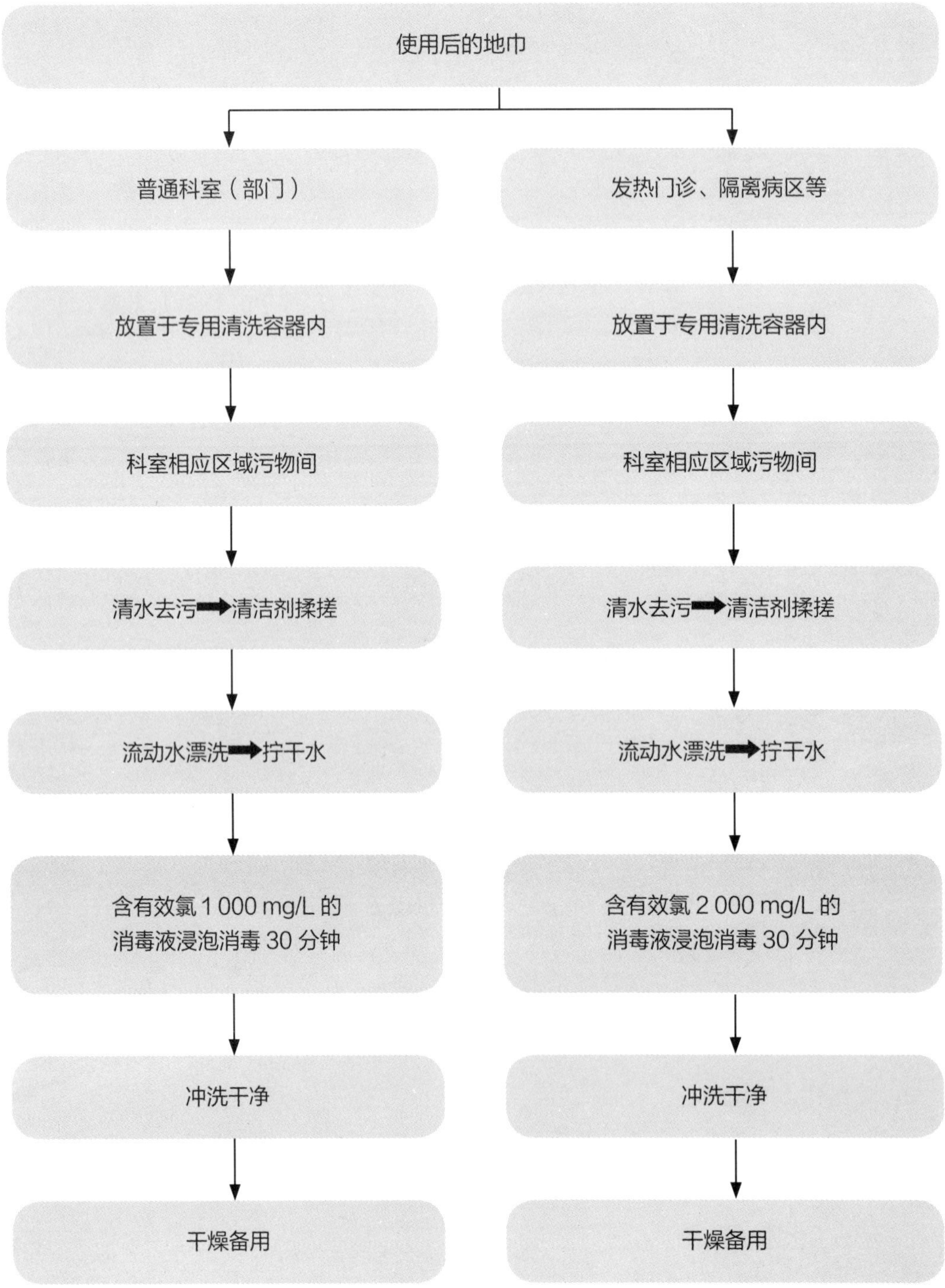

附件 9　普通病区发热 / 呼吸道症状患者感染控制流程

摘自：豫卫医〔2020〕6号《河南省卫生健康委关于印发河南省医疗机构内新型冠状病毒100个感染防控流程的通知》

按照《关于加强重点地区重点医院发热门诊管理及医疗机构内感染防控工作的通知》（国卫办医函〔2020〕102 号）等要求，加强病区感染防控

↓

普通病区实施 24 小时门禁管理，按要求设置应急隔离病室

↓

医务人员进入更衣室➡实施手卫生，穿工作服，戴工作帽、医用外科口罩

↓

医务人员要提高敏感性，及时观察患者生命体征变化及症状（发热、乏力、干咳等）➡进一步询问流行病学史

↓

患者发热和 / 或呼吸道症状、有流行病学史

↓

指导患者（含陪护人员）正确佩戴医用外科口罩➡立即将患者转入隔离病室➡实施单人单间隔离

↓

医务人员实施手卫生➡戴工作圆帽、医用防护口罩，穿隔离衣，戴乳胶手套，根据需要穿医用防护服、戴护目镜 / 防护面屏，实施专人诊疗护理

↓ 分别上报医务科（处）、护理部、疾控科、感控科

↓ 进行实验室检测和影像学检查

↓

根据需要组织专家会诊

↓ 排除疑似病例 → 实施常规诊疗护理

↓ 疑似病例 → 转至隔离病区或定点医院治疗 → 患者离院后，对床单元、周边环境、物体表面、地面、空气实施终末清洁消毒

附件 10　调床流程（阜外华中心血管病医院心外科）

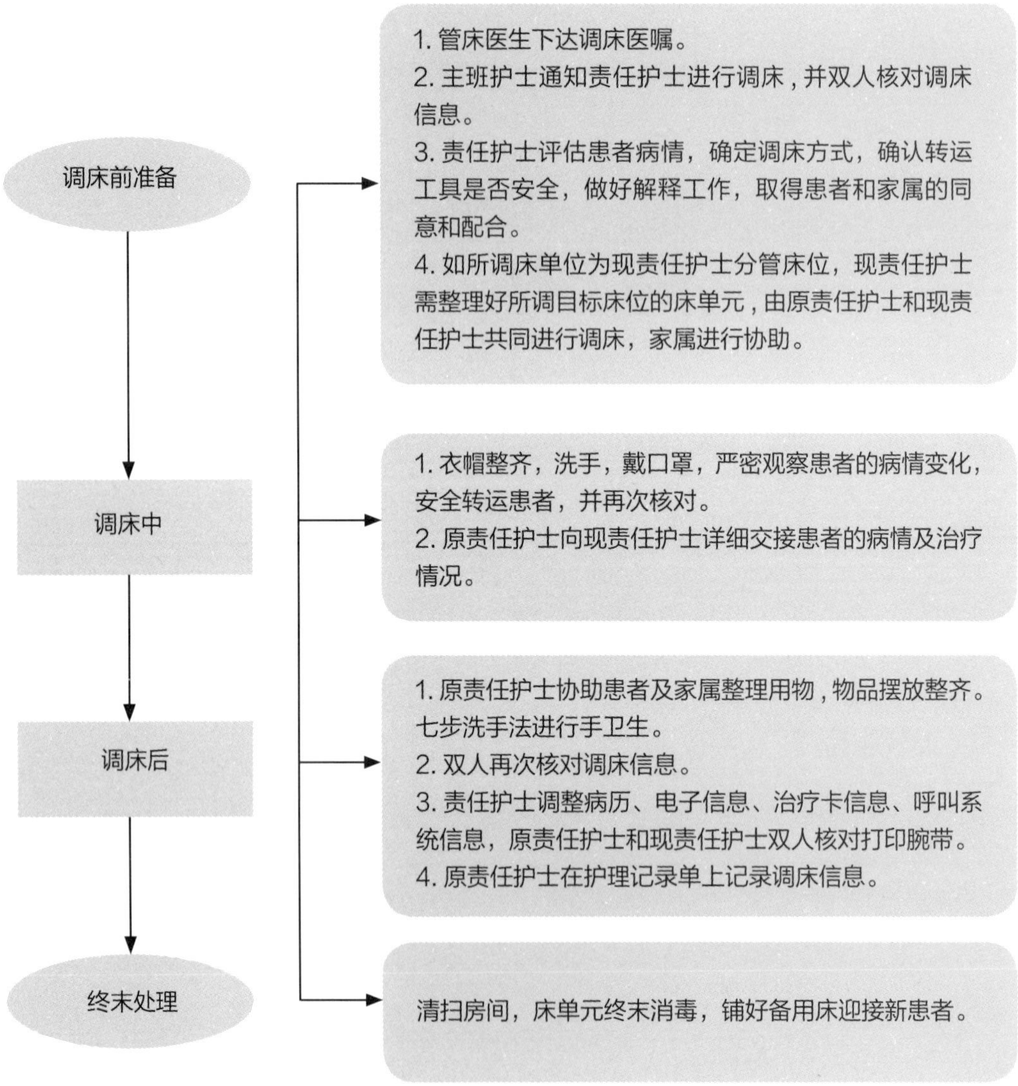

附件 11 新型冠状病毒医疗废物处置及转运流程

[华中阜外医院关于下发30个新冠感染防控流程的通知（第3号）]

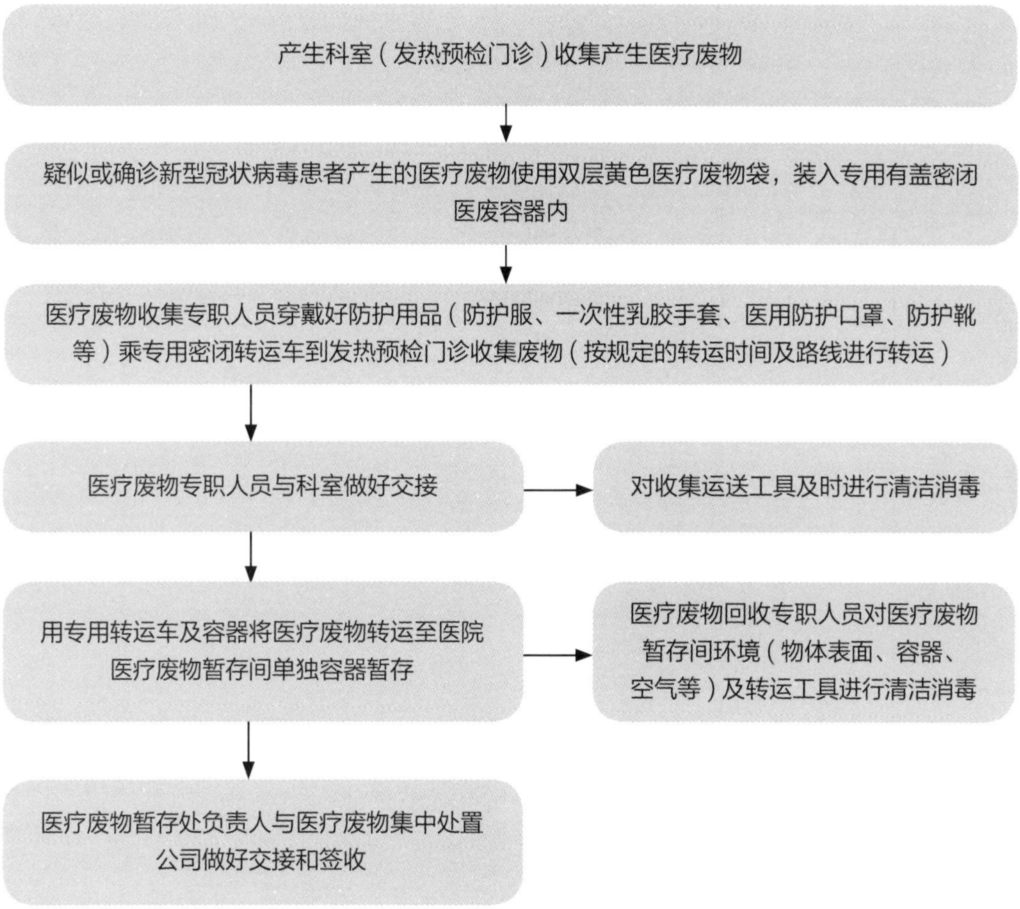

附件12 临床科室（使用后）重复使用诊疗器械、器具和物品预处理流程（参考）

摘自：豫卫医〔2020〕6号《河南省卫生健康委关于印发河南省医疗机构内新型冠状病毒100个感染防控流程的通知》

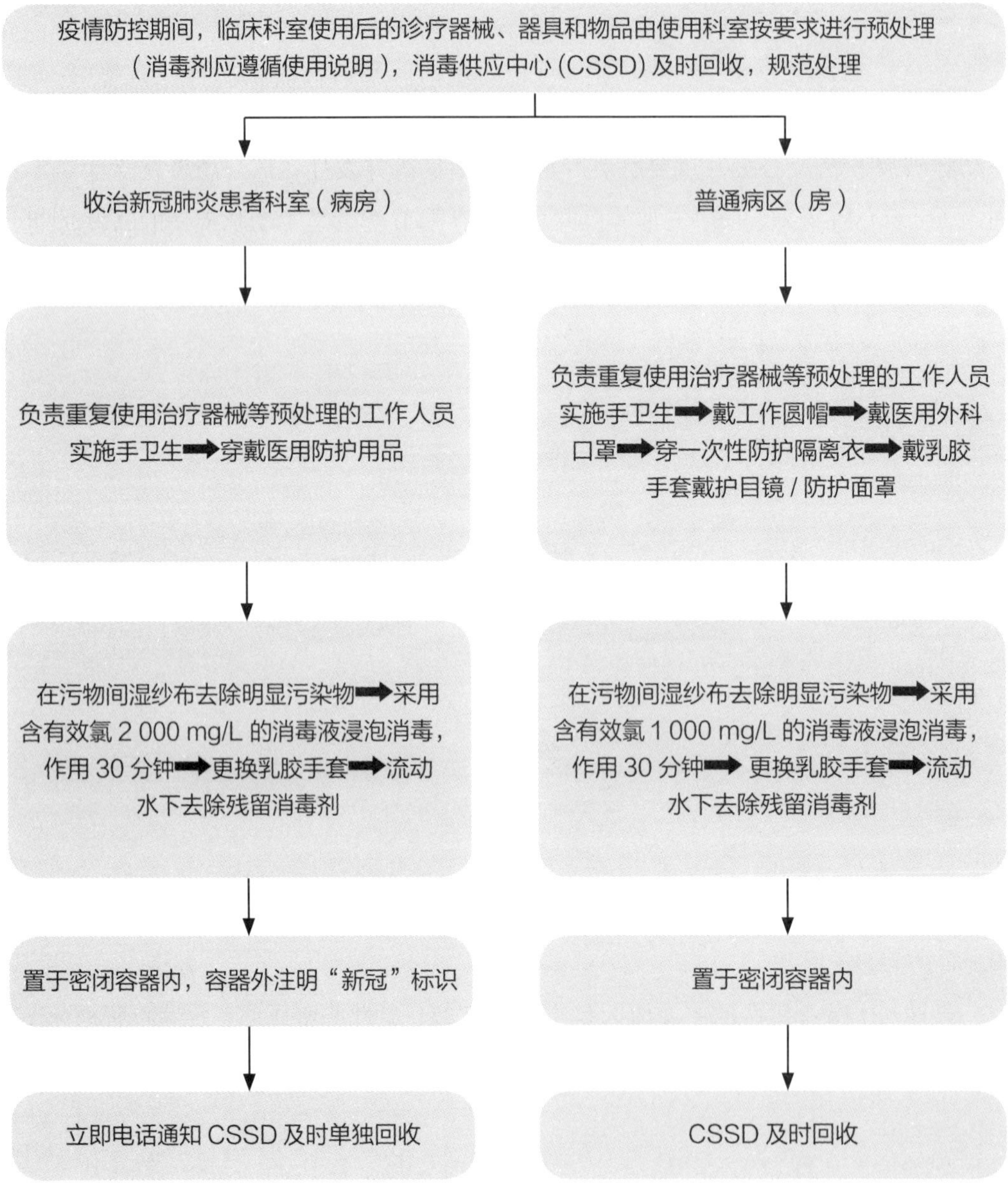

附 1　COVID-19 合并主动脉夹层患者的管理

主动脉夹层（AD）是由于高血压等原因导致主动脉内膜、中膜撕裂，内膜与中膜分离，血液流入后使主动脉壁被分隔为真腔和假腔的一种疾病。主动脉夹层根据原发破口位置和夹层累及范围被分为 DeBakey Ⅰ、Ⅱ、Ⅲ型或者 Standford A、B 型。患者多有高血压或其他心血管病基础。多为急性发病，以突发剧烈疼痛、休克和血肿压迫相应的主动脉分支血管时出现的脏器缺血症状等而就诊。可继发主动脉破裂、脑及心脏等重要脏器严重灌注不良等并发症。部分患者在急性期（2周内）死于心脏压塞、心律失常等合并症。冬春季节交替是主动脉疾病的高发时期。该病起病急骤，进展迅速，严重危及生命，是全球公认病死率最高的心血管疾病之一。早期快速、积极的外科手术干预可直接改善其病情转归。

一、术前评估

（一）AD 的危险因素

主动脉夹层发病主要和以下危险因素有关：

（1）增加主动脉壁张力的各种因素，如高血压、主动脉缩窄、外伤等。

（2）导致主动脉壁结构异常的因素，如动脉粥样硬化、遗传性结缔组织疾病（如 Marfan 综合征、Loeys-Dietz 综合征、Ehlers-Danlos 综合征等）、家族性遗传性 AD 或主动脉瘤、大动脉炎等。

（3）其他因素如妊娠、医源性 AD 等。国内多中心研究表明，高血压、Marfan 综合征、吸烟、饮酒、主动脉瓣二叶畸形（BAV）、动脉粥样硬化等是国人 AD 发病的主要独立危险因素。文献报道国人 AD 患者高血压发生率为 50.1% ~ 75.9%。

急性 AD 患者死亡的主要原因是主动脉破裂、急性心脏压塞、急性心肌梗死、卒中、腹腔脏器缺血、肢体缺血等。

（二）AD 孙氏细化分型

北京安贞医院孙立忠教授团队根据我国 AD 的发病特征，在 Stanford 分型的基础上提出了 AD 细化分型（亦称孙氏分型）。

1. Stanford A 型主动脉夹层的孙氏细化分型

（1）根据主动脉根部受累情况细分为 3 个亚型：

1）A1 型：窦管交界和其近端正常，无主动脉瓣关闭不全。

2）A2 型：主动脉窦部直径小于 3.5 cm，夹层累及右冠状动脉，致其开口处内膜部分剥离或全部撕脱，轻至中度主动脉瓣关闭不全。

3）A3 型：根部重度受累型，窦部直径大于 5.0 cm，或直径 3.5 ~ 5.0 cm 但窦管交界结构破坏，有严重主动脉瓣关闭不全。

（2）根据病因及弓部病变情况分为 C 型（复杂型）和 S 型（简单型）：

1）符合以下任意一项者为 C 型：①原发内膜破口在弓部或其远端，夹层逆行剥离至升主动脉或近端主动脉弓；②弓部或其远端有动脉瘤形成（直径大于 5.0 cm）；③头臂动脉有夹层或动脉瘤形成；④ TEVAR 术后逆撕 A 型 AD；⑤套筒样内膜剥脱和广泛壁内血肿；⑥主动脉根部或升主动脉术后残余夹层或新发夹层；⑦病因为遗传性结缔组织病，如 Marfan 综合征。

2）S 型：原发内膜破口位于升主动脉且不合并上述任何一种 C 型病变者。临床诊断时根据实际情况组合分型，如 A1C 型。

2. Stanford B 型 AD 的孙氏细化分型

（1）根据降主动脉的扩张部位分为 3 个亚型：

1）B1 型：降主动脉无扩张或仅近端扩张，中、远端直径接近正常。

2）B2 型：全胸降主动脉扩张，腹主动脉直径接近正常。

3）B3 型：全胸降主动脉、腹主动脉均扩张。

（2）根据病因及弓部有无夹层累及亦分为 C 型和 S 型。

1）符合以下任意一项者为 C 型：①夹层累及左锁骨下动脉开口或远端主动脉弓；②合并心脏疾病，如瓣膜病、冠心病等；③合并近端主动脉病变，如主动脉根部瘤、升主动脉或主动脉弓部瘤等；④病因为遗传性结缔组织疾病，如 Marfan 综合征。

2）S 型：不合并上述任何一种情况者。

（三）AD 的临床表现

1. 疼痛

疼痛是 AD 患者最为普遍的主诉。AD 导致的疼痛常被描述为“撕裂样”或“刀割样”持续性难以忍受的锐痛。部分患者亦可无疼痛症状。

疼痛的部位和性质可提示 AD 破口的部位及进展情况。Stanford A 型夹层常表现为前胸痛或背痛，Stanford B 型夹层常表现为背痛或腹痛，但两者疼痛部位可存在交叉。

对于剧烈胸背痛且伴高危病史及体征者应怀疑 AD 的可能；出现迁移性疼痛可能提示夹层进展；如患者出现下肢疼痛，则提示夹层可能累及髂动脉或股动脉。

2. 心脏并发症

心脏是 Stanford A 型 AD 最常受累的器官。AD 可导致心脏正常解剖结构破坏或心脏活动受限，从而引起相关症状。

（1）夹层导致主动脉根部扩张、主动脉瓣对合不良等可引起主动脉瓣关闭不全，轻者无明显临床表现，重者可出现心力衰竭甚至心源性休克。

（2）夹层累及冠状动脉开口可导致急性心肌梗死、心力衰竭或恶性心律失常，患者可表现为典型的冠状动脉综合征，如胸痛、胸闷和呼吸困难，以及心电图 ST 段抬高和 T 波改变。

（3）夹层假腔渗漏或夹层破入心包可引起心包积液或心脏压塞，发生率约为 17.7%。

（4）急性主动脉瓣关闭不全、急性心肌缺血或梗死及心脏压塞常表现为心力衰竭。

3. 其他脏器灌注不良表现

AD 累及主动脉的其他重要分支血管可出现脏器缺血或灌注不良的临床表现。

（1）夹层累及头臂干或左颈总动脉可导致中枢神经系统症状，3% ~ 6% 的患者发生脑血管意外，患者表现为晕厥或意识障碍；夹层影响脊髓动脉灌注时，脊髓局部缺血或坏死可导致下肢轻瘫或截瘫。

（2）夹层累及一侧或双侧肾动脉可有血尿、无尿、严重高血压甚至肾衰竭。

（3）夹层累及腹腔干、肠系膜上及肠系膜下动脉时可引起胃肠道缺血表现，如急腹症和肠坏死，部分患者表现为黑便或血便；有时腹腔动脉受累，引起肝脏或脾脏梗死。

（4）夹层累及下肢动脉时可出现急性下肢缺血症状，如疼痛、无脉甚至下肢缺血坏死等。

（四）AD 的体征

疑似 AD 的患者出现以下体征有助于临床诊断：

（1）血压异常：AD 常可引起远端肢体血流减少，导致四肢血压差别较大。若测量的肢体是夹层受累一侧，将会误诊为低血压，从而导致误诊和错误治疗。因此，对于 AD 患者，应常规测量四肢血压。50.1% ~ 75.9% 的 AD 患者合并高血压，但也有部分患者就诊时表现为低血压，此时应考虑心脏压塞的可能。

（2）主动脉瓣区舒张期杂音且患者既往无心脏病史，则提示夹层致急性主动脉瓣反流可能。

（3）胸部体征：AD 大量渗出或者破裂出血时，可出现气管向右侧偏移，左胸叩诊呈浊音，左侧呼吸音减弱；双肺湿啰音提示急性左心衰竭。

（4）腹部体征：AD 导致腹腔脏器供血障碍时，可造成肠麻痹甚至坏死，表现为腹部膨隆，叩诊呈鼓音，广泛压痛、反跳痛及肌紧张。

（5）神经系统体征：脑供血障碍时出现淡漠嗜睡、昏迷或偏瘫；脊髓供血障碍时，可有下肢肌力减弱甚至截瘫。

（五）A 型主动脉夹层的手术处理

A 型主动脉夹层近端或主动脉根部的处理是外科手术治疗 A 型夹层最为关键的技术部分，所采用的手术技术必须依据主动脉根部原发病、主动脉瓣叶质量、主动脉窦部有无扩大或内膜破口，以及左、右冠状动脉开口情况而定，主动脉根部手术后一旦出血，止血也比较困难，根据 A 型夹层主动脉根部病理解剖情况，常用的手术方法有以下几种：

1. 主动脉根部重建术

这是 A 型夹层主动脉根部处理最常用的方法，约占 60% 以上。

（1）适应证：主动脉窦部无扩大或根部瘤、主动脉根部无内膜破口或冠状动脉开口撕脱、主动脉瓣叶结构正常或可以修复、主动脉窦管交界处及向上 1.0 cm 内无内膜破口。

（2）目的：恢复主动脉根部解剖结构，达到主动脉正常启闭功能，恢复冠状动脉血流，以及防止主动脉根部夹层的复发或假性动脉瘤。

（3）方法：在主动脉窦管交界上方 2.0 cm 处横断升主动脉，将主动脉根部与右肺动脉及主肺动脉分离。常用的方法仍然是“三明治”法，即取宽度为 6 ~ 10 mm 的毛毡条置于主动脉根部真腔内，毛毡条的下梢须在左、右冠状动脉开口的上方，并于主动脉根部外膜侧放置宽度为 8 ~ 10 mm 的毛毡条，毛毡条的长度以恰好绕主动脉根部一周为佳。用 5–0 或 4–0 聚丙烯线做间断褥式缝合，缝针先由腔外毛毡条进针，经主动脉夹层的外膜、内膜和腔内毛毡条，再由腔内向腔外出针，做水平褥式缝合打结，注意打结的力量应适当，用力过度易使内膜或外膜撕裂。如此间断缝合一周，达到闭合主动脉根部假腔的目的。同时用 4–0 聚丙烯线带垫片加固缝合主动脉瓣的 3 个交界，并观察主动脉瓣叶对合情况。最后用 4–0 聚丙烯缝线缝合人工血管和主动脉根部，注意此连续缝合线必须在主动脉根部水平褥式缝合线的上方，以保证主动脉根部水平褥式缝合线处的内膜外膜无撕裂、出血或渗血。

2. 主动脉根部置换术

这也是 A 型夹层主动脉根部处理常用的方法，占 30% ~ 40%。主动脉根部置换术的适应证：主动脉根部明显扩大（> 4.0 cm）或有主动脉根部瘤；主动脉窦部有内膜破口，或者有左或右冠状动脉撕脱，主动脉窦管交界区有内膜破口也可以选用根部置换术；主动脉根部无内膜破口或根部扩大，但有器质性主动脉病变无法修复者，也可以考虑做根部置换术。

3. 保留主动脉瓣根部置换术（David 手术）

David 手术既往主要用于主动脉根部瘤患者以保留主动脉瓣的正常结构和功能，避免术后抗凝血治疗。近 5 年，A 型主动脉夹层行根部处理时也逐渐开展应用，并有明显增加趋势，其主要依据是 70% 以上 A 型主动脉夹层患者的主动脉根部原有结构和功能正常，仅是夹层剥离累及根部，这部分人可以做 David 手术。

二、术后管理

（一）ICU 收治原则

由于合并 COVID-19 的特殊性，ICU 收治急性主动脉夹层患者应遵循以下原则：

（1）各类型急性主动脉夹层患者原则上应立即被收入 ICU，对于疑似或确诊 COVID-19 患者应隔离收治。

（2）对于疑似 COVID-19 的 Stanford A 型急性主动脉夹层患者，如生命体征平稳，血压、心率能够有效控制（目标收缩压 100 ~ 120 mmHg，心率 60 ~ 80 次 / 分），无持续性胸背部疼痛，不合并心包 / 胸腔积液、主动脉瓣重度关闭不全、急性冠状动脉综合征或脏器灌注不良综合征等，可与家属充分沟通后，待新型冠状病毒核酸检测结果返回后再手术。如患者合并上述症状，确需急诊手术，按疑似或确诊 COVID-19 手术患者处理。

（3）对于疑似感染的 Stanford B 型急性主动脉夹层患者，首选药物治疗。若合并内脏缺血、肢体缺血、疼痛无法控制、主动脉瘤变等严重并发症，需急诊介入手术治疗，按疑似或确诊 COVID-19 手术患者处理。

（二）ICU 管理常规

对于疑似或确诊 COVID-19 的 Stanford A 型急性主动脉夹层患者，术后监护室管理常规如下：

（1）急诊术后将患者转入指定的负压隔离监护室，进行单间监护。

（2）急诊手术后短期多需气管插管和镇静处理，应强化标准预防措施的落实，做好术后 ICU 病区的通风管理，严格落实《医务人员手卫生规范》要求，佩戴一次性医用外科口罩或医用防护口罩，必要时戴乳胶手套。

（3）采取飞沫隔离、接触隔离和空气隔离防护措施，根据不同情形，做到以下防护：①接触患者的血液、体液、分泌物、排泄物、呕吐物及污染物品时，戴清洁手套，脱手套后洗手。②可能受到患者血液、体液、分泌物等喷溅时，戴医用防护口罩、护目镜，穿防渗隔离衣。③对疑似或确诊 COVID-19 病例实施无创通气、气管插管、气管切开、心肺复苏、支气管镜检查、主动脉内球囊反搏（IABP）置管等操作时，采取空气消毒隔离措施；佩戴医用防护口罩，并进行密闭性能检测；进行眼部防护（如护目镜或面罩或面屏）；穿防体液渗入的长袖隔离衣，戴手套；操作应当在通风良好的房间内进行，房间人数限制在患者所需医疗的最低数量；医务人员使用的防护用品应当符合国家有关标准。医用外科口罩、医用防护口罩、护目镜、隔离衣等防护用品被患者的血液、体液、分泌物等污染时，应当及时更换。正确使用防护用品，戴手套前应当洗手，脱去手套或隔离衣后应当立即流动水洗手。严格执行锐器伤防范措施。每位患者用后的医疗器械、器具应当按照《医疗机构消毒技术规范》要求进行清洁与消毒。

（三）术后常见并发症及处理

1. 神经系统

（1）一般监护：主动脉夹层外科术后神经系统并发症较多，也是术后监护的关键环节之一。术后应严密监测瞳孔变化、意识状态及演变、肌力、病理征、眼球运动、球结膜水肿、躯干及肢体的深浅感觉。条件允许时可监测脑氧、脑电图等指标变化。

（2）常见并发症：如术前由于主动脉弓部三分支血管受累，影响大脑供血；术前严格控制血压，影响脑组织供血；术中深低温停循环，脑灌注不良；象鼻支架植入或者胸腹主动脉置换，影响脊髓动脉供血；围术期凝血功能紊乱，导致脑出血等。

1）暂时性神经功能紊乱：临床表现为苏醒延迟超过 24 小时，意识不清、谵妄、惊厥、淡漠等，头颅 CT 无明确病灶。具有自限性和良性的特征，但记忆功能缺失、认知功能异常等轻型后遗症可持续至术后 3 ~ 6 个月。多数人认为原因主要是停循环过程中脑保护不充分。

2）缺血性脑卒中：常由栓子堵塞脑血管所致，也可由各种原因造成脑血管原位狭窄闭塞所致。临床表现与病变的位置、面积及个体差异相关，如偏瘫、失语等，出院时症状常遗留。影像学检查：损伤后 24 小时 MRI 显示异常，损伤后 48 ~ 72 小时 CT 显示异常。

3）脊髓缺血：胸主动脉支架过长、肋间动脉重建不良、术中大量失血、围术期低血压等因素均可导致脊髓供血不足，表现为麻醉苏醒后双下肢肌力差，严重者表现为截瘫。

（3）处理措施：

1）镇静方案：高危患者，尽早停止镇静，判断神志、肌力等；确定中枢神经系统病变，如大面积脑梗死、脑出血、症状性癫痫等，可持续镇静镇痛降低脑氧耗，不必每日唤醒。

2）脑水肿：主动脉夹层术后给予激素（甲泼尼龙）、脱水治疗（甘露醇、白蛋白等）、抗氧化（乌司他丁）。

3）体温：头部亚低温治疗，降低脑氧代谢。

4）血压：保证脑灌注，避免出血（平均动脉压＞75 ~ 90 mmHg），可以应用多巴胺或者尼卡地平、乌拉地尔等药物调节。

5）腰大池引流：有截瘫高危风险因素或者术后出现截瘫症状，要尽早留置腰大池引流，减轻脊髓水肿，监测脑脊液压力。

6）抗凝：综合考虑外科出血、患者凝血情况，以及手术术式、肝肾功能、凝血指标，选择抗凝方案。

2. 呼吸系统

主动脉夹层手术创伤大，加之麻醉、体外循环过程损伤，术后长时间呼吸机辅助呼吸均可导致低氧血症、肺不张、感染等各种肺部并发症。

（1）一般监护：监测患者体温、呼吸、指氧饱和度、痰量变化，术后常规呼吸机辅助呼吸，根据身高、体重设置呼吸机参数，监测血气分析，动态调整呼吸机设置，每个班听诊双肺呼吸音情况，每日查床旁胸片。

（2）常见并发症：

1）低氧血症：由于麻醉、手术创伤、体外循环等原因均可导致低氧血症，表现为氧分压≤ 60 mmHg 或指氧饱和度≤ 90%，或氧合指数 PO_2/FiO_2 ≤ 200 mmHg。

2）气胸、胸腔积液、肺不张：双侧呼吸音不对称，下肺呼吸音降低，胸片、床旁彩超可以协助诊断。

3）肺部感染：长时间带呼吸机患者可出现痰量增多，痰性状改变，体温升高，实验室检查血白细胞、CRP、PCT、G 试验等感染指标反复，痰涂片、痰培养见病原学证据，胸片可见斑片状高密度影、肺不张等改变。

4）撤机困难：由于低氧血症、肺部感染、膈肌功能不全、营养不良等因素导致患者反复撤呼吸机失败。

（3）处理措施：

1）气道管理：加强气道湿化，术后早期循环稳定后，定时翻身、拍背、吸痰；撤呼吸机后，鼓励并协助患者有效咳嗽、咳痰，促进肺复张，保持呼吸道通畅。

2）俯卧位通气：存在严重低氧血症（$PO_2/FiO_2 \leqslant 100$ mmHg）和 / 或高碳酸血症时，应积极给予俯卧位通气治疗，且俯卧位通气时间至少大于 12 小时。

3）胸腔闭式引流：对于大量气胸、胸腔积液等情况，要及时行胸腔闭式引流，减轻肺不张，改善肺部通气，改善氧合状态。

4）气管切开：对于撤呼吸机困难患者，或者预计机械通气时间大于 10 天的患者，尽早行气管切开对于后期的气道管理、营养支持、感染防控等均有一定益处。气管切开实施过程中要做好人员防护，严格依照新冠肺炎防护措施相关规定进行操作。

5）感染防控：加强气道管理，做好呼吸机相关肺炎的预防，监测感染指标变化，追踪病原学证据，结合病原菌药敏试验结果及科室或者本地区病原流行病学资料及时调整抗感染方案。

6）康复锻炼：术后早期鼓励患者下床活动，协助并指导患者有效咳嗽、咳痰，促进术后快速康复。

3. 消化系统

主动脉夹层手术创伤大，患者应激反应强烈，术前主动脉夹层累及腹腔脏器血供、术中大量失血、体外循环及深低温停循环等病理过程，以及围术期的低血压过程，均可导致术后消化道并发症。

（1）一般监护：术后常规留置胃管，监测胃液性状及量的变化，已开通肠内营养者，每日测量胃潴留情况；记录每日大便情况，必要时留取大便标本送检潜血试验及球杆比；观察腹部症状、体征，腹胀明显者监测腹围变化，每日听诊肠鸣音。

（2）常见并发症：

1）消化道出血：根据出血量及出血速度不同，可表现为胃液呈咖啡色或者鲜红色，柏油样便或血便，血红蛋白水平下降，循环不稳定。

2）肝损伤：轻症患者表现为 ALT、胆红素水平一过性增高，无典型临床症状；重症患者可出现肝功能衰竭、黄疸、低蛋白血症、凝血功能紊乱等并发症。

（3）处理措施：

1）药物治疗：质子泵抑制剂、生长抑素、奥曲肽、胃黏膜保护剂等药物可用于消化道出血的预防和治疗。垂体后叶素可作用于血管平滑肌受体，收缩全身和内脏血管，对于消化道出血有一定作用。

2）血管造影：对于消化道大出血可行血管造影检查，明确出血部位，同时可对出血血管进行选择性栓塞。气管切开实施过程中要做好人员防护，严格依照新冠肺炎防护措施相关规定进行操作，具体见手术管理相关章节。

3）内镜治疗：床旁胃肠镜检查可明确出血部位及胃肠道病变性质，同时镜下止血治疗。

4）外科治疗：药物和内镜治疗失败的活动性出血，药物治疗无效且内镜不能明确出血部位，可尝试外科治疗。对于失血性休克、老年及合并多种内科疾病如反复消化性溃疡（尤其胃溃疡）的患者，手术指征可适当放宽。

5）人工肝支持治疗：通过体外的机械、物理、化学或者生物装置，清除各种有害物质，补充必需物质，改善内环境，暂时替代衰竭肝脏部分功能的治疗方案，能为肝细胞再生及肝功能恢复创造条件。包括血浆置换、血液灌流、血浆胆红素吸附、血液滤过、血液透析等。

4. 肾脏

主动脉夹层累及肾脏血管，术中组织体外循环、低灌注、大量失血、术后控制血压等因素均可导致急性肾损伤。

（1）一般监护：常规留置尿管，监测尿颜色、每小时尿量变化；监测血气分析，判断有无电解质紊乱、酸中毒等。

（2）常见并发症：急性肾损伤：主动脉夹层围术期出现的急性肾损伤多由于缺血导致肾脏低灌注，造成肾脏组织 ATP 减少，进而引起肾脏细胞一系列功能及器质性改变，主要表现为尿量减少、血肌酐升高。

（3）处理措施：

1）一般处理：维持肾脏灌注，适当应用利尿剂，监测内环境，维持水、电解质平衡。

2）肾脏替代治疗：当患者出现少尿、液体过负荷、电解质紊乱、高钾血症、酸中毒等情况时，要尽早行肾脏替代治疗。

5. 血液系统

患者主动脉夹层形成后，血液流经假腔，与组织因子接触，激活凝血系统，体外循环、深低温停循环等对凝血系统打击很大，术中、术后失血造成凝血激活及凝血因子消耗，均可造成凝血功能紊乱。

（1）一般监护：术后观察引流液性质及量的变化，监测血常规、凝血功能、ACT 等指标；监测体温、脉搏、呼吸、血压等生命体征变化。

（2）常见并发症：术后持续出血、心脏压塞，凝血功能异常，纤溶系统亢进。

（3）处理措施：监测 ACT，用鱼精蛋白中和肝素，输血，如果引流量 8 mL/kg 超过 2 小时，或者术后 4 小时内引流量共计 20 mL/kg，伴或不伴有心脏压塞，要考虑二次开胸止血。

附 2　急性心肌梗死机械性并发症及外科治疗

急性心肌梗死机械性并发症有重要的临床意义，一般都预后不良。疼痛表明有缺血发作，并由于严重的心肌受损，可伴有休克和心室衰竭。症状和临床表现的严重程度与心肌坏死的程度及收缩力的丧失密切相关。

心室游离壁的坏死可导致急性心肌破裂，室间隔的坏死可造成急性室间隔缺损，并突发左向右分流，引起血流动力学不稳定。乳头肌坏死可造成乳头肌功能不良，导致严重的二尖瓣关闭不全。在进行心导管检查和冠状动脉造影之前，应首先使用药物和主动脉内球囊反搏来稳定患者的病情。由于心源性休克治疗困难，并会进一步恶化，大多数患者需要进行紧急手术。应考虑同期进行冠状动脉旁路移植术，并尽可能达到心肌完全再血管化。其中一小部分患者将获得代偿，并随后出现假性动脉瘤、左心室室壁瘤、室间隔缺损或缺血性二尖瓣反流。

1. 急性心肌梗死后室壁破裂

心室壁破裂是严重且致命的事件，它常伴有透壁心肌梗死。通过心室内膜的破口，血液逐渐渗入梗死的区域，并使坏死组织发生肿胀。血肿持续扩大，最终使心肌发生破裂。心肌梗死后心肌破裂的发生率是发生室间隔缺损或乳头肌撕裂的 10 倍，并且有 90% 的破裂累及左心室。

急性心肌梗死后 3 ～ 4 天，突然发生心源性休克，常预示因心肌破裂而发生心脏压塞。用 Swan–Ganz 导管测压，右心房压、右心室舒张压及肺动脉楔压相同，并且从心包腔内吸出血液，这些都是明确诊断的重要线索。

当上述情况发生时，需要立即经标准正中劈胸切口进行手术探查。如果心脏实际上已经破裂，只有抢救性手术才有可能挽救。这需要迅速开始体外循环，切除梗死的坏死组织，并用毛毡条加固的 3–0 聚丙烯缝线连续缝合，将适当大小的 Hemashield 补片或牛心包补片缝合至健康正常的心肌组织上，覆盖缺损的部分。对于缝合缘，还需要进行加固缝合。

在常见的情况下，破裂是由心肌内的一个小破口所构成的。梗死部分变得像海绵一样，并向外渗血。有时候破裂口是一个小洞，血液经它向外喷出。在这种情况下，可将一块大的补片缝合到周围正常的心肌组织上进行修补，不切除任何心肌，使用生物相容性胶水，可简化对此类心肌损害的手术治疗。在使用此技术时，需要将生物胶涂抹在相对较干燥的梗死心肌表面上，并用适当大小的聚四氟乙烯毡片或牛心包补片来覆盖梗死区域。此手术不需要体外循环支持，能迅速施行并改善患者的生存率。

2. 室间隔破裂

室间隔由左前降支动脉及后降支动脉的穿支供血，除了这双重供血外很少有其他的侧支供血。因此，室间隔很容易发生缺血，有时候在心肌梗死时还会发生破裂。这种情况在单支冠状动脉病变引起心肌梗死的患者中特别显著。与室壁瘤一样，室间隔穿孔最常发生的部位是心尖前部区域，大约占室间隔破裂患者的65%，室间隔后部受累的占17%，室间隔中部受累的占13%，只有4%的破裂累及室间隔下部。

室间隔破裂后，常常出现血流动力学的迅速恶化。首先可由超声心动图来明确诊断，随后再进行心脏导管检查及冠状动脉造影。术前治疗的目的是在确保足够的体循环血压及心排血量的前提下，通过降低体循环阻力，来减少左向右分流量。由于这些患者通常会死于终末器官衰竭，而非心脏衰竭，因此需要使用主动脉内球囊反搏、正性肌力药物及利尿药迅速暂时稳定病情，以维持最佳组织灌注。

尽管此类患者的手术死亡率较高，但不进行紧急手术，他们中的大多数人无法获得生存。

治疗室间隔缺损的手术技术：在左心室梗死区域的中央，做平行于冠状动脉左前降支动脉的切口，以暴露室间隔缺损。找到室间隔缺损及其周围脆弱的坏死组织，用3–0聚丙烯缝线连续缝合，将一块大的牛心包补片缝合在室间隔的左心室侧。应深缝正常、健康的心肌组织，并尽可能远离缺损的坏死组织边缘。有时候需要将缝线放置在靠近二尖瓣瓣环处。室间隔坏死常常延伸至心室切口处，在这种情况下，可让心包补片突出于心脏外，并与心室切口一起缝合。

使用此技术可有效地隔离坏死区域。查看室间隔上的缝合缘，检查有无残余缺损存在，并使用多个带垫片的缝线间断缝合进行加固，然后用毡条将补片固定缝合在左心室的前缘。此技术基于这样一个观念，即较高的左心室压力会将心包片压向整个室间隔，从而可消除室间隔缺损。由于将缝线放置在正常的健康组织上，远离坏死的边缘，所以修补是可靠的。

修补方法：将聚四氟乙烯毡条放置在切口两侧，用3–0聚丙烯缝线间断缝合关闭心室切口，然后用3–0聚丙烯缝线连续缝合并使用生物胶来加固缝合。

当室间隔缺损为狭长的裂口，并靠近右心室前壁时，先将缝线穿过聚四氟乙烯毡条；然后从缺损后缘穿过有活力的缺损边缘，从室间隔的右心室侧穿过另一条聚四氟乙烯毡条；最后将缝线从右心室前壁穿出，并再次穿过聚四氟乙烯毡条，结扎缝线，并关闭心室切口。对于此型室间隔缺损，也可使用前述单片心包补片技术。如果心尖部分发生梗死并已经坏死，应切除心尖部，然后用“三明治”法将有活力的肌肉组织缝合起来，方法是用 4 条聚四氟乙烯毡条，室间隔两侧各放置 1 条，左、右心室外壁各放置 1 条，用多个间断水平褥式进行缝合。通过梗死的左心室下壁暴露室间隔后下方破裂的部分是很困难的。后内侧乳头肌常常在心肌坏死过程中受累及，需要同期进行二尖瓣置换。使用前述补片技术，闭合室间隔缺损。在大多数情况下，使用适当大小的 Hemashield 补片来闭合梗死的心室下壁，这样不会影响左心室的正常形状。对于可施行旁路手术的血管进行冠状动脉旁路移植术，可确保残余心肌获得完全再血管化。

封堵治疗：应用室间隔缺损封堵器经导管封堵室间隔穿孔，为该类患者提供了另一种可行的手术方法选择。但是它也有不足之处。一方面，由于穿孔组织周围以凝固坏死的心肌组织为主，在尝试将封堵装置通过破裂口时有扩大穿孔的可能；另一方面，当穿孔位于心尖和左、右心室基底部的游离壁时会影响封堵器打开。另外，当下壁穿孔的裂口位于心室基底部，靠近三尖瓣和二尖瓣时，封堵器展开后有可能引起瓣膜关闭不全。

3. 乳头肌破裂

前外侧乳头肌有来自左前降支动脉和左回旋支动脉的丰富血液供应。在 90% 的心脏中，后内侧乳头肌由右冠状动脉供血；而在其余的 10% 中，后内侧乳头肌由左冠状动脉的分支供血。因此，左心室后壁心肌梗死常常造成后内侧乳头肌的坏死。乳头肌破裂通常发生在心肌梗死后 1 周内，或在后期发生再次梗死时。由于二尖瓣的 2 个瓣叶都通过腱索附着在各个乳头肌上，不论哪个乳头肌 (通常是后内侧乳头肌) 发生完全断裂，都会造成严重的二尖瓣关闭不全和急性肺水肿。如果不迅速进行外科手术，患者可发生死亡。当乳头肌的尖端发生断裂时，如果它只支持二尖瓣中某个瓣叶的小部分区域，那么只会引起很轻微的二尖瓣反流。然而，发生乳头肌功能不全更为常见。如果心肌梗死范围不广，左心室功能也未严重受损时，患者能代偿足够的时间来进行冠状动脉造影，再施行半紧急的外科手术。在大多数情况下，进行保守的外科手术往往是不够的，因为梗死的乳头肌非常脆弱并且已经坏死。有时候，可将破裂的乳头肌重新种植，但要面临再植入部位已经发生梗死的风险。对于大多数患者应选择进行二尖瓣置换手术，因为手术时间短并且相对安全。应尽可能对能进行旁路移植的血管施行冠状动脉旁路移植术，以使存活的心肌获得最大限度的再血管化。

在急性期发生严重的机械性并发症很少见，大多数心肌梗死后的患者将继续进行药物治疗，并且可以过一种没有症状的生活，但是也有一部分患者可出现症状，这表明有继发于陈旧性心肌梗死的慢性病变。对于这些缺血性心肌病的患者进行诊断性评估，可以发现左心室存在较大的活动障碍（瘤性）或无活动部分，以及有假性动脉瘤和/或缺血性二尖瓣病变存在，这些都需要进行外科手术治疗。

参考文献

［1］The 2019-nCoV Outbreak Joint Field Epidemiology Investigation Team, Li Q.An Outbreak of NCIP（2019-nCoV）Infection in China Wuhan, Hubei Province, 2019-2020 —Wuhan, Hubei Province, 2019-2020［J］. China CDC Weekly，2020，2(5): 79-80.

［2］中国疾病预防控制中心新型冠状病毒肺炎应急响应机制流行病学组 . 新型冠状病毒肺炎流行病学特征分析［J］. 中华流行病学杂志，2020，41(2):145-151.

［3］YEO C，KAUSHAL S，Yeo D. Enteric involvement of coronaviruses：is faecal-oral transmission of SARS-CoV-2 possible？［J］. Lancet Gastroenterol Hepatol，2020，5 (4): 335-337.

［4］WANG X T，ZHOU Z Q，ZHANG J P，et al.A case of 2019 Novel Coronavirus in a pregnant woman with preterm delivery.[J/OL].Clin Infect Dis,2020.（2020-02-28）［2020-03-09］.https://www.ncbi.nlm.nih.gov/pubmed/32119083.

［5］TANG X L，WU C C，LI X，et al.On the origin and continuing evolution of SARS-CoV-2[J/OL].National Science Review.2020.（2020-03-03）［2020-03-09］https://doi.org/10.1093/nsr/nwaa036.

［6］XU Z, SHI L, WANG Y, et al. Pathological findings of COVID-19 associated with acuterespiratory distress syndrome［J］. Lancet Respir Med,2020;8(4):420-422.

［7］DEDIEGO M L,PEWE L,ALVAREZ E,et al. Pathogenicity of severe acute respiratory coronavirus deletion mutants in hACE-2 transgenic mice［J］. Virology. 2008,376(2):379-389.

［8］丁彦青 . 严重急性呼吸综合征的病理学及发病机制 . 解放军医学杂志，2003（06）：475-476.

［9］刘茜，王荣帅，屈国强，等 . 新型冠状病毒肺炎死亡尸体系统解剖大体观察报告［J］. 法医学杂志 ,2020,36(01):21-23.

［10］GU J, GONG E, ZHANG B,et al. Multiple organ infection and the pathogenesis of SARS［J］. Journal of Experimental Medicine，2005，202（3）：415-424.

［11］LISTED N A.Ventilation with Lower Tidal Volumes as Compared with Traditional Tidal Volumes for Acute Lung Injury and the Acute Respiratory Distress Syndrome［J］. Survey of Anesthesiology，2001，45（11）：813-814.

［12］WANG D W，HU B，HU C，et al. Clinical Characteristics of 138 Hospitalized Patients With 2019 Novel Coronavirus-Infected Pneumonia in Wuhan，China［J］. JAMA，2020.

[13] HUANG C L, WANG Y M, Li X W, et al. Clinical features of patients infected with 2019 novel coronavirus in Wuhan, China [J]. Lancet, 2020, 395 (10223): 497–506.
[14] CAO Y N, LI L, FENG Z M, et al. Comparative genetic analysis of the novel coronavirus (2019-nCoV/SARS-CoV-2) receptor ACE2 in different populations [J]. Cell Discov 6, 11 (2020).
[15] CHEN H, GUO J, WANG C, et al. Clinical characteristics and intrauterine vertical transmission potential of COVID-19 infection in nine pregnant women: a retrospective review of medical records [J]. Lancet, 2020, 395 (10226):809–815.
[16] ZHANG L, JIANG Y, Wei M, et al. [Analysis of the pregnancy outcomes in pregnant women with COVID-19 in Hubei] [J]. Zhonghua fu chan ke za zhi, 2020,55(3):166–171.
[17] 陈烁，黄博，罗丹菊，等. 新型冠状病毒感染孕妇三例临床特点及胎盘病理学分析[J/OL]. 中华病理学杂志,2020,49.(2020-03-02) [2020-03-18].http://rs.yiigle.com/yufabiao/1183280.htm.
[18] 中华医学会麻醉学分会气道管理学组. 新型冠状病毒肺炎危重型患者气管插管术的专家建议（1.0 版）[J]. 中华麻醉学杂志.http：//rs.yiigle.com/yufa biao/1182602.htm. DOI：10.3760/cma.j.issn.0254-1416.2020.02.003.
[19] 米卫东，黄宇光，孙立，等. 新型冠状病毒肺炎疫情期间常规手术麻醉管理和防控流程建议[J]. 麻醉安全与质控，2020，4（01）：9–11.
[20] 河南省麻醉质控中心专家委员会. 新型冠状病毒肺炎疫情防控期间麻醉科工作建议[J]. 中华实用诊断与治疗杂志，2020，34（03）：241–244.
[21] 中国医师协会妇产科医师分会母胎医师专业委员会，中华医学会妇产科分会产科学组，中华医学会围产医学分会，等. 妊娠期与产褥期新型冠状病毒感染专家建议[J]. 中华围产医学杂志，2020（02）：73–79.
[22] 朱名超，朱娅. 新型冠状病毒肺炎的实验室检查及临床实验室的管理[J]. 热带医学杂志,2020,20(03):294–296.
[23] LI Q L, DING X L, XIA G Q, et al. A simple laboratory parameter facilitates early identification of COVID-19 patients [J/OL].medRxiv, 2020 (2020-02-17) [2020-03-20].https://doi.org/10.1101/2020.02.13.20022830.
[24] HUANG C, WANG Y, LI X, et al. Clinical features of patients infected with 2019 novel coronavirus in Wuhan, China [J].Lancet, 395 (10223): 497–506.

更多参考文献请扫码查看

医院常用外文缩写词汇及其中文释义

外文缩写	中文释义	外文缩写	中文释义
qd	每日1次	q12h	每12小时一次
bid	每日2次	po	口服
tid	每日3次	ih	皮下注射
qid	每日4次	im	肌内注射
qn	每晚1次	iv	静脉注射
qod	隔日1次	ivgtt	静脉滴注
q6h	每12小时一次	am	上午
q8h	每8小时一次	pm	下午